Dr Howard M. Shapiro

Le régime Shapiro

•MARABOUT•

L'édition originale de cet ouvrage a été publiée sous le titre *Picture perfect weight loss*,
par Rodale Ltd en 2004.

Traduction : Florence Paban.
Édition : Françoise Colinet.

Produced for Rodale Books International by
studio cactus

Food styling by Annie Nichols
Book design by Sharon Rudd and Briony Chappell
Edited by Laura Seber

Photo de couverture de Jeremy Hopley (croissant et beurre = 410 calories). Photographies intérieures de Jeremy Hopley à l'exception de : Kurt Wilson/Rodale Images : pages 17, 25, 29, 31 (soupe de nouilles au poulet, soupe de légumes, pomme au four), 35, 51, 69, 74 (saumon fumé), 76 (cheddar), 83, 86, 122, 123, 127, 129, 159. Lou Manna : pages 90, 91. Nigel James : pages 110, 118, 119. Stockbyte : pages 8, 45, 133, 137, 161. PhotoDisc : pages 11, 32, 46, 138, 143, 145, 148, 149, 151, 157. Studio Cactus: pages 13, 14, 31 (yaourt aux fruits), 70, 72 (barre de céréales). Corbis : page 141.

www.drhowardshapiro.com

Avertissement

Ce livre est un ouvrage de référence, non un manuel de médecine. Les informations qu'il contient sont destinées à vous aider à prendre de bonnes décisions pour votre santé. Elles ne se substituent pas au traitement prescrit par votre médecin. Si vous pensez souffrir d'un problème de santé, nous vous engageons à vous tourner vers le corps médical.

À mes grands-parents
Ida et Max Gallner
« Des personnes comme on n'en fait plus aujourd'hui. »

À mon père
Charles Shapiro
23 mai 1915-14 septembre 1999
Merci d'avoir participé à la réalisation de ce livre.

À ma mère
Eleanor Gallner
30 novembre 1920-12 août 2002
Qui m'a encouragé à réaliser mes rêves.

SOMMAIRE

RATIONS PLUS COPIEUSES, MOINS DE CALORIES

LE DROIT DE MANGER !

Vous en avez assez des régimes ? Vous n'êtes pas seul. Dans mon cabinet de Manhattan, j'aide des hommes et des femmes à surveiller leur poids depuis près de 20 ans.

Les vedettes des médias, du spectacle et de la mode viennent me consulter. Vous imaginez bien à quel point l'image est importante lorsque vous êtes constamment sous les feux de la rampe. Leur travail les oblige à être toujours beaux et élégants. Pour eux, se sentir en bonne santé et bien dans sa peau est une nécessité professionnelle en plus d'être une motivation personnelle. C'est indispensable à leur carrière.

Je reçois également des hommes d'affaires et des hommes politiques. Pour afficher leur puissance et leur maîtrise, ils doivent paraître en bonne santé et en pleine possession de leurs moyens. Pour eux aussi, perdre du poids est de la plus haute importance.

J'ai longtemps cru que cette obsession du poids était une spécialité new-yorkaise. Je sais maintenant que c'est faux et que, partout dans le monde, des millions d'hommes et de femmes essaient de maigrir.

L'ÉCHEC DES RÉGIMES

J'ai rencontré des milliers de personnes qui en avaient assez des régimes et qui juraient en toute sincérité : « Plus jamais ça ! » Les personnes qui franchissent la porte de mon cabinet ont souvent déjà essayé des dizaines de régimes. Beaucoup sont des rescapés des régimes yo-yo, rendus cyniques et endurcis par cette méthode infâme et nuisible à la santé qui consiste à perdre beaucoup de kilos pendant un régime et à les reprendre dès qu'on l'arrête. Ce qui ne les empêche pas de venir consulter encore un « médecin de la perte de poids ».

Pourquoi ? En réalité, tous viennent me voir parce qu'ils ne veulent plus des types de régimes qu'ils ont déjà essayés. Ils veulent un programme d'amaigrissement qui ne les affame et ne les frustre pas. Ils veulent qu'on les aide à perdre des kilos et à ne pas les reprendre tout en poursuivant une vie normale et active.

Pour bon nombre de mes clients, maigrir est indispensable à leur carrière. Ce qui ne veut pas dire que c'est plus facile pour eux que pour vous et moi. La seule différence est qu'ils ne peuvent pas se permettre d'échouer. Pour perdre des kilos et ne pas les reprendre, beaucoup sont prêts à payer très cher. Ils ont des conseillers personnels – mon équipe travaille individuellement avec chacun d'eux. Mais le secret de leur réussite se trouve dans ce livre.

Vous n'aurez peut-être ni conseiller personnel ni coach, mais je peux vous assurer que ce livre vous apportera tout ce qu'il faut pour maigrir. Vous vous sentirez mieux, vous verrez votre silhouette s'affiner et vous ne traverserez pas le cycle infernal de perte et de reprise de poids. Et surtout, vous pourrez continuer à manger.

Inutile de compter les calories ou les grammes de matière grasse

Une fois acquises les techniques du Programme de Prise de Conscience Alimentaire décrites ici, vous n'aurez plus à penser à tout ce que les « minces peuvent manger », ni à fuir les restaurants et les invitations à dîner.

Vous perdrez automatiquement du poids parce que vous réagirez automatiquement.

IL N'EXISTE PAS DE MAUVAIS ALIMENTS !

Peu de temps après avoir ouvert mon centre d'amaigrissement, j'ai découvert une vérité toute simple qui a affecté tout ce que j'ai fait depuis : aucun programme d'amaigrissement ne peut convenir à tout le monde.

Bien sûr, nous voudrions tous une solution facile à nos problèmes de poids. Beaucoup de personnes ont dépensé beaucoup de temps et d'argent à la chercher. Certaines ont même mis leur santé en péril avec des recettes magiques et rapides. À mes débuts, j'ai rencontré des gens qui avaient testé toutes sortes de régimes étranges. Certains mangeaient des quantités de nourriture extrêmement grandes ou petites. D'autres essayaient des associations bizarres. D'autres encore accompagnaient leurs régimes de médicaments et de piqûres.

> **Je ne dis pas à mes patients ce qu'ils doivent ou ne doivent pas manger**

Il n'y a pas et il n'y a jamais eu de « Régime du Dr Shapiro ». Mes patients ne sortent pas de mon cabinet avec une liste d'aliments qu'ils doivent ou ne doivent pas manger à différents moments de la journée. Je ne demande jamais à mes patients de modifier leurs habitudes, et c'est probablement une bonne chose, car la plupart d'entre eux ne le pourraient pas. Comme vous l'avez probablement découvert par vous-même, il est impossible de quitter son travail, de bouleverser sa vie de famille ou d'annuler ses vacances uniquement parce que vous devez perdre du poids. Maigrir – ou se stabiliser – doit se faire dans le cours normal de l'existence.

Je ne dis pas à mes patients ce qu'ils doivent manger. Je leur parle des choix qu'ils peuvent faire et je leur demande de souscrire à quelques principes qui, je pense, sont essentiels. Les voici :

■ **TOUTES LES RAISONS DE MANGER SONT BONNES :** pendant des années, les personnes au régime ont entendu dire : « Ne mangez que lorsque vous avez faim. » Les études ont montré que la frontière entre le besoin physiologique et affectif de manger n'est pas claire. Demander à quelqu'un de décider s'il a un besoin physique réel de manger, c'est lui demander l'impossible. Si, pour une raison ou pour une autre, vous êtes privé de nourriture, votre besoin de manger risque de s'accroître. Et plus vous nierez ce besoin, plus la nourriture vous obsédera. Alors que faire si vous avez un besoin maladif de manger ?

Je crois que vous devez manger, tout simplement. Parfois, vous mangerez alors que vous n'avez pas physiquement faim, mais ce n'est pas grave. Vous avez vraiment envie de manger ? Alors mangez les aliments les plus sains et les moins caloriques susceptibles de vous satisfaire.

■ **IL N'EXISTE PAS DE MAUVAIS ALIMENTS :** d'accord pour les bonbons. D'accord pour les desserts. Vous ne « trichez » pas si vous en mangez. Vous faites des choix. Oui, il y a des moments où vous ne mangerez que des aliments gras et caloriques. Mais vous pourrez également faire d'autres choix.

■ **IL N'EXISTE PAS DE RATION « CORRECTE » :** la faim n'est pas ressentie de la même manière par tout le monde. Le besoin de manger va et vient. Ce n'est pas parce que vous mangerez un bac entier de sorbet ou une dizaine de bonbons aux fruits que votre régime sera un échec. Bien sûr, vous avez mangé beaucoup parce que vous aviez faim, quelle qu'en soit la raison, mais vous n'avez pas gâché tout votre programme d'amaigrissement. Vous restez maître de vous-même. Vous n'avez pas perdu le contrôle. N'ayez pas peur de « revenir dans le droit chemin», car vous n'en êtes jamais sorti.

■ **VOUS N'ÊTES PAS AU RÉGIME :** au lieu d'être au régime, vous êtes engagé dans un processus d'apprentissage en vue de faire de bons choix alimentaires. Dans les régimes de privation classiques, les personnes mangent souvent voracement dès la fin du programme. Ici, vous n'éprouvez jamais ce genre de privation. Vous adoptez de nouvelles habitudes qui vous conviennent parfaitement.

VISUALISER VOS CHOIX

Le Programme de Prise de Conscience Alimentaire (PPCA) débute dès que vous voyez vos choix alimentaires. Lorsque les patients viennent me voir, le nutritionniste leur présente de vrais aliments ou de vrais repas. Ces présentations visuelles les aident à commencer à nouer de nouveaux rapports avec la nourriture. C'est la première leçon du PPCA. Il en faut peu pour prendre conscience de ce que nous mangeons. Mais il faut parfois le voir pour le croire.

> Un coup d'œil suffit à vous aider à faire vos choix

Dans le PPCA, inutile de compter les calories. Il suffit de penser aux photos de ce livre. Regardez, par exemple, les pages 70 et 71. Voyez tout ce que vous pouvez manger pour le même nombre de calories qu'un croissant. Même affamé, il est peu probable que vous puissiez avaler tout ce qui se trouve sur la page de droite.

Je ne dis pas que vous ne pouvez pas manger le croissant. Bien sûr, vous le pouvez. Mais vous pouvez aussi voir les autres possibilités. Très clairement.

Si vous lisez ce livre, vous n'en êtes certainement pas à votre premier régime et vous êtes assez bien informé sur le sujet. Vous connaissez probablement les données mathématiques, froides et impitoyables, sur les aliments, les matières grasses et les calories. Logiquement, vous pourriez vous munir d'une table des calories et d'une calculatrice et calculer le nombre de calories que vous mangez. Mais qui a le temps de faire cela ?

Cette présentation culinaire fonctionne parce que les images s'adressent à l'autre hémisphère du cerveau. Au lieu de calculer pour faire vos choix, vous visualisez vos choix. Les études montrent

VOTRE STYLE DE VIE

Bon nombre de mes patients voyagent et sortent beaucoup. Leur profession les amène à prendre des contacts et à conclure des affaires autour d'un verre ou d'un repas. Peuvent-ils annuler ces rendez-vous ? Certainement pas. Vous non plus, si les repas d'affaires font partie de votre vie professionnelle. En revanche, vous pouvez prendre en main ce genre de situation. Vous pouvez poursuivre vos activités tout en perdant du poids. Et après avoir perdu du poids, vous pouvez vous stabiliser en continuant à faire les meilleurs choix.

Même si vous ne passez pas votre temps en repas d'affaires, votre style de vie vous lance d'autres défis. Prenez l'exemple du petit déjeuner : certains partent en emportant juste de quoi grignoter. Je n'essaierai pas de changer cette habitude. Si vous avez l'habitude de petit-déjeuner sur le pouce, allez-y. Mais vous pouvez au moins choisir ce que vous allez manger. Ou si vous êtes à la maison toute la journée, la cuisine à portée de main, vous pouvez faire en sorte d'être sûr de faire les bons choix sans vous priver.

que les images visuelles restent gravées plus longtemps dans la mémoire. Elles ont également un impact plus fort sur vos choix. Les bons choix alimentaires deviennent instinctifs.

Après avoir observé les photos de ce livre et lu les explications qui les accompagnent, vous aurez pris l'habitude de faire de meilleurs choix alimentaires. Vous découvrirez le plaisir de manger, mais aussi de manger suffisamment et raisonnablement.

PAS DE RÉGIME MIRACLE

Si vous commencez à grossir, vous pensez peut-être qu'un régime gadget résoudra rapidement votre problème. Un conseil : évitez tous ces régimes. Il vous faut une information pratique et facile à comprendre pour faire quelques ajustements sains et faciles dans vos choix alimentaires.

Avec mon programme, vous pouvez continuer à manger des vrais aliments sans avoir à suivre un plan strict vous obligeant à manger une certaine quantité à un moment donné. Vous n'aurez pas non plus à subir des contrôles et des privations. Tant que le Programme de Prise de Conscience Alimentaire guidera la main qui vous nourrit, en plus d'avoir une alimentation plus saine – et, pour certains, la meilleure qu'ils aient jamais eue –, vous contrôlerez votre poids.

Si vous avez suivi plusieurs régimes dans votre vie, vous serez soulagé d'apprendre que le Programme de Prise de Conscience Alimentaire n'implique ni régime bizarre ni privations extrêmes. Je sais à quel point ces régimes peuvent être fastidieux, ayant rencontré des personnes qui ont tout essayé, des piqûres à l'obligation fastidieuse de peser chaque portion de nourriture. Le PPCA vous apprendra à faire des choix alimentaires que vous conserverez toute votre vie.

Ce programme vous donnera toutes les chances de perdre du poids et de vous stabiliser – sans jamais vous priver. Et surtout, vous n'aurez pas à traverser le cycle pénible de perte et de reprise de poids. Vous n'aurez jamais besoin de voir un diététicien ni de suivre un régime. Pourquoi ? Parce que vous entretiendrez un rapport totalement nouveau avec la nourriture.

FAIRE LES BONS CHOIX

Si vous êtes particulièrement attentif à votre forme et à votre alimentation, le Programme de Prise de Conscience Alimentaire vous guidera à travers le dédale d'informations et d'apparentes contradictions concernant les aliments et les boissons allégés. Lesquels sont vraiment intéressants ? Le PPCA vous permettra de savoir quels aliments dits de régime sont des attrape-nigauds nutritionnels et d'apprendre à faire automatiquement d'autres choix. Vous découvrirez également quelques-unes des superstars nutritionnelles qui vous aideront à conserver une alimentation saine et équilibrée tout en cherchant à vous stabiliser ou à maigrir.

Vous n'aurez pas faim car vous mangerez beaucoup

Si vous êtes adolescent ou étudiant, vous avez peut-être déjà peur de grossir. Même si vous savez que certains aliments sont à éviter, il n'est pas toujours pratique de prendre des repas réguliers à table. Vous ne savez peut-être pas exactement quels aliments choisir pour manger ou grignoter. Le Programme de Prise de Conscience Alimentaire vous informera sur vos choix alimentaires avec un minimum d'efforts.

Ce livre vous apprendra par des moyens simples et frappants ce que vous devez savoir pour faire vos choix. Vous pourrez ainsi acquérir des réflexes alimentaires qui vous aideront tout au long de votre vie.

LE VOIR POUR LE CROIRE

N'avez-vous pas l'impression que, où que vous alliez, tout le monde parle de régime ?

C'est vrai. Chaque jour, dans des millions de foyers, des personnes se réveillent, se lèvent, vont à la salle de bains, se regardent dans la glace et songent à se mettre au régime. Pourtant, seule une infime partie d'entre elles se mettent au régime.

Qu'advient-il de toutes les autres ? Leurs bonnes résolutions s'évanouissent, soit quand cet homme engoncé dans sa chemise tend la main vers une viennoiserie dans l'agitation d'une réunion matinale, soit quand cette mère de famille reprend un peu de goûter avec les enfants parce qu'elle a besoin d'un peu d'énergie, ou encore lorsque cette personne enchaînée toute la journée à son bureau en s'efforçant de ne pas penser à la nourriture finit par craquer pour un bol de crème glacée.

Les personnes en surpoids ont plus de risques de devoir être opérées

Chacun sait qu'il n'est pas bon d'être en surpoids. Les compagnies d'assurances le savent elles aussi. Elles ont réuni des quantités de statistiques sur ce qui arrive aux personnes en surpoids afin de déterminer les groupes à risque. Elles ont observé que si vous êtes en surpoids, vous êtes plus sujets à certaines maladies telles que les maladies cardio-vasculaires, le diabète et l'hypertension. Les personnes en surpoids ont plus de risques de devoir se faire opérer, et une fois opérées, de subir des complications. Le surpoids a même des répercussions sur votre pouvoir d'achat : plus un salarié est gros, moins son salaire est élevé, surtout chez les cadres.

ENFIN MOTIVÉS ?

La santé et la prospérité sont de bonnes motivations. Et pourtant, l'idée d'un régime reste difficile à envisager.

Les régimes sont rigides et ennuyeux. Ils vous obligent à renoncer à tout ce que vous aimez. À changer de style de vie. Vous avez faim. Sans parler d'un autre élément incroyablement décourageant : vous reprenez généralement du poids dès qu'ils s'arrêtent.

Le PPCA est souple, pas ennuyeux.

Avant de commencer le Programme de Prise de Conscience Alimentaire, je veux que vous vous débarrassiez de toutes ces idées sur les régimes. Ce n'est pas un régime comme les autres. Vous n'aurez pas à renoncer à la nourriture que vous aimez, ni à changer de style de vie. Vous n'aurez jamais faim. C'est tout votre rapport à la nourriture qui va changer, afin que vous ne connaissiez plus jamais de cycle de perte et de reprise de poids.

Ceci n'est pas un « livre de régime » dans le sens classique du terme. Sachez qu'il ne s'adresse pas uniquement aux personnes au régime. Il n'y a ni prescription, ni gourou, ni plats préparés. Ce livre aidera tous ceux qui veulent maigrir, soit dans le cadre d'un programme individuel ou collectif, soit à l'aide d'un médecin, mais il est aussi destiné à tous ceux qui cherchent à stabiliser leur poids, à adopter une alimentation plus saine et à faire de meilleurs choix pour leurs enfants.

VA-T-IL MARCHER POUR MOI ?

Bien sûr, votre démarche vis-à-vis du Programme de Prise de Conscience Alimentaire sera certainement influencée par votre expérience des régimes. Heureusement, le PPCA s'est révélé efficace aussi bien pour ceux qui n'ont jamais fait de régime que pour ceux qui en ont suivi beaucoup. Il convient aussi bien aux hommes qu'aux femmes, aux jeunes qu'aux personnes d'âge moyen ou plus.

Si vous n'avez jamais eu de problème de poids, mais que vous commencez à en avoir, le Programme de Prise de Conscience Alimentaire vous aidera à faire les choix alimentaires qui vous garantiront que vous n'aurez jamais à suivre de régime draconien. Je reçois beaucoup de personnes qui rencontrent pour la première fois un problème de poids.

Beaucoup de femmes commencent à grossir à l'orée de la ménopause. Ces kilos ne sont pas encore un problème, et elles veulent être sûres qu'ils n'en deviennent pas un. Elles sentent qu'elles peuvent faire un certain nombre de choses dès maintenant pour perdre du poids et éviter d'en prendre beaucoup dans l'avenir. Elles ont raison.

Certains hommes commencent à prendre du poids vers la quarantaine. C'est normal. Le métabolisme change avec l'âge et nous ne brûlons plus aussi vite les calories que nous absorbons. Nous prenons alors facilement quelques kilos, même sans changer nos habitudes alimentaires – et nous les perdons beaucoup plus difficilement. En réalité, un individu arrivé à l'âge adulte a besoin de 100 calories de moins par jour qu'au moment de sa croissance.

Mon programme s'adresse à tous

Certaines personnes sans aucun problème de poids commencent un traitement médicamenteux qui les fait grossir. C'est le cas des médicaments à base de stéroïdes, des

LA CLÉ DE LA RÉUSSITE

Lorsque j'ai commencé à exercer, je préconisais différentes méthodes d'amaigrissement taillées sur mesure pour chacun de mes patients. J'ai découvert ainsi que la clé de la réussite était la diminution des calories.

À long terme, il n'existe qu'un moyen sûr, efficace et infaillible de perdre du poids. C'est d'adopter une alimentation saine et moins calorique et de faire de l'exercice.

J'ai également compris que la plupart des personnes n'aiment pas compter les calories. Cela devient rapidement une véritable corvée et va presque toujours de pair avec le sentiment de privation qui sonne le glas d'un régime. Cette constatation m'a conduit à l'étape suivante de mon programme : des démonstrations qui vous aident à vous souvenir des choix à faire.

La vraie bonne nouvelle est que manger moins de calories ne signifie pas nécessairement manger moins. Et certainement pas errer dans un état de privation permanent. Car enfin, ce sentiment de privation est le meilleur moyen de faire échouer un régime. En réalité, vous mangerez peut-être davantage. Et vous vous sentirez bien.

thérapies hormonales ou des psychotropes tels que les antidépresseurs.

Quels autres facteurs peuvent vous faire grossir ? Vous voyagez beaucoup plus qu'avant pour vos affaires. Ou vous avez de jeunes enfants qui vous obligent à passer beaucoup plus de temps dans la cuisine. Un changement de travail ou un déménagement aussi peuvent faire grossir.

MÊME GOÛT, MOINS DE CALORIES

Hélas, la plupart des habitués des régimes pensent n'être autorisés à manger que des feuilles de laitue et des branches de céleri. Mais si vous feuilletez ce livre, vous verrez des photos de pain et de pizzas, de soupe épaisse, de noix de Saint-Jacques à la sauce aux haricots noirs, de currys et de ragoûts, d'en-cas et de coupes de glace.

Nous vous suggérons des aliments que vous êtes susceptible de manger en lieu et place d'aliments hypercaloriques tout en obtenant une saveur satisfaisante.

Faisons un rapide test. Vous aimez la glace au chocolat ? Vous pouvez manger la crème glacée la plus riche du marché – environ 1 350 calories au litre – ou lui préférer un yaourt glacé ou un sorbet, qui ne contiennent que 450 calories au litre, voire moins. Et vous aurez satisfait votre appétit pour beaucoup moins de calories.

Regardez les photographies des pages suivantes. Vous comprendrez de quoi je parle. Et je vous garantis que, une fois ces photos fermement ancrées dans la partie de votre cerveau qui enregistre les images visuelles, vous penserez très différemment aux choix que vous ferez quand vous aurez faim.

Nous recevons tellement d'informations sur les matières grasses et les calories qu'elles ne sont, pour la plupart d'entre nous, que de simples données de plus. Il n'est pas toujours facile de décrypter les informations qui vous sont données. Si vous lisez l'étiquette d'un produit, par exemple, vous pouvez lire qu'un aliment est « riche en matières grasses » ou « pauvre en matières grasses », mais il est moins probable que vous prêtiez attention aux portions indiquées.

Pour vous amuser, essayez de tester certaines de vos hypothèses sur différents types d'aliments. Le test de la page suivante vous y aidera. Les réponses se trouvent page 14.

DES PRÉSENTATIONS À VOTRE SECOURS

Les présentations alimentaires vous aident non seulement à faire de bons choix, mais aussi à bien interpréter les informations nutritionnelles. Le conseil des diététiciens et des nutritionnistes est extrêmement précieux. Nous constatons, par exemple, que beaucoup de personnes se trompent sur ce qu'elles doivent et ne doivent pas manger.

LES HOMMES AUSSI

Il y a plusieurs années, la plupart des hommes venaient me voir pour un problème de santé lié à leur poids. Certains avaient des problèmes cardiaques, et leur médecin leur avait vivement conseillé de maigrir pour éviter la crise cardiaque. D'autres se sentaient menacés par ce qu'ils avaient découvert de leurs antécédents familiaux tels que l'artériosclérose, le diabète et autres soucis liés à une surcharge pondérale. Là encore, les avertissements du médecin précipitaient leur visite dans mon cabinet.

De nos jours, les hommes se soucient davantage de leur apparence physique. Oui, les problèmes de santé restent le problème numéro un, mais je vois beaucoup plus d'hommes qu'avant, et d'hommes qui viennent pour d'autres raisons.

TESTEZ VOS CONNAISSANCES SUR LES CALORIES

Vous êtes prêt à relever le défi ? C'est assez simple. Regardez les aliments classés par paires ci-dessous et devinez celui qui contient le moins de calories dans chaque paire, en tenant compte de la quantité de chaque aliment.

Après cela, vous saurez mieux quels choix vous ferez la prochaine fois que vous verrez ces aliments. Et si vous avez cent pour cent de bonnes réponses, ces images vous rappelleront des choses que vous savez déjà. Vous en apprendrez plus encore, et vous élargirez vos choix, à mesure que vous avancerez dans le livre.

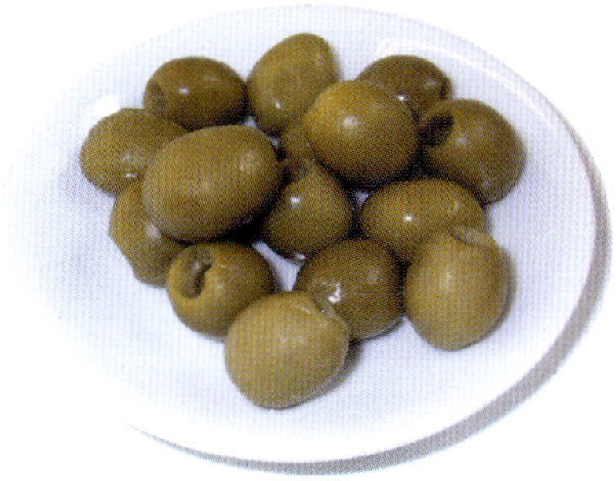

Olives

ou

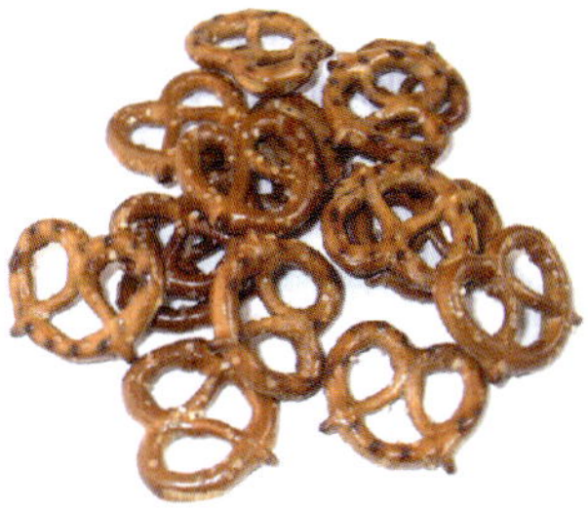

Bretzels

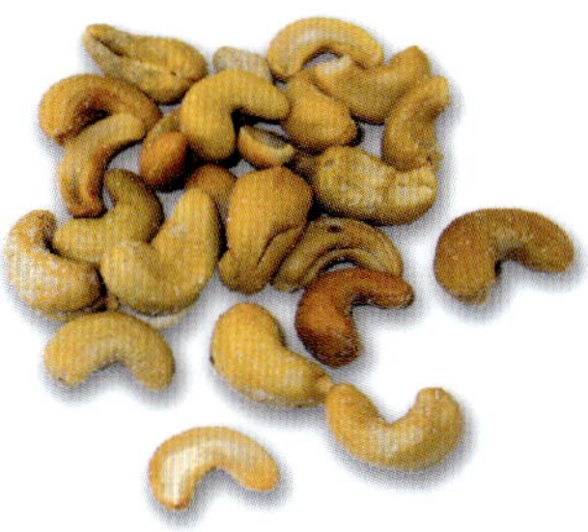

Noix de cajou

ou

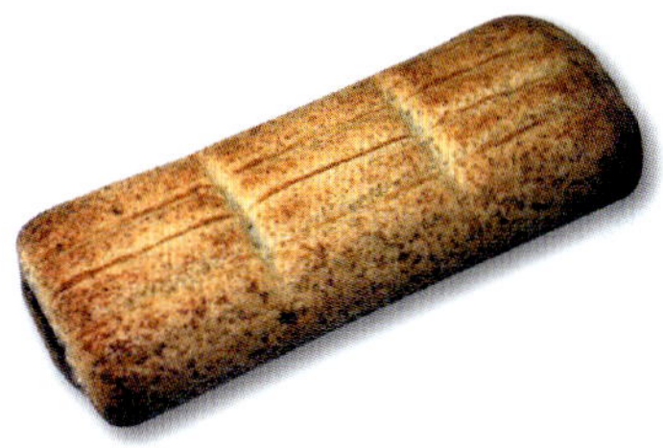

Mini-cake allégé

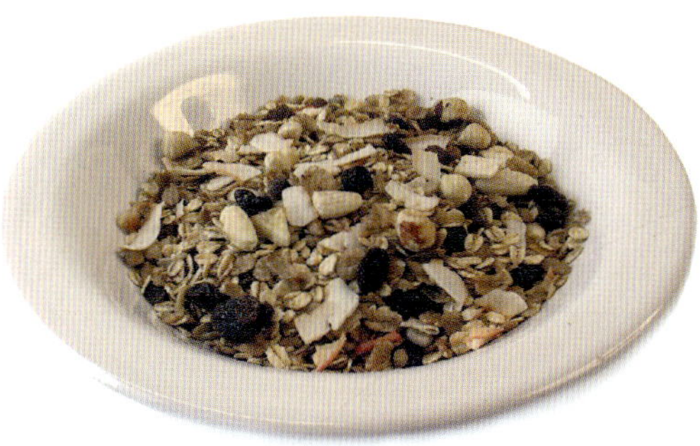

Muesli

ou

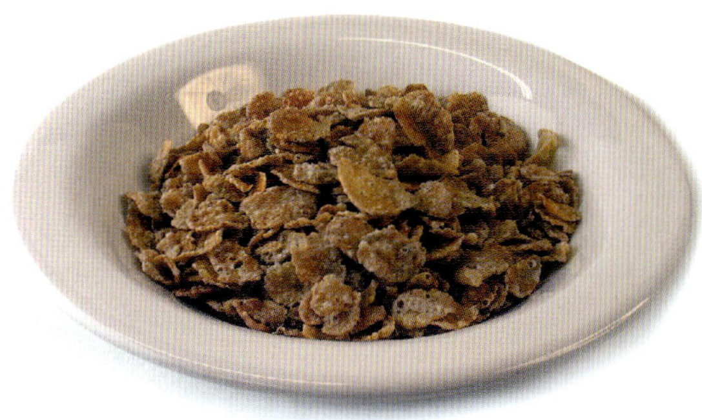

Pétales de maïs

RÉPONSES AU QUESTIONNAIRE

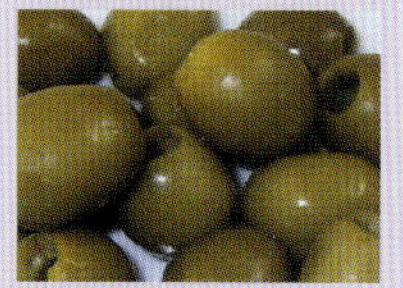

50 g d'olives variées
= 80 calories

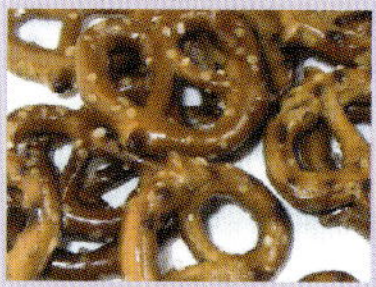

25 g de bretzels
= 100 calories

Vous pensiez que les olives étaient plus caloriques ?

C'est vrai, les bretzels ont l'air sobres, secs et simples, ce qui nous incite à croire qu'ils contiennent peu de calories. En revanche, nous avons tendance à voir les olives comme des aliments « gras ». Il est vrai que les olives contiennent des matières grasses, mais beaucoup de personnes ne réalisent pas qu'il s'agit de « bonnes » graisses – les graisses mono-insaturées bonnes pour la santé, pas les acides gras saturés qui font monter le taux de cholestérol et bouchent les artères. Le bol d'olives ne contient que 80 calories – contre 100 pour les bretzels à l'aspect si inoffensif.

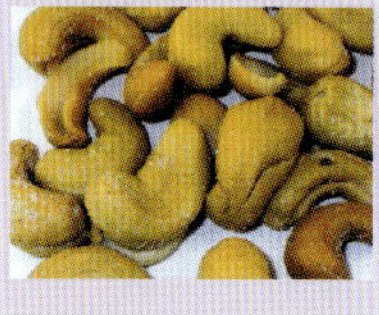

25 g de noix de cajou
= 150 calories

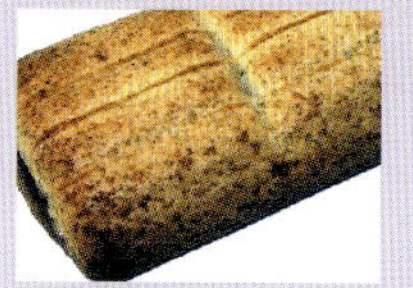

un mini-cake
pauvre en graisses
= 150 calories

Un mini-cake allégé ou des noix de cajou ? Le choix est simple, n'est-ce pas ?

Difficile à croire – mais absolument vrai. Ce piteux gâteau de régime, qui ressemble à tout sauf à un cake, contient autant de calories qu'une poignée de noix de cajou, pourtant réputées riches en graisses. Et comme si cela ne suffisait pas, le mini-cake n'a aucun apport nutritionnel, alors que les noix contiennent des acides gras essentiels à notre organisme.

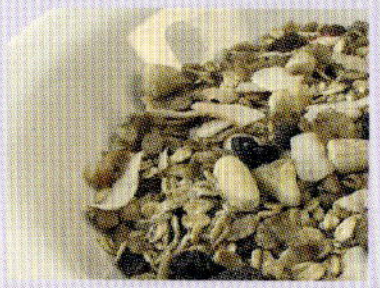

un bol de muesli
(165 g)
= 650 calories

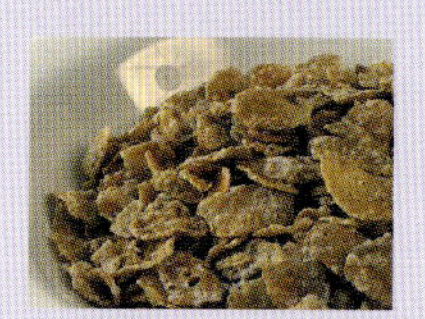

un bol de pétales
de maïs (42 g)
= 160 calories

Au premier coup d'œil, vous pensez probablement que cette question est un cadeau : quoi de plus calorique que des céréales ultrasucrées – glacées de sucre ! – pour plaire aux enfants ? Face à un aliment aussi sain que le muesli, les céréales des enfants ne font probablement pas le poids.

Dans ce cas, toutefois, la nourriture truffée de graisses et de sucres de vos enfants est le meilleur choix calorique. Presque toutes les céréales comptent entre 300 et 400 calories pour 100 g. Plus les céréales sont denses, plus elles contiennent de calories. Le muesli est particulièrement dense. Il est peut-être plein de fruits bons pour la santé – mais ajoutez des fruits à vos pétales de maïs et vous obtiendrez les mêmes résultats.

Prenez le terme « sans gras ». Croyant que les graisses sont à bannir, beaucoup de personnes pensent pouvoir perdre du poids en éliminant simplement le beurre et l'huile de leur alimentation.

Et si on mangeait des gâteaux et des biscuits sans gras au lieu des pâtisseries classiques ? Des petits pains au lieu des croissants ? Des bonbons à la gelée au lieu d'une barre de chocolat, ou des pâtes au lieu d'un hamburger ? Ne serait-on pas sûr de perdre du poids en diminuant les matières grasses ?

Si c'est ce que vous avez entendu dire, et si vous avez déjà suivi un régime sans graisses ou pauvre en graisses, vous vous demandez sûrement pourquoi l'aiguille de la balance n'est toujours pas descendue. Où est le défaut du raisonnement de la diminution des graisses ?

Le problème est là : un gâteau dit « sans gras » ne contient probablement pas de matière grasse, mais beaucoup de glucides raffinés. Les calories des glucides sont des calories bien réelles. Comme les calories des lipides, soit elles se transforment en énergie si vous faites du sport, soit elles sont stockées dans vos cellules adipeuses. Ce qui explique que les aliments proclamés « sans gras » ne vous font pas forcément maigrir.

Lorsque je parle à ceux qui ont passé leur vie à surveiller leur poids, je leur dis que le programme qu'ils vont entamer n'est pas un effort à court terme, mais le début d'une aventure qui va changer leur rapport à la nourriture.

Les glucides se transforment facilement en graisse

Même les habitués des régimes sont surpris de découvrir qu'ils ne sont pas condamnés à manger des aliments qu'ils pensaient « bons » pour eux – et qu'ils n'aimaient peut-être pas. Rien de ce que je pourrais vous dire ne peut mieux étayer ces arguments que les présentations alimentaires.

Vous pouvez manger beaucoup d'aliments que vous aimez

VOIR POUR SAVOIR

Après avoir répondu au questionnaire de la page précédente, une chose est sûre : vous n'oublierez certainement pas les réponses. Visualiser les aliments – et comprendre combien de calories ils contiennent – permet de beaucoup mieux faire passer un message que de lire une liste de mots et de chiffres.

Ces présentations – comme tout ce que vous trouverez dans ce livre – vont probablement remettre en question beaucoup de ce que vous pensiez savoir. En les voyant, beaucoup disent : « Ce n'est pas vrai ! Comment cette petite brioche sans gras peut-elle contenir autant de calories que tous ces fruits ? »

Mais ces présentations ne trichent pas. Chacune a été soigneusement conçue avec l'appui de toutes les informations sur le calcul des calories et les valeurs nutritives pour être sûr que les chiffres sont exacts. Sachant que vous devez sans cesse choisir les aliments que vous mangez ou que vous ne mangez pas, je veux m'assurer que vous ne vous trompiez pas.

LE COÛT DU SURPOIDS

Par le passé, l'écrasante majorité de mes patients étaient des femmes. Leur souci numéro un était leur apparence physique. Beaucoup de femmes n'aimaient tout simplement pas leur silhouette en pantalon ou en maillot de bain et voulaient l'améliorer. Peu d'hommes semblaient partager ce souci. Mais la situation commence à changer. Je reçois beaucoup plus d'hommes dans mon cabinet, et leur apparence est souvent la raison numéro un de leur visite.

Pourquoi les hommes viennent-ils plus me voir qu'avant ? Pour commencer, notre société a changé. Les hommes ne craignent plus d'admettre qu'ils se soucient de leur apparence. Beaucoup plus d'hommes font du sport, fréquentent les jacuzzis, se teignent les cheveux, font de la chirurgie esthétique – et viennent me voir pour s'occuper de leur corps.

Le facteur apparence n'est pas que superficiel. Certains cadres supérieurs, par exemple, prennent du temps sur leurs agendas surchargés pour venir me voir et s'occuper de leur poids. Beaucoup d'hommes ont appris – parfois brutalement – que la garantie de l'emploi à vie n'existe pas. Il n'est pas rare qu'un cadre dirigeant ou même un P-DG soit licencié.

Les minces sont considérés comme disciplinés

Si vous devez vous présenter pour un emploi en concurrence avec des jeunes, vous voulez paraître aussi jeune, en forme et en bonne santé que possible. Que ce soit juste ou pas, dans beaucoup d'environnements professionnels concurrentiels, un surpoids est souvent considéré comme un manque de volonté.

J'ai vu beaucoup d'hommes et de femmes avec beaucoup de talents, de bons salaires et des belles perspectives de carrière, mais convaincus qu'ils pourraient aller encore plus loin s'ils étaient plus « présentables ». Beaucoup de mes patients – hommes ou femmes – me disent qu'après avoir perdu du poids, ils sont soudain traités différemment à leur travail.

Moins sensibles à leur ligne, certains hommes ont mis du temps à comprendre le coût professionnel et économique d'un surpoids. Mais lorsqu'ils poussent la porte de mon cabinet, ils sont prêts à faire les choix alimentaires qu'ils jugent utiles.

Au moment où vous lisez ces informations, vous êtes peut-être vous-même confronté à ces problèmes dans votre vie professionnelle.

VOTRE STYLE DE VIE

Que vous soyez cadre supérieur ou non, votre santé et votre estime de vous seront les grands gagnants de votre perte de poids. Mais quel que soit votre style de vie, vous serez confronté à des défis alimentaires.

Je sais que vous ne pouvez pas changer de style de vie uniquement parce que vous avez décidé de maigrir. Votre style de vie dépend de tant de facteurs – famille, géographie, profession – qu'il vous faut des choix alimentaires qui lui correspondent, et non l'inverse.

C'est pourquoi mes présentations alimentaires mettent en scène une telle variété d'aliments – pas uniquement des produits que vous trouverez dans le placard ou le réfrigérateur, mais aussi des plats de restaurant et de restauration rapide, des plats à emporter et des snacks courants.

À CHACUN SES DÉFIS

Au cours de ma carrière, j'ai interrogé des milliers de personnes désireuses de maigrir. J'ai ainsi découvert que chaque individu est confronté à ses propres défis. Toutefois, beaucoup se trouvent dans le même type de situation. Voici les quatre types de style de vie qui posent le plus de problèmes.

AU BUREAU

Soyons franc : les personnes qui passent la journée au bureau sont assez sédentaires. Le déjeuner sort d'un distributeur automatique, de la cafétéria d'entreprise ou d'une sandwicherie, et les tiroirs sont pleins de bonnes choses à grignoter. Si vous êtes dans ce cas, vous avez peut-être une baisse de régime en fin d'après-midi et vous avez besoin de votre « dose de sucre ». Et, sous la pression des contraintes familiales ou autres obligations, vous pouvez être tenté de manger des plats cuisinés au dîner.

AU RESTAURANT

Les cadres qui passent beaucoup de temps en repas d'affaires mangent souvent bien, mais rarement à heures régulières. Ils commencent la journée par un « petit déjeuner d'affaires », tiennent une réunion au déjeuner et sortent le soir pour dîner. Si vous vivez ainsi, vous voyagez probablement beaucoup et vous grignotez souvent en route, dans les aéroports, dans les avions ou les hôtels.

SUR LE POUCE

Si vous avez peu de temps pour manger, vous prenez probablement tous vos repas sur le pouce. Vous avalez votre petit déjeuner dans un café, vous déjeunez dans un fast-food et, au dîner, vous mangez des plats à emporter. Il n'est pas rare que vous sautiez un repas, puis que vous dévoriez pour compenser.

Les étudiants célibataires sont l'exemple typique de ce style de vie. Ce type d'alimentation est souvent motivé par la nécessité. Dans certaines professions, presque tout le monde mange ainsi. Les officiers de police, par exemple, ont rarement le temps de s'asseoir pour manger quand ils sont en service.

À LA MAISON

Les mères et les pères au foyer ont souvent de gros problèmes de grignotage. Lorsque les enfants ne finissent pas leurs assiettes, les parents détestent jeter. Ils mangent un peu ici et là, et tout s'additionne. Et qui dit enfant dit souvent chips et biscuits. Il est si facile d'en prendre une poignée pendant que vous vous occupez de votre famille.

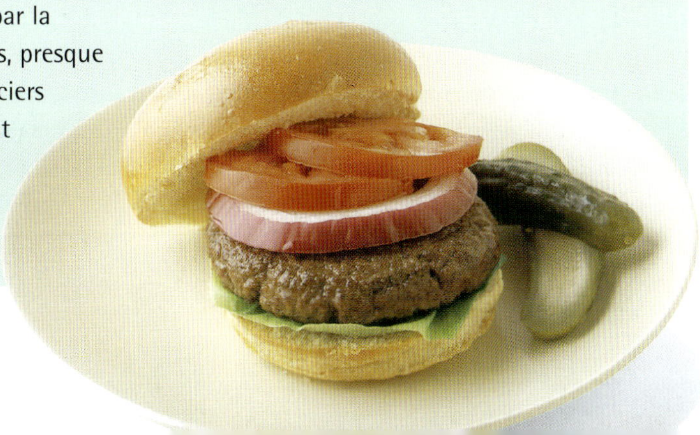

POURQUOI PREND-ON DU POIDS ?

Vos papilles gustatives vous le diront et vous le rediront, manger n'est pas un mal. La plupart d'entre nous aimons cela. Et c'est une bonne chose parce que nous en avons besoin pour notre croissance et la réparation de nos tissus.

Nous avons besoin de nutriments pour nos besoins énergétiques

Ce n'est pas la nourriture, mais le processus de stockage qui est en cause. Si nous mangeons plus que ce qui est nécessaire à nos besoins immédiats, notre organisme stocke l'excédent dans de confortables cellules. Où sont-elles localisées ? Vous connaissez la réponse. La plupart des cellules adipeuses rebondies sont situées dans les zones problématiques que nous savons – ventre, hanches, cuisses, fesses – et partout où se trouvent des cellules de stockage des graisses.

Les personnes qui ont tendance à grossir ont un organisme que les scientifiques qualifient d'efficace. Au premier abord, c'est une bonne chose. Mais dans notre monde moderne, c'est un handicap. Si notre organisme utilise la nourriture efficacement, vous avez immédiatement l'énergie dont vous avez besoin, et vous stockez l'excédent.

Certaines personnes ont de la chance. Mystérieusement, leur organisme stocke peu de ce qu'elles mangent. Vous voyez de qui je parle – ces personnes qui peuvent manger tout ce qu'elles veulent et rester minces.

Mais pour la plupart d'entre nous, les graisses que nous stockons ne nous quittent plus. Si seulement nous pouvions reprogrammer notre organisme. Nous pourrions alors mieux régler la fonction stockage.

Hélas, les scientifiques n'ont pas encore trouvé le moyen de le faire. En attendant, certaines personnes continueront à avoir plus tendance à grossir que d'autres. Et ce, pour des raisons biochimiques.

Ce qui ne veut pas dire que votre corps sera toujours votre ennemi. Beaucoup de personnes réussissent à perdre beaucoup de poids, mais c'est plus facile quand on ne se sent pas privé.

LE FACTEUR STRESS

Mangez-vous plus ou plus irrégulièrement lorsque vous êtes très stressé ? Pour beaucoup, manger permet de lutter contre le stress. Et d'après mes observations, les gens subissent beaucoup plus de pression qu'avant.

Les femmes jonglent entre le travail et la famille. Les hommes et les femmes passent plus de temps à leur travail. Beaucoup cumulent deux emplois pour conserver le train de vie auquel ils aspirent. Et dans les familles où les deux parents font carrière, le temps est compté.

Ceux qui travaillent ont aussi des responsabilités familiales. De retour à la maison, ils doivent s'occuper de la maison, du ménage, de la cuisine et des enfants. Pour la plupart d'entre nous, toutes ces pressions s'additionnent.

Le grignotage du soir n'est pas nécessairement mauvais.

Résultat ? Manger devient un réconfort. Ce n'est qu'une fois la journée de travail et les tâches domestiques achevées que l'on peut enfin se détendre. Et c'est là que l'on se met à grignoter.

Que faire ? Selon moi, si c'est le seul moment de la journée où vous pouvez faire une pause, pourquoi ne pas en profiter ? Mais il existe des snacks délicieux et nourrissants moins caloriques que ceux que vous prenez normalement.

BONNE FAIM

Pendant des années, nous avons été abreuvés du mythe selon lequel il existe une différence entre la vraie faim et le simple appétit. La faim était censée être une sensation bonne, ou normale, succédant à une longue période de jeûne.

Pendant des années, nous avons cru au mythe selon lequel on pouvait différencier l'appétit de la faim. Les experts disaient que si vous n'aviez pas mangé pendant des heures et que vous aviez véritablement faim, vous le saviez. Vertiges, faiblesse et brûlures d'estomac sont les symptômes de la vraie faim.

Toujours selon eux, l'appétit était autre chose. C'était le résultat d'une pulsion incontrôlée. C'est par appétit, et non par faim, que vous mangez des biscuits en fin de repas, ou encore que vous videz un bol entier de cacahuètes tout en discutant au bar avec un ami.

Suivant ce raisonnement, faim ou appétit, c'était blanc ou noir. Si vous mangiez par faim légitime, c'était bien. Mais si vous mangiez par appétit, c'était moins bien, voire honteux.

L'appétit était considéré comme une réaction affective plutôt que biologique. L'appétit, c'était ce qui vous faisait manger par ennui, par frustration ou par colère. Et manger pour des raisons affectives était une mauvaise raison de manger.

Mais lorsque les scientifiques ont commencé à éclaircir le mystère de la prise et de la perte de poids, ils ont compris qu'il n'était pas possible d'étiqueter aussi clairement les raisons pour lesquelles on mange. La frontière entre la faim et l'appétit est floue. Les chercheurs ont découvert dans l'organisme plusieurs hormones et neurotransmetteurs ayant un impact profond sur notre vie.

À L'ÉCOUTE DES HORMONES

Au moins six neurotransmetteurs influent sur notre poids. Ils portent des noms étranges que rien ne nous oblige à retenir. Mais puisque la recherche sur le sujet évolue et que vous risquez de les rencontrer de plus en plus, citons-les. Ce sont la cholécystokinine, le cortisol, la dopamine, la leptine, le neuropeptide Y et la sérotonine.

À l'heure actuelle, les chercheurs ne savent pas comment ces substances influent sur notre poids. Ce qu'ils savent, c'est qu'elles envoient des messages à vos cellules adipeuses, à votre sang, à votre cerveau et à vos intestins. Elles jouent un rôle dans la régulation du poids, de l'appétit, des comportements alimentaires et même de notre manière de penser à la nourriture.

Nous ne sommes pas pour autant des automates programmés uniquement par nos substances. Notre alimentation dépend aussi d'autres facteurs, de notre psychisme au contexte dans lequel nous nous trouvons. La grande question de l'alimentation est si complexe qu'aucun chercheur ne peut dire avec une absolue certitude pourquoi l'on peut résister à la tentation d'une corbeille à pain un jour, puis succomber à un gâteau au chocolat le lendemain.

Le besoin de manger est une envie qu'il faut assouvir

S'il est pratiquement impossible de savoir pourquoi vous avez envie de manger tel aliment tel jour, il est très important d'être à l'écoute de cette envie. Si vous ne pouvez pas comprendre comment fonctionnent les neurotransmetteurs, vous devez les écouter quand ils vous parlent. La plupart des personnes au régime n'ont pas appris à le faire. Si nous sommes sourds à nos envies, notre sensation de nécessité de manger prendra le dessus. Et à force d'essayer d'ignorer ce besoin de manger, il y a toutes les chances de ne pas pouvoir maigrir ni se stabiliser après une perte de poids.

NI BON, NI MAUVAIS

La plupart des personnes au régime ont développé des mécanismes de défense. Pour elles, une affirmation aussi simple que « J'ai faim ! » est inacceptable. Elles se demandent déjà comment cette sensation de faim peut les conduire à s'égarer, à perdre le contrôle ou à tout gâcher. Les personnes qui ont déjà suivi un régime me disent qu'elles se sentent constamment bien ou mal, maîtresses d'elles-mêmes ou hors de contrôle.

Mais il est impossible de réprimer une sensation qui vous dit très simplement : « Je veux manger ceci ou cela. » Vous pouvez toujours essayer de maîtriser cette impulsion chimique, mais elle prendra le dessus.

Les personnes en surpoids ont tellement peur du désir de manger que leur esprit est sur la défensive. Elles ne laissent même pas leur faim devenir consciente. Elles trouvent toutes sortes de prétextes. L'une, par exemple, rentre du supermarché avec un gâteau dans l'intention de le proposer à ses amis. Mais la vraie raison est qu'elle en a envie.

Ce que je suis en train de vous dire, vous l'avez peut-être toujours soupçonné, si vous avez l'habitude de surveiller votre poids : cette lutte n'est pas due à un manque de volonté. En identifiant les neurotransmetteurs responsables de votre faim, nous commençons à entrevoir les vraies causes. Nous devrions bientôt avoir la preuve que nos suppositions sont exactes : prendre et perdre du poids n'est pas une question de maîtrise de soi, de détermination ou d'autres facteurs tangibles.

En attendant, cela ne veut pas dire que vous n'avez plus qu'à lever les bras et à dire : « Bon, c'est comme ça. Je suis né pour être gros. » Ce n'est pas vrai. Vous pouvez façonner (littéralement) votre destin – ou du moins atteindre un objectif plus modeste et perdre juste quelques kilos.

Prendre du poids ne vient pas d'un manque de volonté

AUX COMMANDES DE VOTRE APPÉTIT

Une hormone est là pour vous dire si vous êtes rassasié. Récemment découvert, le GLP-1 est fabriqué dans l'hypothalamus. Lorsque vous mangez, le GLP-1 dit à vos intestins et à votre pancréas de ralentir la digestion. Dans les expérimentations animales, les rats auxquels on a injecté du GLP-1 ont montré des signes de satiété avant d'avoir terminé leur ration normale de nourriture. Après injection d'un inhibiteur du GLP-1, ils mangeaient plus que d'habitude et grossissaient. Il faudra d'autres études pour que les scientifiques puissent établir le rôle du GLP-1 chez l'homme.

LES PRIVATIONS SONT INEFFICACES

Pour maigrir, il faut soit diminuer les apports caloriques, soit augmenter le nombre de calories éliminées en faisant de l'exercice – ou, mieux encore, les deux. Pour perdre des kilos et ne pas les reprendre, il faut donc manger moins de calories sans se sentir privé. C'est un concept clé au cœur de mon programme. Quand le sentiment de privation s'installe, il vous pousse par derrière – tout droit vers la pâtisserie la plus proche.

Pour avoir travaillé depuis des années avec des personnes au régime, je sais qu'elles n'ont aucun problème de volonté. Bien au contraire. Les personnes capables de s'en tenir à une alimentation stricte, tout en conservant une vie normale, ont une formidable discipline. Certaines ont réussi à suivre des régimes extrêmement rigoureux pendant des périodes étonnamment longues pour atteindre le poids voulu. J'ai vu des personnes ayant suivi un régime de protéines liquides sans une bouchée de vraie nourriture pendant 4 mois. N'allez pas me dire qu'elles manquent de volonté !

J'ai également vu beaucoup de personnes qui ont fait d'énormes efforts pour perdre du poids, et qui ont fini par le reprendre. Le sentiment de privation était trop fort pour elles, et après avoir atteint le poids voulu sur la balance, elles reprenaient leurs mauvaises habitudes alimentaires. Mais tout au long de leur régime, elles n'avaient pas conscience de ce sentiment de privation.

Les personnes qui cherchent à perdre du poids ne ressentent généralement pas de privation. Elles l'enfouissent. Elles disent avoir eu une mauvaise semaine ou avoir mangé parce qu'elles s'étaient laissées aller : « J'avais assez mangé. Je n'avais pas besoin de prendre ce gâteau », ou « Je n'avais pas faim », ou encore « Je ne sais pas pourquoi je l'ai fait ».

Si ces phrases vous sont familières, je peux vous affirmer que les personnes qui sont privées de nourriture ont besoin de manger. Si vous mangez, c'est parce que vous avez faim.

OÙ PEUVENT VOUS CONDUIRE LES RÉGIMES

Les personnes au régime ne mangent pas inconsciemment. Elles n'ont pas d'absences. Elles savent quand elles mangent un paquet de biscuits entier. Ce qu'elles occultent, c'est la sensation de faim. Elles essaient de se protéger de ces envies pressantes.

Un jour, une femme est entrée dans mon cabinet en me disant qu'elle avait eu une semaine terrible. Invitée à un anniversaire où le buffet était somptueux, elle avait été tentée, mais ce dont elle avait réellement envie, c'était d'une part de cheesecake. Elle avait résisté parce qu'elle pensait que c'était mauvais pour elle.

Au lieu de manger le cheesecake, elle avait pris un petit gâteau qu'elle avait jugé un peu moins mauvais. N'étant pas satisfaite, elle en avait pris un deuxième, puis elle avait continué à manger beaucoup plus qu'elle n'aurait dû pour se sentir bien. Elle mangeait si vite et avec un tel sentiment de culpabilité qu'elle n'avait rien apprécié.

**Écoutez vos envies,
ou vous finirez par craquer**

Quel autre choix avait-elle ? Je lui ai expliqué qu'elle aurait pu céder à son envie et manger le cheesecake. Le problème, c'était son attitude. Au lieu de dire : « Ce cheesecake me paraît bon », elle s'était dit : « Comment éviter ce cheesecake ? »

LE GÂTEAU, ET LA LIGNE EN PRIME

Il ne faut pas faire attendre une envie de manger, et penser que vous pouvez la réprimer comme vous tourneriez un interrupteur. Il vous arrivera toujours d'avoir envie d'un gâteau de temps à autre. Cette envie n'est pas mauvaise. Manger une part de gâteau, ou quoi que ce soit d'autre, n'est pas un manque malheureux ou désastreux de contrôle de soi.

Apprivoisez vos envies. Manger, c'est bien, tant que c'est raisonné. Pour perdre du poids, il faut trouver un moyen de manger de temps à autre un gâteau tout en ayant l'impression de garder le contrôle. De reconnaître les aliments que vous aimez et de les intégrer à votre régime alimentaire. Oui, cela inclut les gâteaux et les biscuits.

Essayez de prendre conscience des moments où vous ressentez l'envie de manger. Vous êtes parfaitement en droit de vouloir manger par ennui, frustration ou anxiété. Souvenez-vous : il n'existe pas de mauvaise raison de manger.

CHOISIR, ET NON TRICHER

« J'ai passé une mauvaise semaine », me dit Andrea lors d'une visite à mon cabinet. Avant de partir au restaurant, elle s'est dit qu'elle ne toucherait pas à la panière. Le pain est son péché mignon. Mais quand le pain arrive à table, impossible d'y résister. Elle en prend une bouchée.

Elle se serait sentie bien si elle en était restée là. Mais après la première bouchée, elle en prend une autre. Puis, peut-être parce qu'elle avait faim ou qu'elle était stressée, une troisième.

Quelque part entre la deuxième et la troisième bouchée, elle passe d'un stade où elle se contrôle au stade où elle a le sentiment d'avoir gâché son régime de la journée. Elle se dit qu'elle a triché, et elle le croit. Elle se sent mal dans sa peau. Puisque, de toute façon, elle a un sentiment d'échec, elle commande des escalopes de veau panées, suivies d'un gâteau au chocolat. Sur le chemin du retour, elle prend une glace et des bretzels à grignoter.

J'ai une bonne raison de faire la guerre à l'idée de trahison. Je ne crois tout simplement pas que les personnes trichent lorsqu'elles ont faim. Si quelqu'un décide qu'il doit manger un gâteau, je lui dis : « Allez-y, si vous le voulez vraiment. Mais c'est un choix, pas une trahison. »

« Mais ce gâteau fait 400 calories ! », me répond-elle. « Et quelle différence, qu'on appelle ça une trahison ou un choix ? »

La différence tient dans le raisonnement. Lorsque vous décidez sciemment de manger un aliment particulièrement tentant et calorique, vous gardez le dessus.

MANGER SCIEMMENT

La soirée de Susan commence comme celle d'Andrea, mais se termine très différemment. Susan sait qu'elle aime le pain frais. Elle aussi sort au restaurant. À la vue des petits pains frais et chauds dans la panière, elle décide qu'elle en a vraiment envie. Elle en prend un et le déguste.

Je connais bien Susan. Je sais que par le passé, prendre un petit pain aurait eu un effet boule de neige. Au lieu de décider d'en manger un et d'en profiter, elle aurait juste goûté, en en prenant le moins possible, puis elle en aurait repris, et enfin elle l'aurait fini. Pour quelqu'un au régime, le pain provoque un déclic. Susan aurait d'abord fini le petit pain, puis vidé la panière. Elle se serait sentie fautive parce qu'elle aurait eu le sentiment de se trahir.

Au lieu de cela, Susan commande du poisson et des légumes après avoir fini son petit pain. Elle apprécie tout le repas – le pain calorique aussi bien que le repas peu calorique – et sort de table bien dans sa peau.

QUELLE EST LA DIFFÉRENCE ?

La femme qui choisit le petit pain sait s'écouter. Elle intègre le petit pain dans son « régime » - si par régime nous entendons les règles que nous nous fixons. Andrea, au contraire, ne s'autorise pas à prendre conscience de ses sentiments. Elle tente de nier son envie de pain. Et quand elle finit par céder et par manger du pain, non seulement elle met à mal son régime, mais en plus elle ne se sent pas bien dans sa peau.

D'où vient le problème ? D'une règle impossible à suivre. Si vous aimez le pain, il y aura des moments où vous voudrez décider d'en manger. C'est aussi simple que cela.

Il ne faut pas s'imposer des règles impossibles

Que ce soit bien ou mal, chez beaucoup de personnes, l'image et l'estime de soi sont étroitement liées à ce qu'elles mangent et au respect de leur régime. Avec le Programme de

Prise de Conscience Alimentaire, vous choisissez, vous ne trichez pas. Vous n'avez donc jamais le sentiment de descendre du train.

FORGEZ VOTRE DÉCISION

Il est clair que vous ne pouvez pas espérer maigrir en mangeant tous les desserts du monde. Mais vous pouvez faire quelques choix. Vous pouvez renoncer au dessert, vous pouvez le manger, ou vous pouvez choisir un dessert peu calorique et tout aussi nourrissant. Mais quoi que vous fassiez, reconnaissez que la décision ne tient qu'à vous. Le gâteau est un choix, mais ne le faites que si aucune des options moins caloriques ne peut satisfaire votre envie de gâteau.

Il y a une grande différence entre prendre la décision de savourer un dessert, et le manger et le vivre comme un échec. Dans le second cas, les personnes finissent souvent par s'empiffrer, après avoir décidé que cela n'a pas d'importance puisqu'elles ont déjà ruiné leur régime. Votre attitude envers ce que vous mangez est un facteur de réussite aussi important que le nombre des calories.

LE FEU VERT DU MÉDECIN

Si vous avez déjà suivi un régime, vous vous demandez comment je peux vous dire qu'il est possible de manger à satiété et continuer à maigrir – sans vous peser tous les jours, ni mesurer chaque portion, ni manger des aliments de régime.

Souvent, le choix le moins calorique est encore plus savoureux

Beaucoup de personnes disent que nos présentations visuelles leur apprennent une chose immédiatement : elles peuvent manger beaucoup plus tout en absorbant moins de calories. Et c'est délicieux.

Vous pouvez me dire que je suis subjectif, mais certains des aliments que je recommande sont encore meilleurs que ceux que vous mangez actuellement. Ce sont des aliments plaisir, que vous ne vous seriez jamais cru autorisé à manger, et même que vous n'aviez jamais goûté. C'est pourquoi beaucoup de gens viennent me voir dans mon cabinet et disent ne pas avoir l'impression d'être au régime.

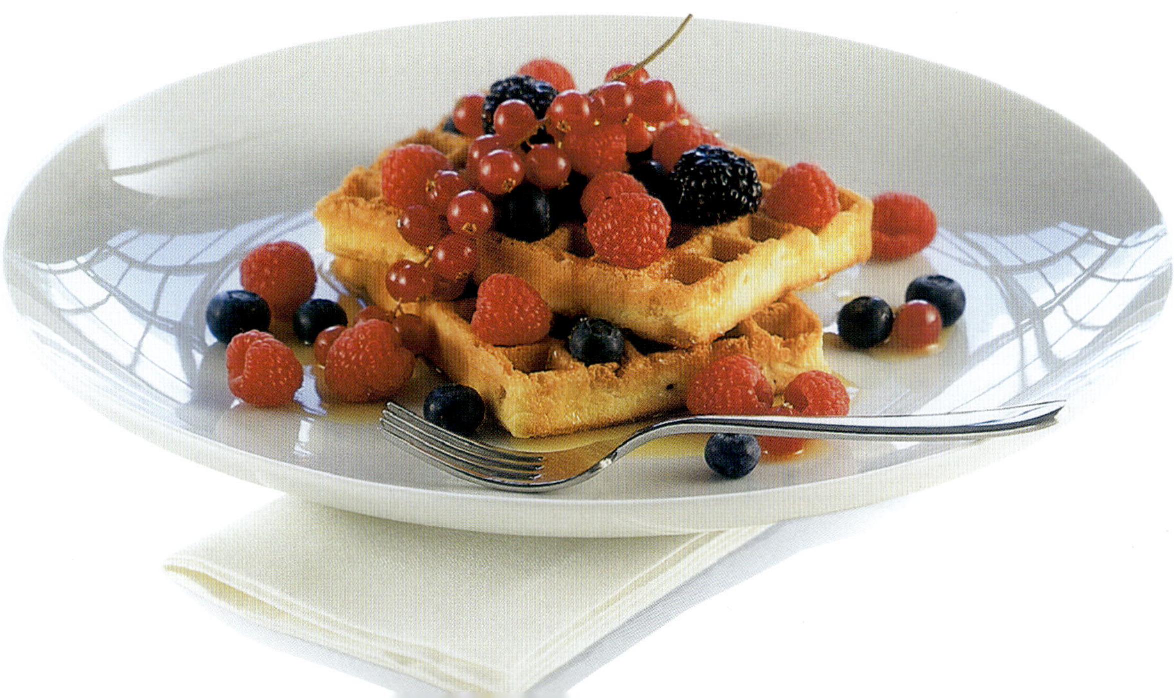

LES CALORIES ET LEUR ORIGINE

La nutrition est un sujet ennuyeux. Même les nutritionnistes le disent. Heureusement, il est inutile de suivre un cours sur le sujet pour réussir le Programme de Prise de Conscience Alimentaire. Nous avons rassemblé une grande partie des récentes découvertes dans ce domaine pour les intégrer dans les présentations alimentaires faites dans ce livre. Ainsi, en faisant vos choix alimentaires, vous savez aussi quels bienfaits vous apportez à votre santé.

Pour maigrir, vous porterez vos choix vers des aliments moins caloriques. Mais je souhaite également que vous vous orientiez vers des aliments à forte valeur nutritive. C'est un bon moyen d'être sûr d'absorber toutes les vitamines, les minéraux, les fibres et les protéines nécessaires à votre organisme.

Je ne suis pas ici pour vous faire un cours. J'aimerais juste apporter quelques compléments à ce que vous avez probablement appris à l'école ou glané au cours de vos lectures – juste ce qu'il faut pour que vous preniez conscience de l'aspect nutritionnel de l'alimentation.

LES NUTRIMENTS

Les nutriments se divisent en deux grandes catégories, les macronutriments et les micronutriments. Les macronutriments sont les substances alimentaires telles que les protéines, les lipides et les glucides. C'est d'eux que viennent les calories.

Les calories sont un indicateur de la quantité d'énergie produite. Pour que la nourriture se transforme en énergie, elle doit être « allumée » par les processus chimiques de notre organisme. Un macronutriment a le potentiel de produire de l'énergie, et la véritable production d'énergie se mesure en calories. Les calories sont calculées en mesurant la quantité de chaleur qu'un aliment produit en « brûlant ».

Si vous avez déjà essayé un vélo d'appartement affichant les calories que vous brûlez, vous avez vu que leur nombre augmente très vite quand vous pédalez vite. Toute action – respirer, écrire... – brûle des calories. Mais il est évident qu'en pédalant, vous brûlez beaucoup plus de calories qu'en vous grattant le menton.

Les micronutriments sont les substances alimentaires telles que les vitamines et les minéraux. Ils contribuent à libérer l'énergie des aliments, sans apporter de calories. Vous pensiez peut-être que les vitamines vous apportaient de l'énergie. Eh bien non. Certaines vitamines vous aident à accéder aux macronutriments qui fournissent de l'énergie, mais les vitamines ne sont pas le combustible qui alimente le feu. Elles ne sont que l'étincelle qui déclenche le processus de combustion d'énergie.

Les micronutriments sont les étincelles qui déclenchent la combustion

Et l'eau ? Techniquement, elle n'entre dans aucune des catégories. Ce n'est ni un macronutriment, puisqu'elle ne contient pas de calorie, ni un micronutriment, puisque ce n'est ni une vitamine, ni un minéral.

Mais nous savons tous que nous avons besoin d'eau pour vivre. Elle est absolument essentielle à la digestion ainsi qu'à beaucoup d'autres fonctions corporelles.

LES SOURCES DE PROTÉINES

Les nutriments – en plus de l'eau – fonctionnent comme les instruments d'un orchestre. Chacun a un rôle spécifique, mais tous travaillent ensemble à une œuvre collective.

Parmi les macronutriments, les protéines sont nécessaires à la croissance et à la réparation des tissus. Les besoins d'une personne moyenne sont de 40 à 100 grammes de protéines par jour, ce qui correspond à un bol de soupe de légumes secs, un plat de fruits de mer et un assortiment de légumes et de céréales.

Les protéines sont vitales, mais gare à leur provenance

Un gramme de protéines contient 4 calories. Les aliments riches en protéines sont notamment la viande, le poisson, les légumes, le fromage et les noix.

Si tous les aliments protéiques ne contiennent pas le même nombre de calories, c'est parce que leur teneur en matière grasse et en eau varie. C'est pourquoi, par exemple, la plupart des fromages affichent entre 350 et 400 calories pour 100 g, contre environ 100 pour la plupart des poissons blancs.

Le fromage est le parfait exemple d'aliment riche à la fois en protéines et en graisses. Oui, le fromage vous apporte beaucoup de protéines, mais aussi beaucoup de graisses saturées responsables des maladies cardiaques et autres problèmes de santé.

Mieux vaut vous tourner vers des sources de protéines plus équilibrées et meilleures pour la santé, en priorité les fruits de mer et les légumes secs – pois, haricots et lentilles.

Le soja est un légume sec qui mérite une mention spéciale pour ses bienfaits pour la santé. C'est pourquoi nous vous en présentons dans ce livre. Chaque fois que vous optez pour l'un ou l'autre des produits du soja, vous choisissez un aliment riche en protéines et pauvre en calories. Ces produits sont de plus en plus présents en grande surface et dans les magasins de diététique.

LES BOISSONS-REPAS

L'expression « boisson-repas » évoquait jadis des chefs d'entreprise vidant leur troisième verre d'apéritif avant de repartir travailler. Aujourd'hui, on pense plus souvent aux préparations de régime.

Les boissons-repas sont généralement prescrites par les médecins à des patients carencés. Il serait donc logique de penser qu'elles sont à la fois saines et pratiques. Pourquoi ne pas prendre nos nutriments en boîte, après tout ?

Le problème est que la plupart de ces boissons de régime contiennent beaucoup de calories – jusqu'à 250 – en plus de leurs vitamines et de leurs minéraux. Elles sont également riches en graisses – jusqu'à 9 grammes pour certaines. Et la plupart de ces substituts de repas n'apportent ni fibres ni substances végétales, dont regorgent les fruits et les légumes. Si vous avez envie d'un milk-shake, buvez-en un. Et si vous avez faim, mangez donc un repas équilibré.

COMPTER LES GLUCIDES

Les glucides fournissent généralement près de la moitié des besoins énergétiques d'une personne au repos ou peu active. Près de la moitié de l'énergie que vous avez brûlée la nuit dernière en dormant provenait de glucides. Et probablement 50 pour cent de l'énergie que vous utilisez en ce moment, en lisant ces lignes, vient des glucides.

Les glucides sont considérés comme le nutriment énergétique par excellence, car votre organisme peut les décomposer et les utiliser très rapidement.

De quelle quantité de glucides avez-vous réellement besoin chaque jour ? Les besoins quotidiens en glucides d'une personne moyenne varient entre 60 et 360 grammes.

Vous avez probablement entendu parler des coureurs ou des triathlètes qui font des réserves de glucides avant une grande course. C'est parce qu'ils vont puiser leur énergie dans ce formidable réservoir énergétique. Naturellement, moins vous vous dépensez, moins vos besoins sont grands.

Dans les produits sans gras, les lipides sont remplacés par des glucides

Les glucides sont partout. Vous voyez ce bol de sucre ? Ce sont des glucides. Le riz contient lui aussi des glucides. De même que les raisins secs, les pommes, les spaghettis, le pop-corn, les pommes de terre et les biscuits.

SUCRES SIMPLES ET SUCRES COMPLEXES

Tous les glucides ne sont pas égaux. Il en existe de deux sortes. Le sucre de canne, le sirop, le miel et le sucre des fruits sont tous des sucres simples, ou rapides. Viennent ensuite les sucres complexes, ou sucres lents. Ce sont les légumes, les céréales et les féculents.

Parmi les sucres complexes, on fait encore une distinction. D'un côté, les sucres raffinés tels que le riz blanc et le pain blanc souffrent du traitement qu'ils ont subi avant d'arriver dans notre assiette et qui les prive d'une grande partie de leurs riches nutriments. Souvent, le fabricant y remédie en enrichissant le produit en fer et en vitamines B perdus lors de la fabrication.

De l'autre, les produits non raffinés conservent davantage de nutriments. Le pain complet et le riz brun, par exemple, contiennent plus de protéines, de fibres, de vitamines et de minéraux que leurs cousins raffinés. Ils contiennent aussi toute une catégorie de nutriments bénéfiques souvent rares – les phytonutriments. Ce sont des substances bonnes pour la santé présentes dans les plantes (aux côtés des vitamines, des minéraux et des fibres).

VÉRIFIER L'INDEX

Les glucides se classent en deux catégories, simples et complexes, mais aussi selon leur index glycémique, ou IG, que vous avez peut-être déjà rencontré dans certains livres de régime.

L'index glycémique indique le taux de pénétration du sucre dans le sang. Pour perdre du poids, mieux vaut choisir des aliments à faible IG que des aliments à fort IG.

L'index glycémique dépend de nombreux facteurs. La teneur en fibres, en protéines et en graisses ainsi que le traitement qu'a subi un aliment ont un gros impact sur son IG. Le pain complet, par exemple, riche en fibres, a un IG inférieur à celui du pain blanc. Le biscuit de Savoie, riche en protéines et en lipides, a un IG inférieur à celui du riz nature. En revanche, l'IG du gâteau de riz est très élevé, et celui des éclairs au chocolat relativement bas !

Vous remarquez qu'il faut utiliser l'index glycémique avec précaution. S'il vous incite à manger toutes sortes de fruits, de légumes, de légumineuses et de céréales complètes, c'est bien. Mais il ne doit pas vous faire bannir les pommes de terre, les oignons et les carottes (qui ont un IG élevé). Et, s'il vous plaît, attention aux éclairs au chocolat !

HARO SUR LES GRAISSES

Un gramme de graisse contient 9 calories. Comparées aux 4 calories par gramme de glucides ou de protéines, vous comprenez d'où vient la détestable réputation des graisses. Si vous mangez 1 gramme de matière grasse – qu'elle soit végétale ou animale –, vous absorbez plus de deux fois plus de calories que si vous mangiez 1 gramme de glucides ou de protéines.

Les lipides sont nécessaires à notre survie. Mais les chercheurs ont beaucoup de mal à établir quelle quantité est absolument nécessaire.

Les graisses « bonnes », ou insaturées, viennent généralement des plantes. Elles apportent les acides gras essentiels. Les études ont montré que les graisses insaturées ont des effets bénéfiques sur la santé : elles diminuent le « mauvais cholestérol », le L.D.L., qui bouche les artères et provoque des maladies cardiaques.

Parmi les bonnes graisses insaturées, citons l'huile de soja, l'huile de tournesol, l'huile d'olive et toutes les autres huiles de noix et de pépins, et surtout l'huile de poisson – en particulier celle des poissons d'eau froide. Sans oublier l'huile de lin, qui est la plus grande source naturelle en acides gras oméga-3.

Les « acides gras essentiels » sont des graisses que notre organisme ne peut fabriquer

Les graisses « mauvaises », ou saturées, sont généralement d'origine animale. (Le poisson, riche en acides gras oméga-3, est une exception de taille.) Les mauvaises graisses ont tendance à augmenter le taux de mauvais cholestérol, ou L.D.L., et peuvent accroître le risque de certains cancers. Citons le gras de poulet et de bœuf, le lard, le beurre et le gras des œufs.

Toutes les huiles contiennent 120 calories par cuiller à soupe

Les autres « mauvaises graisses » sont les graisses trans. On les trouve dans de nombreuses margarines, dans les graisses de cuisson solides et dans certains aliments frits. Elles se forment lorsque les huiles liquides sont hydrogénées ou solidifiées, ou chauffées à de très hautes températures. Vous pouvez les combattre en remplaçant le beurre par des margarines végétales riches en acides gras poly- ou mono-insaturées.

Il est rare de ne pas couvrir ses besoins en acides gras essentiels – à moins bien sûr de supprimer toute trace de matière grasse dans son alimentation. C'est-à-dire retirer les quelques olives de votre salade grecque, craindre de commander des légumes grillés au restaurant de peur qu'ils ne contiennent de l'huile, ou manger de la sole au lieu du saumon alors que vous n'aimez vraiment pas la sole.

Mais souvenez-vous que toutes les graisses, qu'elles soient « bonnes » ou « mauvaises », sont un concentré de calories – 9 par gramme. Par conséquent, même une graisse dite « bonne », comme celle des noix, est une graisse. À raison de 600 calories les 100 g, les noix en sont riches.

MULTITÂCHES

Pourquoi avons-nous besoin de matière grasse ?

Comme les glucides, les lipides ont un rôle énergétique. Mais nos besoins vont bien au-delà. Par exemple, nous avons besoin de petites quantités d'acides gras essentiels pour notre système immunitaire, mais aussi pour notre système nerveux.

Les graisses servent de placeurs dans le grand théâtre de notre organisme. Beaucoup de nutriments se mélangent bien avec les graisses, pas avec l'eau. Si vous voulez que votre organisme absorbe les nutriments – et en tire les bénéfices nécessaires –, les graisses doivent les acheminer jusque dans nos cellules. Nous avons également besoin de graisses pour aider notre organisme à absorber certains nutriments liposolubles tels que les vitamines A, D, E et K.

Les femmes ont besoin d'environ 70 grammes de graisses par jour, et les hommes 90

Les graisses procurent également une sensation de satiété. Ce sont elles qui nous donnent le sentiment d'avoir « bien mangé » à la fin du repas. Si vous avez fini votre assiette de 23 légumes et que vous continuez à picorer dans l'assiette de votre voisin, c'est peut-être que vous ne vous sentez pas rassasié. Et vous prendrez une crème glacée qui achèvera de vous donner le sentiment d'être « repu ».

QUELLE EST L'ERREUR DU RÉGIME ALLÉGÉ ?

Les régimes « zéro-lipides » sont mauvais pour la santé. Pourquoi ? Simplement parce que les graisses sont nécessaires au bon fonctionnement du cerveau, du système nerveux et de l'organisme.

Beaucoup de personnes ont entendu dire que les graisses étaient les principaux responsables de la prise de poids. J'ai reçu des patients qui suivaient scrupuleusement un régime bannissant toutes les graisses. Ils vérifiaient consciencieusement l'étiquette de tous les aliments qu'ils achetaient. Malgré cela, certains continuaient à grossir. Qu'est-ce qui n'allait pas ?

Les adeptes des régimes pensent souvent à tort que seules les calories des graisses peuvent les faire grossir. Pourtant, les aliments sans gras ne sont pas la solution.

Voyons les gâteaux et les biscuits sans gras. Vous pensez peut-être que vous pouvez en manger tant que vous voulez. Pourtant, les sucres raffinés qu'ils contiennent risquent de vous faire grossir plus que les lipides.

Je ne suggère pas de bannir les produits allégés. Certains assaisonnements et desserts glacés facilitent désormais la perte de poids. Les coupables sont les pâtisseries.

FRINGALES D'ALIMENTS SANS GRAS

Notre cerveau communique avec notre estomac de manière intéressante. Les études montrent que si une étiquette dit « sans gras », vous en mangez davantage – comme si vous vous donniez plus de latitude.

Ce sont également les conclusions d'une étude de la Pennsylvania State University, où des étudiants ont mangé des yaourts à différents taux de matières grasses. Lorsqu'ils mangeaient ce qu'ils croyaient être un yaourt 0 %, ils mangeaient plus que d'habitude au repas suivant, tandis que quand ils pensaient manger un yaourt riche en graisses, ils mangeaient ensuite moins que d'habitude.

Dans une autre étude, les chercheurs ont comparé des personnes mangeant des chips sans gras à d'autres mangeant des chips normales. Certes, les personnes ayant mangé des chips sans gras avaient consommé globalement moins de lipides. Mais à la fin de la journée, elles avaient consommé autant de calories que celles ayant mangé des chips classiques. En termes de perte de poids, la différence est nulle.

DIAGNOSTIC D'UN METS DÉLICAT

Le foie gras est produit par gavage des canards ou des oies jusqu'à ce que leur foie devienne anormalement gros. Cette pratique a été interdite dans certains pays pour cruauté envers les animaux.

Le foie gras contient un nombre considérable de calories – 450 pour 100 grammes très précisément. Voyez vous-même : cette tranche de foie gras équivaut à cinq cornets de frites et contient l'équivalent en cholestérol de 17 cuillers à café de saindoux.

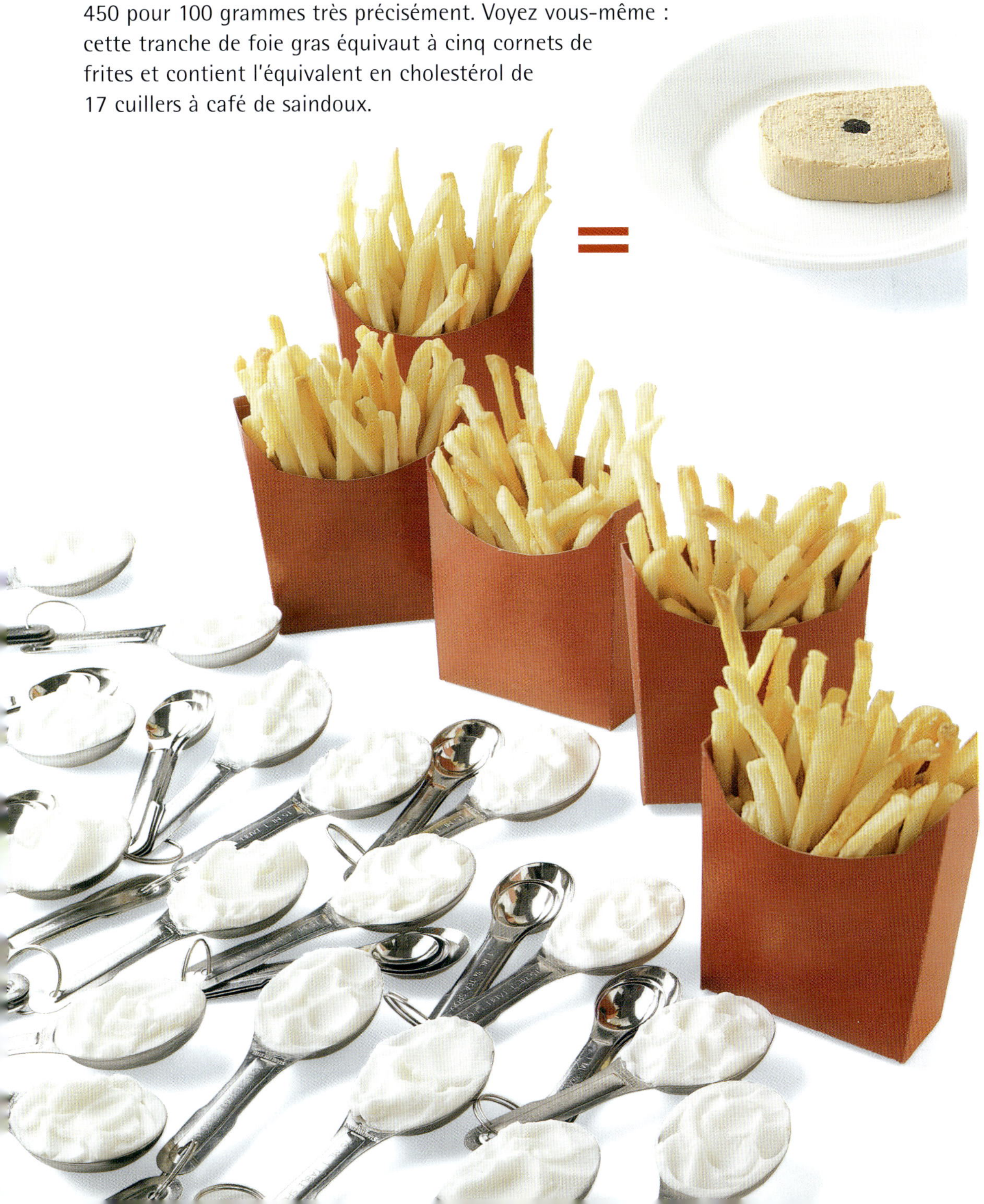

POURQUOI LES CALORIES COMPTENT

Lorsque vous consommez plus de calories que vous n'en brûlez, votre organisme transforme les glucides, les protéines ou les lipides inutilisés en graisses. C'est pourquoi les calories excédentaires, quelle que soit leur origine, donnent du volume

Les femmes ont besoin d'environ 2000 calories par jour, les hommes 2500

à votre ventre, à vos hanches et à vos cuisses qui stockent les graisses.

Si nous pouvions trouver un aliment délicieux et hypercalorique que nous mettrions 12 heures à manger, notre ligne ne serait pas autant menacée. Les vrais « aliments à problème » sont ces délices hypercaloriques qui se mangent rapidement et facilement – les pâtisseries, les tablettes de chocolat, les gâteaux, les chips et autres biscuits. S'ils ne font pas nécessairement grossir, ils sont faciles à manger – et extraordinairement riches en calories. Vous pouvez très bien en manger. Mais lorsque vous faites le choix de manger ce type d'aliments, vous devez aussi savoir que vous pourriez aussi bien manger des aliments pauvres en calories et nourrissants.

NOS AMIES LES FIBRES

Les fibres viennent des fruits, des légumes, des légumineuses et des céréales. Techniquement, les fibres sont un glucide très complexe. Elles sont un composant structurel des plantes - la cellulose, une forme insoluble de fibre, qui constitue la tige et la peau des fruits et des légumes. Il en existe également des formes solubles dans les légumes et l'avoine. L'organisme humain a un déficit d'enzyme pour digérer les fibres, qui traversent notre organisme sans être absorbées.

Pourquoi les fibres sont-elles importantes ? Nous avons longtemps cru qu'elles n'avaient qu'une fonction : prévenir la constipation.

Beaucoup de mes nouveaux patients associent les fibres à des aliments peu appétissants. Mais il existe beaucoup de délicieux aliments riches en fibres, du minestrone aux artichauts marinés en passant par le chili végétarien, les patates douces, les cerises ou encore les abricots secs.

Nous savons aujourd'hui que les fibres sont bien plus qu'un laxatif. Les personnes qui suivent des régimes riches en fibres courent moins de risques de contracter toutes sortes de maladies, de l'hypertension aux maladies cardiaques en passant par les troubles et les cancers digestifs.

Les aliments riches en fibres sont volumineux. Ils procurent un sentiment de satiété car ils occupent beaucoup d'espace dans l'appareil digestif. Et comme il peut leur falloir 24 heures pour le traverser, ils peuvent calmer votre appétit (et donc réduire les apports caloriques) pendant près d'une journée. Beaucoup sont aussi longs à mâcher, ce qui vous

Vous pouvez manger beaucoup de fibres et consommer très peu de calories

oblige à manger lentement. Tout cela signifie que vous pouvez vous empiffrer de fibres et, pour autant, manger moins de calories que vous n'en brûlez. Votre organisme doit alors puiser dans ses réserves énergétiques et vous perdez du poids.

Les aliments riches en fibres ont également tendance à être d'excellentes sources de nutriments. Une alimentation riche en fibres – fruits, légumes et légumineuses – est très saine et pauvre en calories et ne vous laisse pas affamé.

UN FESTIN DE FIBRES

Vous voulez manger plus de fibres sans consommer plus de calories ? Les comparaisons présentées ici vous montrent comment manger des fibres – et de nombreux autres nutriments – sans absorber une seule calorie de plus. En fait, dans la plupart des cas, l'option riche en fibres est l'option la moins calorique. Vous gagnez donc sur les deux tableaux – et vous faites un festin de fibres.

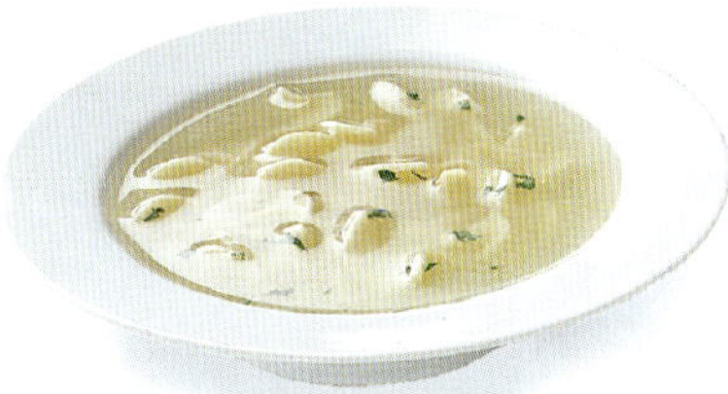

Soupe de nouilles au poulet (200 ml)
0,5 gramme de fibres
150 calories

ou

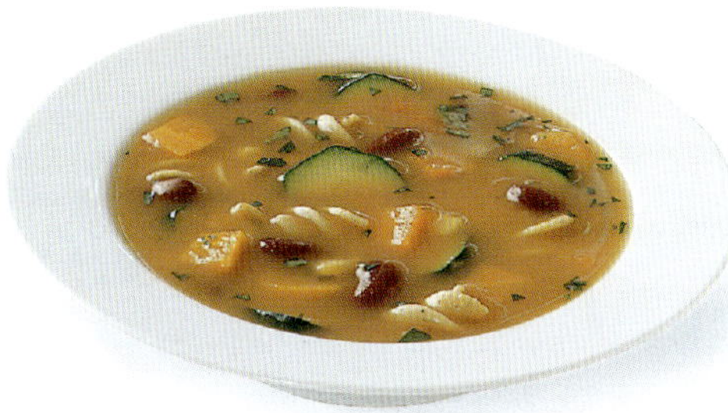

Soupe de légumes (200 ml)
5 grammes de fibres
110 calories

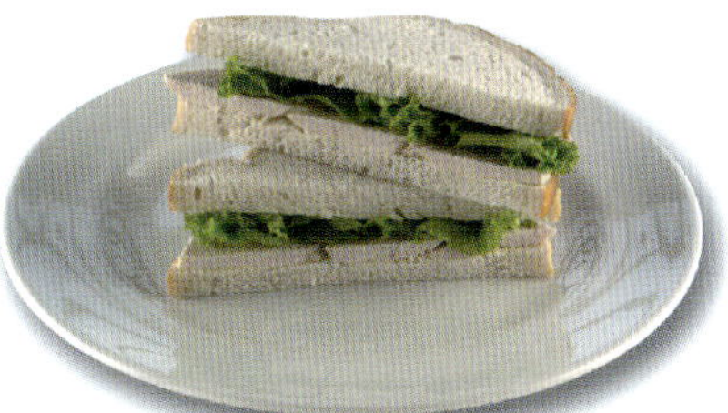

Sandwich de dinde
1 gramme de fibres
290 calories

ou

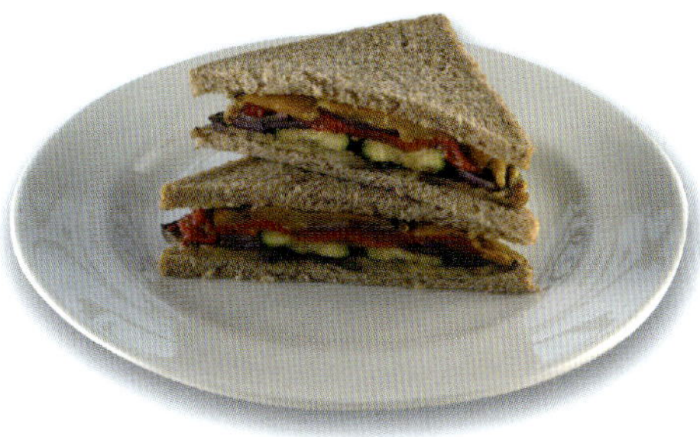

Sandwich méditerranéen aux légumes grillés
4 grammes de fibres
210 calories

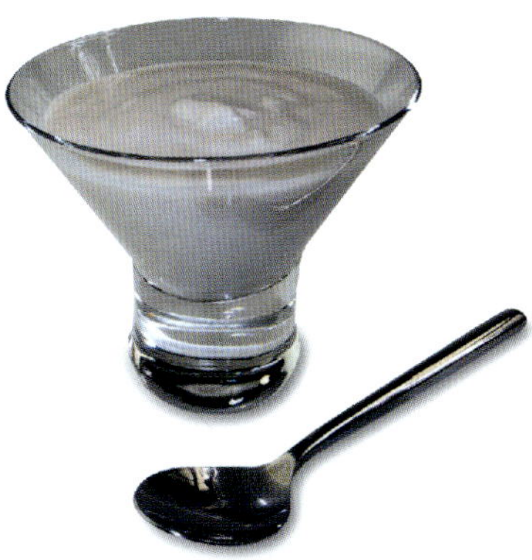

Yaourt aux fruits (125 g)
0 gramme de fibres
130 calories

ou

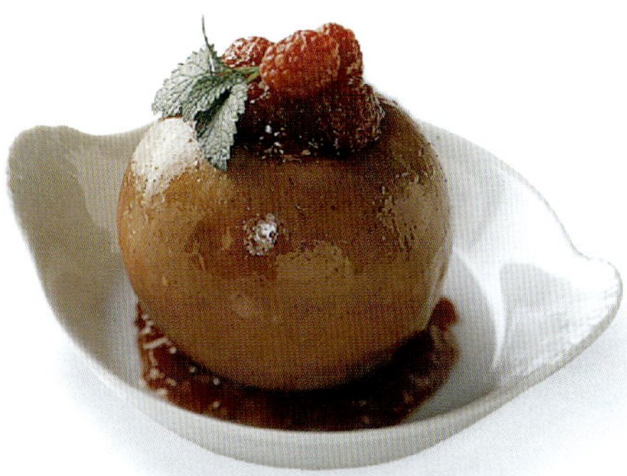

Pomme au four et framboises (200 g)
4 grammes de fibres
100 calories

MANGEZ LES NUTRIMENTS DONT VOUS AVEZ BESOIN

Pour connaître vos besoins en vitamines et en minéraux, regardez le tableau ci-dessous.

Votre alimentation quotidienne répond-elle à ces besoins ? Si vous mangez toutes sortes de légumes, de fruits, de légumineuses et de céréales, je vous recommande de prendre chaque jour un complément de multivitamines et de minéraux. Il vous apporte une marge supplémentaire de sécurité et vous garantit simplement que vous avez tous les micronutriments recommandés dont vous avez besoin. Certaines vitamines – solubles dans l'eau – ne peuvent être stockées longtemps dans l'organisme. Leurs stocks doivent donc être reconstitués régulièrement.

Le tableau ci-dessous indique les quantités recommandées pour la moyenne de la population. En réalité, elles varient entre les

LES APPORTS NUTRITIONNELS RECOMMANDÉS

Il est parfois compliqué de déterminer ses besoins en vitamines et en minéraux. Pour commencer, il y a toutes sortes de moyens de décrire ces quantités : les AJR (apports journaliers recommandés), les ANC (apports nutritionnels conseillés), les ANREF (apports nutritionnels de référence) et la valeur nutritionnelle de référence. Ensuite, les directives gouvernementales varient d'un pays à l'autre. Vous trouverez ci-dessous un guide succinct des vitamines et des besoins définis par l'Union Européenne – si vous avez le moindre doute ou si vous pensez avoir besoin d'une supplémentation particulière, consultez votre médecin.

Vitamine A (ou rétinol)
Nécessaire à une peau saine et à une bonne vision nocturne. Présente dans les fruits et les légumes contenant du carotène (carottes et épinards), et dans les huiles de foie de poisson.
AJR : 800 µg
(Ne pas donner aux femmes enceintes.)

Vitamine D
Nécessaire à l'absorption du phosphore et du calcium par l'organisme. Principale source naturelle : le soleil.
AJR : 5 µg

Vitamine E
Protège les tissus de l'organisme. Présente dans les huiles végétales, le poisson et les tomates.
AJR : 10 mg

Vitamine C
Nécessaire à une peau, des dents, des gencives et des vaisseaux sanguins en bonne santé. Facilite l'absorption du fer. Présente dans de nombreux fruits et légumes (fraises, brocolis, tomates).
AJR : 80 mg

Vitamine B1 (ou thiamine)
Nécessaire au système nerveux et à la digestion des glucides. Présente naturellement dans les céréales, les noix et les légumineuses.
AJR : 1,4 mg

Vitamine B2 (ou riboflavine)
Nécessaire à la digestion et à la réparation des tissus. Présente dans le poisson, le lait, les légumes verts et les céréales.
AJR : 6 mg

hommes et les femmes, et évoluent avec l'âge. Vos besoins dépendent de votre situation. Vous êtes en pleine croissance ? Vous êtes enceinte ? Vous souffrez d'une maladie ? Même l'endroit où vous vivez et la qualité de l'eau peuvent influer sur vos besoins en micronutriments. Votre médecin peut avoir une raison précise de vous donner un complément.

Je suis contre les doses excessives de vitamines ou de minéraux. Si votre alimentation est équilibrée et variée et si vous la complétez d'une multivitamine, vous avez très probablement tous les micronutriments dont vous avez besoin. Dans beaucoup de pays, on demande aux fabricants d'enrichir la farine en calcium et la margarine en vitamines liposolubles. Beaucoup de boissons et de céréales sont enrichies en vitamines et en minéraux. Votre alimentation est donc riche en micronutriments.

Vitamine B3 (ou niacine)
Nécessaire à la digestion et au système nerveux. Présente dans le poisson, la viande et les céréales. AJR : 8 mg

Vitamine B6 (ou pyridoxine)
Nécessaire aux systèmes sanguin et nerveux. Présente dans le poisson, la viande, les bananes, les haricots et les poireaux. AJR : 2 mg

Vitamine B9 (ou acide folique)
Utile à la formation des globules rouges et à la synthèse de l'ADN. Présente dans les épinards, le chou, les petits pois et les œufs.
AJR : 300 µg

Vitamine B12
Utile à la formation des globules rouges et à la synthèse de l'ADN, à la division cellulaire pendant la croissance et aux systèmes digestif et nerveux.
AJR : 2 µg

Calcium
Nécessaire à la bonne santé des os et des dents. Présent dans le pain, le tofu et les légumes verts.
AJR : 500 mg

Phosphore
Nécessaire à la production d'énergie et à la bonne santé des dents et des os. Présent dans tous les aliments. AJR : 800 mg

Magnésium
Utile à la production d'énergie, à des os en bonne santé et au système nerveux. Présent dans les aliments au blé complet, le tofu et les légumineuses. AJR : 300 mg

Fer
Nécessaire aux globules rouges pour l'oxygénation de l'organisme. Présent dans les fruits de mer et les légumes verts. AJR : 14 mg

Zinc
Utile au système immunitaire et à la croissance. Présent dans la viande et les légumes secs. AJR : 15 mg

Iode
Utile à la régulation de la glande thyroïde. Présent dans les poissons gras, les fruits de mer, le sel et les produits laitiers.
AJR : 150 µg

ET LES FORMULES MIRACLES ?

Je suis non seulement contre les multidoses de certaines vitamines, mais aussi contre certains des remèdes amaigrissants en vente libre.

Il est important que les consommateurs comprennent que les substances vendues comme compléments alimentaires naturels ne sont pas soumises aux mêmes réglementations que les médicaments prescrits sur ordonnance. Pourtant, les compléments amaigrissants peuvent être tout aussi actifs que des médicaments vendus sur ordonnance.

J'ai plusieurs objections aux médicaments amaigrissants. Toutes reposent sur des questions de sécurité et d'efficacité.

- Les moyens d'extraction ne sont pas normalisés. La quantité de substance active peut varier considérablement d'un produit à l'autre, et l'étiquette reste la même. On peut également y trouver des impuretés.
- Certains médicaments sont tout simplement inutiles. C'est donc une escroquerie.
- Certains peuvent avoir des effets toxiques, soit seuls, soit associés à d'autres médicaments.
- Il n'y a parfois pas assez ou pas du tout de précautions d'emploi ou de dosage.

LE « NATUREL » NE FAIT PAS TOUT

Les gens croient à tort que les plantes et les formules phytothérapeutiques ne sont pas des médicaments. Beaucoup se disent : « Ce ne sont que des plantes », et pensent que comme elles sont « naturelles », elles sont pures et saines. C'est loin d'être vrai.

Certaines des substances toxiques les plus actives sont naturelles. Ce n'est pas parce qu'une substance vient des plantes qu'elle est sans danger. Les gens vont souvent vers ces produits en ayant le sentiment de prendre soin de leur santé. En tant que médecin, je m'inquiète que personne ne surveille la réaction d'une personne à ces substances. Certains de ces médicaments naturels peuvent avoir des effets profonds sur des fonctions telles que le rythme cardiaque et la tension.

LES ALIMENTS FONCTIONNELS : ARME SANITAIRE OU ILLUSION MARKETING ?

Des tablettes de chocolat contre le cholestérol ? Des pâtes bonnes pour le moral ? Face à la montée de l'industrie alimentaire fonctionnelle ou « de prescription », de telles fantaisies sont de plus en plus possibles. Les aliments fonctionnels vont au-delà des aliments « enrichis » – en vitamines ou en minéraux – et ajoutent un éventail de prétendus nutriments à un ensemble de produits alimentaires. L'idée selon laquelle nous pouvons améliorer notre santé en mangeant certains produits séduit autant les consommateurs que les fabricants.

Les aliments fonctionnels revendiquent des bienfaits pour la santé

Les fabricants d'aliments fonctionnels se contentent d'affirmer que leurs produits influent sur les fonctions corporelles et non qu'ils combattent les maladies. Les arguments nutritionnels affichés sur l'étiquette n'ont donc pas besoin de l'accord gouvernemental. Et comme beaucoup de leurs ingrédients sont naturels, les aliments fonctionnels sont perçus comme des aliments sains par les consommateurs.

Le sont-ils ? Pas nécessairement. Certains peuvent même provoquer des réactions allergiques ou être incompatibles avec un traitement médicamenteux en cours. D'autres peuvent avoir des effets secondaires. En outre, l'étiquette ne précise ni quelle quantité prendre ni combien de temps – autant d'informations exigées des « vrais » médicaments.

MOINS D'ASSAISONNEMENT

Les chercheurs ont montré que l'assaisonnement des salades est une source importante de matière grasse dans l'alimentation des personnes au régime. C'est particulièrement vrai chez les femmes de moins de 50 ans qui mangent beaucoup de salade – nul doute que c'est bon pour elles. Une louche de vinaigrette peut contenir jusqu'à 48 grammes de matières grasses et 450 calories. Les sauces toutes faites sont essentiellement à base de matières grasses, et 85 pour cent de leurs calories viennent de l'huile. Essayez donc les sauces allégées. À la maison ou dans les buffets de salade, faites votre propre vinaigrette allégée en l'allongeant de citron ou de jus de tomate et de toutes sortes de condiments tels que ketchup, salsa, achards et piment. Dans les restaurants, demandez une sauce allégée, ou tout simplement de l'huile et du vinaigre.

LES PHYTONUTRIMENTS

Aux côtés des vitamines et des minéraux, il existe une troisième catégorie de substances, les phytonutriments, dont le rôle dans l'alimentation humaine commence à nous apparaître clairement. Les phytonutriments semblent importants pour la prévention des maladies. Ils n'ont pas d'impact direct sur la perte de poids, mais une personne qui adopte le type d'alimentation saine que je recommande – riche en fruits, en légumes et en légumineuses – consommera une bonne dose de phytonutriments et verra diminuer son risque de maladie cardiaque, de cancer et autres maladies.

Famille phytochimique	Sources alimentaires
Allyl-sulfides	Oignons, ail, poireaux, ciboulette
Isoflavones	Soja (tofu, lait de soja)
Isothiocyanates	Légumes crucifères (brocoli, chou de Bruxelles, chou, chou-fleur)
Acides phénoliques (acide ellagique, acide férulique)	Tomates, agrumes, carottes, blé complet, noix
Polyphénols, flavonoïdes	Thé noir, thé vert et thé oolong ; pommes ; oignons ; agrumes ; carottes ; brocoli ; chou ; soja ; persil ; tomates ; aubergines ; poivre ; baies
Saponines	Légumes secs et légumes
Terpènes (limonène)	Cerises, zeste de citron

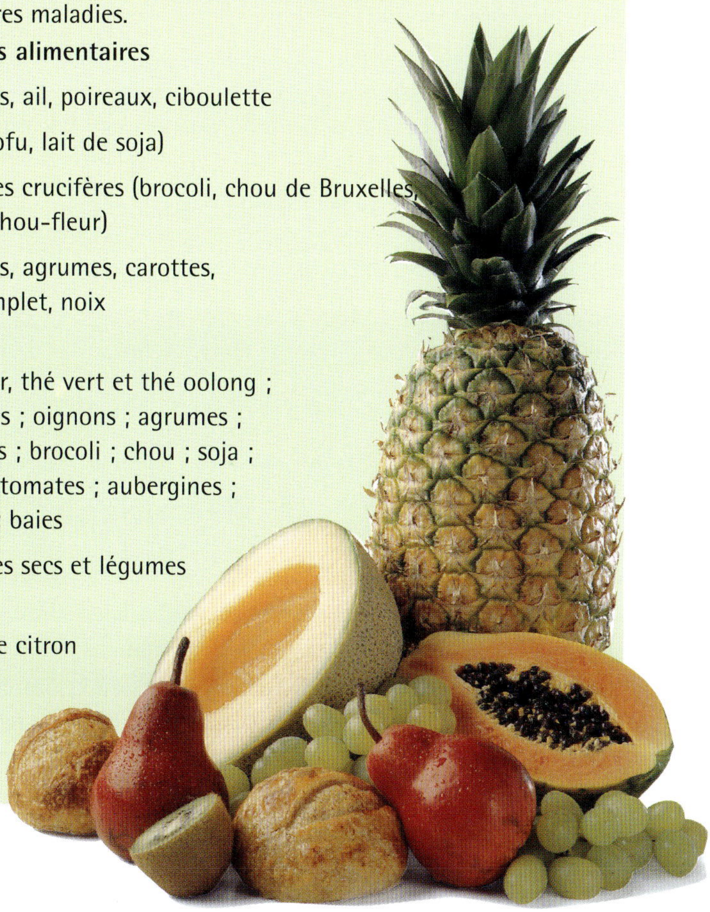

RÉGIMES : LES MYTHES

Si vous pensiez trouver ici un « livre de régime », j'espère vous avoir convaincu du contraire.

Comme vous le savez maintenant, je ne crois tout simplement pas que les régimes puissent vous aider à perdre définitivement du poids. Ils disent trop pourquoi, quand, quoi et combien manger. Comme je l'ai compris à force de travailler avec des personnes qui perdent vraiment du poids – sans le reprendre –, nous devons simplement modifier notre rapport à la nourriture de manière à prendre de sages décisions alimentaires.

Mais les régimes pullulent, de même que les livres de régime, notamment ceux des célébrités, qui font fureur. Les régimes riches en protéines sont à la mode. Ces dernières années, on s'est beaucoup interrogé sur la réussite à long terme du régime « The Zone ».

Quel est le problème de ces régimes ? C'est la question que l'on me pose sans cesse. Après tout, ils sont censés « marcher ». Si une personne fait un régime et que ça ne marche pas, elle se sent responsable.

Peu importe que vous ayez suivi un régime ou une centaine. Si un régime n'a pas marché avec vous, ce n'est pas de votre faute. À long terme, les régimes ne marchent pas.

LES RÉGIMES GADGETS

Tout le monde voudrait une formule avec succès garanti. Certaines personnes ont pris des risques pour cela.

L'une des formules les plus originales et les moins crédibles est « l'alimentation dissociée ». Ses partisans devaient manquer l'école le jour du cours de nutrition. Le régime dissocié repose sur l'idée que les aliments se digèrent plus ou moins vite. Une « mauvaise » association d'aliments pourrait donc entraîner une mauvaise digestion, et donc augmenter le stockage des graisses.

C'est totalement absurde. Les aliments non digérés ne peuvent être absorbés dans le sang et par conséquent ne peuvent être stockés sous forme de graisse.

Pourtant, ces régimes font maigrir. En fait, un certain nombre de personnes m'ont dit avoir rencontré quelqu'un ou parlé à quelqu'un qui a bel et bien perdu quelques kilos. C'est certain. Mais cette personne a maigri parce qu'elle a mangé moins de glucides et/ou de calories, non parce qu'elle n'a pas mélangé protéines et glucides au cours d'un même repas.

Les « aliments brûle-graisses » sont un autre des cruels mythes qu'entretiennent les régimes. Certains affirment que l'ananas brûle les graisses, d'autres que c'est le vinaigre ou le jus de citron.

L'exercice brûle les graisses, pas la nourriture

Aucun aliment ne brûle les graisses. C'est peut-être l'acidité de ces aliments qui évoque cette image, mais c'est faux. Souvenez-vous du régime soupe au chou. Des milliers de personnes l'ont essayé. Puis vint le régime pastèque, puis le régime crème glacée – eh oui ! Tous ces régimes ont un point commun. Ils réduisent l'apport total de calories. Lorsque votre alimentation est restreinte à un ou deux aliments, vous avez tendance à manger moins. Il est tellement ennuyeux de manger toujours la même chose. Alors, naturellement, pendant une semaine ou deux, vous serez enthousiasmé par les aiguilles de la balance. Mais vous n'avez pas perdu que des graisses. Vous avez surtout perdu de l'eau – en partie parce que vous avez diminué votre apport en sodium et/ou en glucides – et ce n'est que temporaire.

Les partisans des régimes gadgets recommandent de ne les suivre qu'une semaine ou deux. En fait, ils ne sont pas très bons pour la santé et ils ne marchent probablement plus au bout de 2 semaines. La perte de poids cesse, vous reconstituez vos stocks d'eau et vous reprenez le poids que vous avez perdu.

Sans parler du fait que la deuxième semaine, vous en avez tellement assez de la monotonie de votre alimentation – de votre manque d'énergie et d'un sentiment d'ennui général – que vous cessez votre régime.

L'HISTOIRE SE RÉPÈTE

Le principal objectif du programme d'amaigrissement que vous êtes sur le point de démarrer est de changer votre rapport à la nourriture, mais ce n'est pas tout. Vous devrez également vous débarrasser d'un nombre considérable de fausses idées sur la perte de poids.

Le sujet remonte à plus d'un demi-siècle. C'est là que les régimes ont vraiment commencé. C'est aussi la première des nombreuses phases de régime. Chaque nouvelle découverte ou nouvelle invention provoquait un élan d'enthousiasme chez les personnes au régime. À chaque fois, on leur disait que cette fois-ci, le nouveau régime était vraiment le bon !

LA FIÈVRE DU COMPTAGE

Dans les années 1950, la vie suburbaine s'imposait comme la norme et la minceur était à la mode. Les outils de comptage des calories faisaient fureur. Il suffisait de tourner une roue ou d'appuyer sur un bouton pour voir combien de calories contenait une pomme ou une assiette de spaghettis. Puis vous additionniez les calories du repas ou de la journée. Et enfin, vous compariez ce chiffre à une formule toute faite.

La formule reposait sur le « fait » qu'une livre de graisse corporelle stocke 3 500 calories. Si vous mangiez 500 calories de moins que la normale pendant 7 jours (7 x 500), vous perdiez une livre. Nous savons aujourd'hui que ce raisonnement était simpliste. Mais à l'époque, c'était parole d'évangile.

NOS ENNEMIES LES MATIÈRES GRASSES

La tendance fut ensuite à la restriction des matières grasses. Au début des années 1980, la grande idée était que toutes les matières grasses étaient mauvaises et qu'il fallait en consommer le moins possible. Les calories des glucides étaient jugées bonnes – elles n'empêchaient pas la perte de poids.

Chacun pouvait manger autant de glucides qu'il voulait, du moment qu'il évitait les graisses. D'où une explosion de la vente et de la consommation des pâtes, brioches, pains, biscuits et gâteaux sans gras. Nombreux sont ceux qui prirent ainsi beaucoup de poids.

À la fin des années 1980 et au début des années 1990, les experts se penchèrent de plus près sur les glucides. N'y avait-il pas une grande différence entre les sucres simples comme le sucre blanc et les sucres lents que l'on trouve dans les féculents ?

La nouvelle idée était que les sucres lents étaient meilleurs pour nous que les sucres simples car ils mettent plus de temps à se décomposer et risquent moins d'être stockés sous forme de graisses.

Une formule vous disait combien vous perdriez de poids

DE L'ALIMENT COMPLET À L'INDEX GLYCÉMIQUE

Au milieu des années 1990, on s'aperçut que la différence entre les sucres simples et complexes n'étaient pas si claire, et qu'il fallait distinguer sucres raffinés et sucres non raffinés. Les personnes au régime diminuèrent donc leur consommation de riz blanc, de pâtes, de pain blanc et de pain au levain et se mirent à manger plus de sucres non raffinés tels que les pâtes complètes, le pain complet et les féculents.

À la fin des années 1990, l'index glycémique fit son apparition. Il reflète la vitesse de pénétration du sucre dans le sang. Pour perdre du poids, mieux vaut un index bas. Tout d'un coup, les aliments à fort index glycémique, notamment le riz blanc, la pomme de terre, la betterave et la carotte, furent bannis. Et les personnes au régime se mirent à manger des patates douces et des céréales complètes.

HARO SUR LE SUCRE

Le régime Sugar Busters (« halte aux sucres ») s'appuie exclusivement sur l'index glycémique. Pour être sûrs de privilégier les aliments à faible index glycémique, les auteurs de ce régime excluent tous les sucres raffinés. En revanche, vous pouvez manger toutes les protéines et les graisses animales que vous souhaitez.

Cela suffit à discréditer le régime Sugar Busters. En outre, certaines des recommandations ne sont pas toujours sensées. Il est par exemple interdit de manger des carottes, une banane mûre ou un morceau de pastèque. Mais on peut manger des tablettes de chocolat, du moment qu'elles contiennent 70 pour cent de cacao, et des crèmes glacées si elles sont riches en matières grasses. Le beurre de cacahuète, en revanche, est interdit car il contient très peu de sucre ajouté. (Les auteurs oublient aussi les graisses hydrogénées qui bouchent les artères.)

Mieux vaut un faible index glycémique

Quoi de plus tentant que ces aliments « défendus » ?

Je reproche aux auteurs de Sugar Busters de vous laisser manger un bœuf ou un cochon entier si vous en avez envie, mais vous interdisent de l'assaisonner de sauce teriyaki, de cornichons doux ou de coleslaw. Moralité : vous pouvez manger autant de protéines et de lipides que vous voulez, mais il est interdit de manger la seconde moitié de cet artichaut !

LE RÉGIME DISSOCIÉ

Suzanne Somers recommande une forme d'alimentation dissociée qu'elle a baptisée « Somersizing ». Partant de l'idée que les protéines, les lipides et les glucides se digèrent à des rythmes différents, une « mauvaise » association va freiner la digestion. Toujours selon elle, les aliments mal digérés ont plus de risques d'être stockés sous forme de graisses.

Ce beau raisonnement pose un problème. Aucun fait ne vient l'étayer. Les aliments non digérés ne peuvent passer dans le sang, et encore moins être stockés sous forme de graisse.

Somers s'appuie sur ce faux argument pour prescrire une alimentation rigoureuse. Elle spécifie que les graisses peuvent être associées aux protéines, mais pas aux glucides. Les fruits doivent être consommés seuls, en dehors des repas, tandis que les aliments contenant du sucre et de la farine blanche sont proscrits.

Le régime Somersizing ne craint pas non plus les contradictions. La banane, la citrouille et la courge entrent dans la même catégorie que la farine blanche. Il faut les rayer de votre alimentation. La betterave et la carotte, aussi !

Somers vous interdit également les aliments qu'elle appelle des « mauvaises combinaisons ». Ce sont les aliments qui contiennent de petites quantités de glucides en plus des protéines et des graisses, et qui n'entrent donc dans aucune des catégories. Ce sont notamment les noix, les olives, le tofu et le lait de soja.

Curieusement, la quantité de glucides dans une portion de tofu ou d'olives, par exemple, est insignifiante – entre 0,5 et 2 grammes – et très inférieure à la quantité de glucides présente dans beaucoup des aliments autorisés par Somers. Comme le montrent ces exemples et bien d'autres, ces « mauvaises combinaisons » sont des aliments très bons pour la santé. Beaucoup de nutritionnistes préconisent de consommer davantage des aliments qui se trouvent sur la liste noire de Somers.

Il est totalement absurde de dire que les fruits peuvent « provoquer » des graisses

Son livre est truffé d'erreurs. L'index glycémique « augmente proportionnellement au taux d'hyperglycémie provoqué par la consommation de glucides. Plus l'index glycémique est élevé, plus le taux d'hyperglycémie est élevé », dit-elle.

Et ce n'est qu'un exemple de ses inepties. L'hyperglycémie, ou l'excès de sucre dans le sang, est généralement observé chez les diabétiques. Les individus non diabétiques conservent le même taux de sucre dans le sang, quoi qu'ils mangent. L'index glycémique d'un aliment – et non d'une personne – ne change pas et ne dépend pas du taux de sucre dans le sang ou de tout autre élément de l'organisme.

En d'autres termes, si les hypothèses de Somers étaient exactes, notre taux de sucre dans le sang exploserait sans arrêt. Nous aurions des cristaux de sucre dans les veines après avoir mangé un gâteau de riz ou une carotte, deux aliments à fort index glycémique.

Mais je crois que ce que je préfère encore, c'est quand l'auteur prétend que les fruits ne sont pas un dessert sain, car « si vous mélangez les fruits à d'autres aliments, ils perdent de leur bénéfice nutritionnel ». Et qui plus est, dit Somers, les fruits « s'abîment dans l'estomac (et) ... peuvent piéger l'énergie des autres aliments et provoquer un stockage inutile des graisses ».

Au dessert, Somers préconise de manger des gâteaux et des tartes bien riches et propose même des recettes dans son livre. Je n'ai rien contre les gâteaux et les tartes, mais dire que les fruits peuvent « perdre leur bénéfice nutritionnel » ou « piéger l'énergie des autres aliments » est à la fois faux et ridicule.

LA MÉTHODE ATKINS

À l'aube du nouveau millénaire, nous entrons dans une nouvelle ère de sagesse. Aujourd'hui, la tendance est à la consommation de protéines. Les régimes riches en protéines et pauvres en glucides remportent les faveurs du public.

LA QUESTION DU CONTRÔLE DE SOI

Vous avez toujours associé perte de poids et contrôle de soi ? J'espère vous convaincre du contraire.

Contrairement à la sagesse populaire, le contrôle de soi n'est pas le moyen le plus sûr de maigrir. Au contraire. Se contrôler sous-entend que l'on veut manger un aliment particulier, mais que l'on s'y refuse par un puissant effort de volonté.

Ce type de contrôle s'accompagne généralement d'un sentiment de privation. Tôt ou tard, la volonté cède. Lorsque vous perdez du poids en contrôlant obsessionnellement ce que vous mangez plutôt qu'en faisant des choix, vous risquez fort de reprendre vos kilos dès que vous « perdrez le contrôle ».

Selon Robert C. Atkins, MD, le moyen le plus rapide de perdre du poids est de manger beaucoup de protéines et de lipides - et pas de glucides. Il s'appuie sur la théorie selon laquelle si vous limitez les glucides, l'organisme puisera son énergie dans ses réserves de graisse.

Selon ce raisonnement, la présence de cétones – substances fabriquées lorsque la graisse se décompose en énergie – dans les urines « prouve » que la graisse corporelle se décompose.

C'est faire deux erreurs. Premièrement, les biochimistes ne sont pas certains que les cétones présentes dans le sang ou l'urine sont produites par les graisses décomposées ou la graisse de régime – c'est-à-dire par la forte teneur en matières grasses du régime Atkins. Deuxièmement, les cétones ne sont pas normalement présentes dans le sang ou l'urine. On les trouve généralement en cas de diabète incontrôlé ou d'inanition.

Un taux moyen de cétone, de temps à autre, ne peut très probablement pas faire de mal. Mais nous ne sommes pas sûrs des effets à long terme de la présence permanente de cétones dans l'organisme. Si vous avez un diabète de type 1, si vous êtes enceinte ou si vous y songez, si vous avez la goutte ou des antécédents familiaux de goutte, il est absolument déconseillé de suivre un régime cétogène.

L'un des autres effets possibles du régime Atkins est de diminuer la sérotonine. Ce neurotransmetteur est l'un des principaux régulateurs de l'humeur et de l'appétit. La sérotonine a besoin de glucides pour fonctionner. Pas étonnant que les personnes suivant des régimes très pauvres en glucides se sentent souvent fatiguées, déprimées, grincheuses, irritables, ou tout à la fois.

Qui plus est, quand elles arrêtent un régime pauvre en glucides, les personnes constatent invariablement qu'elles se jettent littéralement sur les aliments sucrés. Rien ne prouve encore que les faibles niveaux de sérotonine en soient responsables, mais on les retrouve souvent chez les personnes suivant un régime Atkins.

Perd-on du poids avec le régime Atkins ? Probablement. Mais outre la cétonémie – qui peut s'avérer dangereuse – et probablement les faibles taux de sérotonine, le régime Atkins est-il bon pour la santé ?

Selon nous – et selon la plupart des professionnels de la santé –, non. Ce qui nous préoccupe, bien entendu, c'est le fort apport en protéines et en graisses animales, qui augmente le risque de nombreuses maladies. De plus, le régime du Dr Atkins limite rigoureusement les glucides – dans tous les aliments, à tous les repas et tous les jours. Vu le peu de fruits, de céréales et de légumes autorisés, il est pratiquement impossible de répondre aux besoins en vitamines, en minéraux et en fibres sans recourir à une supplémentation.

Certes, certains des effets d'un régime riche

UNE JOURNÉE SELON ATKINS

Voici à quoi ressemble la journée d'une personne au régime Atkins. D'après nous, ce régime vous rattrapera assez rapidement, car il vous fera accumuler les kilos et entamera le bon fonctionnement de votre organisme. Pour chaque repas, les portions sont illimitées.

Petit déjeuner : œufs au plat, saucisses sans sucre.

Déjeuner : salade du chef avec jambon, fromage, poulet, œuf et assaisonnement sans sucre.

Dîner : cocktail de crevettes à la moutarde et à la mayonnaise, consommé léger, steak, salade verte et assaisonnement sans sucre, crème fouettée et confiture allégée.

en lipides et en protéines sont atténués si vous puisez la majeure partie de vos protéines dans le poisson ou les dérivés du soja, et de vos lipides dans les huiles d'olive ou de colza ou les noix. Mais soyons franc : la grande majorité des personnes suivent le régime Atkins pour la viande, le fromage et le beurre. Qui les en blâmerait ? Avec un régime aussi restrictif, qui n'aurait pas besoin de quelques compensations ?

ÊTES-VOUS UN ACCRO AUX GLUCIDES ?

La plupart des professionnels de la santé, moi compris, vous diront qu'on ne peut pas être accro à un nutriment tel que les glucides. Il peut certes y avoir quelques similitudes entre les pensées et les comportements des drogués et des personnes au régime en manque de sucre. Mais les différences sont importantes – et fondamentales. Et pourtant, les Dr Richard F. Heller et Rachael F. Heller maintiennent que les personnes « accros » aux glucides peuvent être « désintoxiquées ».

Ils proposent un régime reposant sur les complexités de la sécrétion d'insuline. Ils préconisent deux repas par jour à base de protéines et de légumes pauvres en glucides – comme le Dr Atkins. Mais contrairement à ce dernier, les Heller vous laissent un repas par jour pour manger ce que bon vous semble, du moment qu'il dure moins de 60 minutes. Ils vous autorisent également à consommer toutes les quantités de nourriture que vous souhaitez, que ce soit au cours des deux repas pauvres en glucides ou au cours du repas « récompense ».

Ce régime pauvre en glucides est plus facile à suivre que celui d'Atkins, et il peut être équilibré – tout dépend de ce que vous mangez lors de votre repas « récompense ». Une consommation excessive de viande, de volaille et de produits laitiers peut vous exposer à des maladies telles que le cancer et l'ostéoporose. Vous perdrez peut-être du poids – selon vos besoins en calorie et vos habitudes alimentaires antérieures – mais le choix des aliments du repas « récompense » jouera un rôle important dans le nombre de kilos perdus et la durée de stabilisation.

LE POUVOIR DES PROTÉINES

Les docteurs Michael Eades et Mary Dan Eades, auteurs de *Protein Power*, préconisent un autre type de régime faible en glucides et riche en protéines. Ils tolèrent une ration quotidienne de 25 à 30 grammes de glucides à répartir uniformément dans la journée, ce qui implique un contrôle très rigoureux de la quantité de fruits, de céréales et de légumes.

Les auteurs assurent leurs lecteurs qu'ils n'ont pas à se soucier des graisses et incluent même le beurre dans leur liste des « bonnes graisses ». Ils les incitent également à manger sans compter steaks, œufs, bacon et autres sans craindre les maladies cardiaques. Selon eux, le foie ne fabrique pas de cholestérol à partir de ces aliments tant qu'ils ne sont pas associés à des féculents ou à des sucres. C'est un argument douteux.

Un gros apport d'aliments d'origine animale accroît le risque de maladies cardiaques

Protein Power affirme également que les régimes végétariens sont monotones – alors que tous les repas du livre peuvent être préparés avec les délicieux produits végétariens désormais disponibles. En outre, les auteurs prétendent que « la carence la plus sérieuse chez les végétariens est la carence en protéines ». C'est faux. Les études montrent depuis longtemps que les protéines du soja, qui constituent la majeure partie des substituts de la viande disponibles aujourd'hui, ont une valeur égale à celles des protéines animales.

« THE ZONE »

The Zone est un régime rigide mis au point par Barry Sears. Tout, dans ce régime, est soigneusement calculé et réglementé. Le Dr Sears dit quand, quoi et combien manger. Vos rations de protéines, de glucides et de lipides sont soigneusement regroupées en « blocs ». À vous de choisir les aliments dans ces blocs en veillant bien à les répartir entre les trois repas et les deux goûters de la journée.

Les proportions de protéines, de glucides et de lipides sont prédéterminées et doivent rester les mêmes, que vous preniez un repas complet ou juste un goûter. Aucun écart alimentaire n'est toléré, quelle que soit votre humeur, les circonstances et votre faim.

The Zone est soigneusement pensé et repose sur les connaissances des scientifiques en matière de biochimie de l'amaigrissement. Son objectif est de créer un équilibre hormonal qui optimisera la perte de graisse tout en ayant beaucoup d'énergie et peu d'appétit. The Zone prescrit peu de calories et assez peu de glucides.

REPAS ET GOÛTER SELON THE ZONE

Le repas et le goûter qui suivent sont représentatifs des rations à respecter dans le régime The Zone. Pour chaque repas et chaque goûter, le ratio entre les trois groupes d'aliments - protéines, glucides et lipides - est de 40-30-30. Les quantités d'aliments de chaque groupe sont calculées par « blocs ».

Repas

3 blocs de protéines	90 g de poulet
3 blocs de glucides	¾ de pain pita
3 blocs de lipides	½ cuiller à soupe de beurre de cacahuète

Zone snack

1 bloc de protéines	30 g de viande maigre
1 bloc de glucides	⅓ de poire
1 bloc de lipides	1 noix de macadamia

Vous avez donc des chances de perdre du poids. Et il peut être sain, selon ce que vous choisissez dans vos « blocs » quotidiens.

L'inconvénient est sa rigidité. Vous ne pouvez jamais manger juste un fruit ou un plat de pâtes. Vous devez prendre une ration spécifique de chaque et la manger avec une ration bien précise de protéines et de lipides. Certaines personnes peuvent s'y faire, mais au prix de leur rapport à la nourriture. Vous comprendrez en découvrant le repas type (en bas à gauche).

LES PILULES PROMETTEUSES

Les produits amaigrissants abondent sur les étagères des pharmacies, des magasins de diététique et même des supermarchés. Ils contiennent toutes sortes d'ingrédients – certains totalement inefficaces, d'autres réellement dangereux. Certains diminuent l'appétit ou augmentent la perte de graisse, mais rien ne garantit leur innocuité à long terme.

Le vrai problème de ces produits est qu'ils sont en vente libre. Certains peuvent être aussi actifs que des médicaments et sont potentiellement dangereux. Et rien ne dit que les kilos perdus ne reviennent pas, comme dans la plupart des régimes.

Nous déconseillons les produits amaigrissants. Examinons rapidement leurs ingrédients, à commencer par les « bloqueurs de graisse ».

Les bloqueurs de graisse en vente libre empêchent l'absorption d'une certaine quantité de graisse dans l'intestin. Certaines études ont montré que le chitosan – substance issue des carapaces de crustacés – semble agir sur la perte de poids. Mais d'autres études cliniques ont montré que de grandes doses de chitosan provoquent une forte chute des taux de vitamine E dans le sang, intensifient la perte de calcium dans les os et provoquent la perte d'autres minéraux. Je réserve donc mon jugement en attendant d'en savoir plus sur ses effets à long terme.

L'une des pilules qui a fait le plus parler d'elle est probablement le fen-phen, abréviation donnée à une association de fenfluramine et de phentermine d'abord acclamée comme la solution aux problèmes de poids, puis bannie pour raisons de santé. Pour le grand public, le fen-phen a été « remplacé » par un équivalent naturel – mélange d'éphédra et de millepertuis.

Cette combinaison semble toutefois tout aussi dangereuse que sa version pharmaceutique. Le millepertuis est un antidépresseur qui agit sur la sérotonine, neurotransmetteur chargé de réguler l'humeur et l'appétit. Quant à l'éphédra, certaines études montrent qu'il augmente l'élimination des graisses, mais son utilisation est associée à un certain nombre d'accidents mortels. Je déconseille donc vivement l'utilisation du fen-phen naturel.

D'AUTRES PILULES PROMETTEUSES

Acide hydroxycitrique (HCA) : le HCA inhibe l'enzyme qui transforme l'acide citrique en graisse. Il a par ailleurs un effet laxatif et s'est révélé toxique sur les animaux. En outre, il n'a pas d'effet prouvé sur la perte de poids.

Acide linoléique conjugué (ALC) : mélange d'acides gras présents dans les intestins des bovins sans effet sur les adultes en surpoids.

Aubépine, ginseng et ginkgo biloba : n'ont pas d'effet prouvé sur la perte de poids.

Cassia senna et garcinia cambodgia : ces laxatifs peuvent être dangereux, surtout en cas d'antécédents d'obstruction intestinale ou d'inflammation des intestins.

Cellasene: traitement très coûteux à base de plantes, de graines, d'huile de poisson et de lécithine du soja. Dangereux pour les femmes enceintes et en cas de problèmes de la thyroïde ou de traitement pour fluidifier le sang.

L-arginine, L-ornithine et L-lysine: ces acides aminés sont censés favoriser l'assimilation des graisses ; aucune étude n'est venue le prouver.

L-carnitine: cet acide aminé agit sur l'assimilation des graisses. Certaines personnes en surpoids peuvent avoir de faibles taux de L-carnitine, mais les compléments n'ont pas d'effets prouvés sur la perte de poids.

Phénylpropanalomine (PPL): elle coupe l'appétit en augmentant le taux de dopamine. Dangereuse en cas de maladie cardiaque, thyroïdienne ou rénale et d'hypertension et chez la femme enceinte.

Picolinate de chrome : censé influer sur le métabolisme de l'insuline, le chrome est essentiel en quantités infinitésimales, mais peut être toxique à fortes doses. Il peut nuire à l'absorption du fer par l'organisme.

Pyruvate: fabriquée par l'organisme et présente dans certains aliments, la pyruvate a un effet insignifiant sur la perte de poids. Ses effets à long terme sur la santé ne sont pas connus.

Saule (salix) : il contient de la salicine, un salicylate naturel (l'aspirine est un salicylate synthétique). Les études de laboratoire ont montré que les salicylates décuplent les effets de l'éphédra, mais n'ont pas d'effet sur la perte de graisse lorsqu'ils sont administrés seuls. Il est prouvé que l'éphédra est dangereux.

QUEL EST LE PROBLÈME DES RÉGIMES ?

Nous avons déjà parlé des derniers régimes les plus en vue. Pour chacun, nous posons deux questions : « Ce régime est-il équilibré ? » et « Fait-il perdre du poids ? ».

Par « régime équilibré », nous entendons deux choses. Premièrement, un régime doit fournir une quantité suffisante de protéines, de vitamines et de minéraux.

Un régime doit apporter des quantités suffisantes de nutriments essentiels

Deuxièmement, il doit diminuer le risque de maladies liées à l'alimentation, telles que le cancer, les maladies cardiaques, le diabète et l'ostéoporose.

Au cours des deux dernières décennies, les chercheurs ont montré qu'une alimentation équilibrée doit comprendre toutes sortes de légumes, de fruits, de céréales complètes et de protéines d'origine végétale plutôt qu'animale. Malgré cela, la plupart des régimes préconisent une diminution des glucides et autorisent une forte consommation de protéines et de graisses animales.

Il est important de ne pas mettre dans le même sac toutes les protéines et tous les lipides. Il faut distinguer les protéines végétales et les protéines animales – les légumineuses et les burgers végétariens d'un côté, et le fromage et le steak de l'autre.

De même, les graisses ne sont pas toutes égales. Le beurre et le bacon sont à distinguer de l'huile d'olive et des noix. Le poisson est probablement la seule protéine animale à conserver, car c'est une source en acides gras essentiels. Mais les noix, les graines et les huiles végétales restent les meilleures sources de « bonnes graisses ».

RECTIFIER LE TIR

Au fil des ans et des régimes à la mode, j'ai réalisé que bon nombre des hypothèses sur lesquelles reposent ces régimes ne sont pas mauvaises. Consommer moins de calories vous aidera sûrement à maigrir. Réduire les graisses est probablement bon pour votre santé. Manger plus d'aliments riches en protéines et moins d'aliments riches en glucides peut vous faire perdre du poids.

Mais ces grands principes ne disent pas toute la vérité. Et ils sont entourés d'un tourbillon d'hypothèses et d'affirmations qui ont été tellement répétées qu'elles font désormais partie des règles d'or de toute personne au régime.

Alors, avant de manger quoi que ce soit de plus, voyons ce qu'il en est vraiment. Observons les aliments. Vous ne pouvez ni ne voulez vous arrêter de manger. Alors voyons comment faire les bons choix.

LES SUCRERIES

Les sucreries sont la première chose à laquelle on croit devoir renoncer lorsqu'on essaie de maigrir. Les bonbons, les biscuits et les gâteaux sont de véritables tabous.

Aimer les sucreries est un instinct humain fondamental

En réalité, vous n'êtes pas obligé d'y renoncer. C'est contre nature. Ce penchant pour les sucreries fait partie de notre instinct de survie. Privez-vous de sucreries trop longtemps, et quand vous vous autoriserez à en manger, vous perdrez tout contrôle et vous vous jetterez sur votre dessert préféré. Puis viendra l'heure de la culpabilité, du regret, de l'autorécrimination – et d'encore plus de sucreries.

Au lieu de vous priver de douceurs, choisissez les sucreries peu caloriques mises en scène dans les présentations alimentaires et décrites dans la liste des indispensables de la page 138. Il existe toutes sortes d'options peu caloriques que vous prendrez plaisir à manger sans ruiner vos efforts d'amaigrissement.

ET L'ALCOOL ?

Et mon apéritif du soir ? Et mon verre de vin au dîner ? C'est parfois la première question que l'on me pose.

Bien, avant de vous décider, vous devez savoir plusieurs choses. Premièrement, certaines études récentes suggèrent que l'alcool stimule l'appétit. Ce qui est presque certain, c'est qu'il diminue votre résistance et peut avoir tendance à brouiller le processus décisionnel.

Dans une étude, les chercheurs servirent en alternance des apéritifs alcoolisés et non alcoolisés à un groupe d'hommes et de femmes pendant 7 jours. Ceux qui buvaient de l'alcool mangeaient plus vite, plus, pendant plus longtemps, mettaient plus de temps à se sentir rassasiés et continuaient à manger après s'être sentis rassasiés.

On peut dire que l'alcool les poussa à manger plus et plus vite, et peut-être aussi à faire fi de leur prudence.

Étant donné que vos choix alimentaires sont la clé de votre perte de poids, si l'alcool a tendance à vous rendre d'humeur insouciante, vous devez en être conscient. Si vous voyez que le bol de cacahuètes disparaît en un clin d'œil lorsque vous prenez quelques bières avec vos amis, vous voudrez peut-être diminuer votre consommation. Voici quelques conseils :

- Prenez d'abord un ou deux verres d'eau plate ou gazeuse avec une rondelle de citron, car le premier verre est très vite bu. Vous pourrez ensuite prendre un verre de vin ou un cocktail.
- Commandez une bouteille d'eau minérale en même temps qu'une bouteille de vin. Puis alternez : un verre d'eau, un verre de vin, etc. Vous mesurerez mieux ce que vous buvez.

ET LE GOÛT DANS TOUT CELA

Les papilles gustatives, pleines de terminaisons nerveuses, sont situées sur la langue, sur le palais, à l'intérieur des joues et même dans la gorge. Les papilles et le cerveau interagissent de manière complexe pour évaluer les saveurs – sucré, acide, amer, salé – et savoir si l'on aime. L'odorat joue lui aussi un rôle. On dit bien que l'on perd le goût quand on est enrhumé.

L'autre acteur du goût est un nerf reliant le cerveau, le nez et la bouche. Il détecte les épices des piments forts, la fraîcheur de la menthe et l'effet pétillant de certaines boissons.

En outre, on sent mieux le goût des aliments chauds que des aliments froids – premièrement parce qu'ils dégagent plus de vapeur, et deuxièmement parce que la chaleur accroît l'intensité des saveurs sucrées et amères, tandis que le froid l'atténue.

Pensez à tout cela lorsque vous profitez d'un bon repas. Vos papilles ont besoin d'attention. Et si elles obtiennent ce qu'elles veulent, votre estomac se sentira à son tour très satisfait.

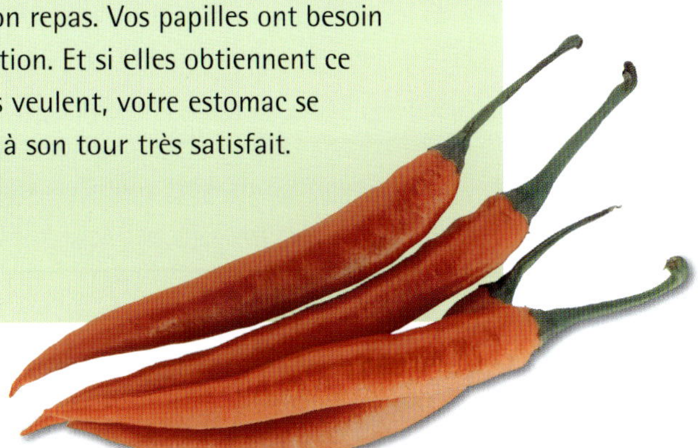

CUIT OU CRU ?

Certains ont l'impression que les légumes cuits contiennent plus de calories que les légumes crus. En un sens, ils ont raison : une assiette d'épinards crus contient moins de calories qu'une assiette d'épinards cuits. En cuisant, les épinards réduisent, et une assiette en contient donc plus.

Mais on mesure ici en volume. Au poids, le nombre de calories est le même, que vous mangiez les épinards cuits ou crus. C'est vrai des brocolis, des courgettes, des carottes et de tous les légumes qui se mangent crus ou cuits. Je répète constamment à mes patients qu'il est bon de manger les légumes aussi bien cuits que crus. Il n'y a aucune différence en termes de calories et de santé, et cela élargit l'éventail des saveurs et des textures dont vous profitez. Les légumes cuits semblent plus volumineux et nourrissants, un peu comme un vrai plat, surtout s'ils ont beaucoup de saveur. Que diriez-vous, en entrée, de champignons grillés, de légumes chinois frits, d'une aubergine grillée ou d'une soupe de carottes et de coriandre ? Ce sont de vrais plats. Je ne veux pas que vous voyiez les légumes comme de la « nourriture pour lapins ». Les légumes froids et crus – feuilles de laitue, bâtonnets de

LA QUESTION DES LIQUIDES

Notre corps se compose en grande partie de liquides. Si vous vous êtes déjà retrouvé sans une goutte d'eau à boire, vous savez à quel point vous dépendez d'un apport constant de liquides pour être en forme.

Mais inutile d'être perdu dans le désert pour souffrir de déshydratation. En général, nous perdons 2 à 3 litres d'eau par jour rien qu'en respirant, en transpirant et même en éternuant, et plus encore quand l'air est sec ou confiné - comme dans un avion - ou très chaud ou très froid.

D'où la recommandation souvent faite de boire chaque jour l'équivalent d'un litre et demi d'eau.

Mais faut-il vraiment que ce soit de l'eau ? Et comment compter ? Voici quelques moyens de mesurer les apports liquides sans avoir un compteur d'eau à portée de main en permanence.

Buvez quand vous avez soif. Certaines personnes pensent devoir se forcer à boire un litre et demi d'eau si elles veulent absorber assez de liquide. La soif est un assez bon indicateur de nos besoins en eau. Mais parfois, ce n'est pas le meilleur - lors d'un entraînement intensif, par exemple.

Ne négligez pas les boissons gazeuses. Si l'eau pure est le plus facile, le plus rapide et probablement le meilleur moyen de s'hydrater, vous pouvez avoir envie d'une boisson gazeuse de temps à autre. Elle compte aussi, surtout si vous choisissez une boisson pauvre en sodium et en glucide, comme toutes les boissons « light ».

Pensez au jardin. Les fruits et les légumes contiennent des liquides qui comptent dans votre consommation quotidienne totale.

Le thé et le café comptent aussi. Il est faux de dire que la caféine du thé et du café « draine » notre organisme. La caféine est un diurétique léger, mais lorsque vous buvez une boisson à base de caféine, votre organisme en retient près de la moitié.

céleri et de carotte – ne plaisent pas à tout le monde. D'ailleurs, même les végétariens disent ne pas pouvoir en manger beaucoup. Donc, si les légumes cuits élargissent l'éventail de votre alimentation végétale, ils sont un plus pour votre régime.

Je vais vous donner un conseil que je répéterai souvent tout au long de ce livre. S'il devient votre mantra, tant mieux. Le voici : mangez autant de légumes que vous le voulez, sous quelque forme que vous le souhaitez. Cuisinez-les en soupes et en ragoûts. Faites-les mariner – ou, devant un buffet de crudités, choisissez les légumes marinés. Faites des purées, faites-les sauter, émincez-les, préparez des condiments, faites-les griller, servez-les avec des sauces, des condiments, des épices et des herbes peu caloriques. Peu importe comment vous les mangez, du moment que vous en mangez.

LE SEL ET LE POIDS

Je dirais que près de 95 pour cent de mes patients s'inquiètent de leur consommation de sel. Les accros des régimes – ce qui inclut beaucoup de mes patients – ont tendance à penser qu'ils doivent renoncer à tout ce qu'ils aiment. Ils sont donc convaincus que les aliments salés tels que la sauce de soja, les pickles et les soupes leur sont déconseillés.

Ce n'est pas forcément vrai. Le sodium, qui joue un rôle important dans l'équilibre des fluides de l'organisme, n'intervient pas dans la perte de graisse. Si vous devez réduire votre consommation de sel pour des raisons médicales, c'est à votre médecin d'en décider.

D'ailleurs, le sel peut vous aider à perdre du poids pour deux raisons très évidentes. Premièrement, il ne contient pas de calories. Deuxièmement, il relève le goût des aliments. Tous les assaisonnements et les condiments très salés sont de savoureuses incitations à manger des légumes, des fruits de mer et des soupes, autant de bons choix peu caloriques.

Votre balance risque d'afficher une ou deux livres supplémentaires si vous choisissez des aliments riches en sodium tels que de la soupe ou du jus de tomate en boîte. Mais c'est seulement parce que le sodium provoque de la rétention d'eau. Vous n'aurez ni pris ni repris de graisse.

De même, si vous adoptez un régime très pauvre en sodium, surtout si vous buvez beaucoup, vos reins élimineront beaucoup d'eau. Vous urinerez beaucoup et vous aurez l'impression de perdre du poids. Mais vous ne perdrez pas de graisse.

Dans l'une ou l'autre de ces deux situations, vous retrouverez un équilibre. Quant à la perte de graisse, elle viendra, avec ou sans sel, en diminuant les calories et en faisant de l'exercice.

LA GUSTATION

« Les goûts et les couleurs, ça ne se discute pas. » En fait, notre perception gustative est inscrite dans nos gènes, mesurée par le nombre de nos papilles gustatives. La recherche a montré qu'environ un quart d'entre nous possède un plus grand nombre de papilles gustatives et ressent plus intensément les saveurs. Un autre quart possède moins de papilles gustatives que la moyenne.

Les super-goûteurs – qui sont généralement des femmes, car les œstrogènes favorisent la perception gustative – ont une sensibilité génétique particulière à un composant présent dans quelques légumes, tels que le brocoli, qui les rend très sensibles, dans un sens ou dans l'autre, à ces aliments. Les non-goûteurs peuvent être absolument insensibles à ce goût, ainsi qu'à l'arrière-goût amer de certains aliments tels que les édulcorants artificiels.

VOTRE ENNEMI LA BALANCE

Ce matin, vous êtes allé au bureau à pied. Vous avez bougé toute la journée. Vous êtes allé faire du sport. Et dès que vous êtes rentré chez vous, vous êtes monté sur la balance. Vous en étiez sûr, vous avez perdu deux kilos ! Vous vouliez juste vous en assurer avant d'aller fêter ça dans votre restaurant préféré. Réfléchissez. Ces deux kilos perdus ne sont pas deux kilos de graisse. Vous avez juste perdu de l'eau – en transpirant dans votre salle de sport. Et comme c'est l'eau dont votre organisme a besoin, vous la reprendrez – ainsi que les 2 kilos « perdus » sur la balance.

Prenons un autre scénario, tout aussi probable que le précédent. Vous allez à votre bureau à pied et vous vous dépensez toute la journée. Puis vous allez faire du sport. Sûr d'avoir perdu du poids aujourd'hui, vous remontez sur la balance dès votre retour à la maison. Mais... que se passe-t-il ?

Vous n'avez rien perdu. Pas un gramme. L'aiguille affiche le même poids que ce matin – même un peu plus ! Tous ces efforts pour rien. Autant abandonner et s'empiffrer ! Là encore, la balance a menti. En réalité, vous avez beaucoup bu aujourd'hui. Ou bien vous avez mangé une soupe très salée à midi. Ou les deux. Ce que vous prenez pour une petite prise de poids est en réalité un supplément d'eau – aussi temporaire qu'une perte en eau.

La morale est la suivante : espacez les pesées. Une aiguille bloquée peut vous démoraliser, surtout si elle est due à de la rétention d'eau. Et si vous ne pouvez pas vous empêcher de regarder la balance, surveillez votre poids une fois par semaine, pas plus.

Un palier de prise de poids peut être dû à de l'eau, pas à des calories

Ou, mieux encore, essayez un vêtement qui ne vous va pas du tout ou qui est très ajusté. Puis réessayez-le tous les 10 jours pour voir comment il vous va. La moindre différence viendra du poids que vous avez perdu.

AUCUNE HEURE N'EST PROSCRITE

« Faites votre repas principal le midi, pas le soir... Mangez un petit déjeuner équilibré, que vous ayez faim ou non... Faites plusieurs petits

LE GOÛTER DU COUCHER

Les Espagnols dînent tard le soir, vers 21h, peu de temps avant d'aller se coucher.

Manger juste avant de se coucher ? N'est-ce pas une invitation à l'obésité ?

Bien sûr que non. Nous avons désormais la preuve scientifique que nous ne grossissons pas plus en mangeant tard le soir. Plusieurs études confirment que les heures de repas n'ont aucun lien avec le poids, et que ce que vous mangez le soir n'a pas plus d'impact sur le poids que ce que vous mangez le matin.

C'est le nombre total des calories consommées et dépensées dans les activités au cours d'une journée qui dicte la prise ou la perte de poids. Apparemment, le moment de la journée où vous consommez ou brûlez ces calories n'intervient pas. Vous brûlerez les calories de votre goûter du coucher quand vous en aurez besoin. En dormant, vous consommez 50 calories à l'heure.

repas par jour à heures fixes... Mangez trois repas par jour à intervalles réguliers et à heures fixes... Ne mangez plus rien après 21h. » Vous avez déjà entendu cela quelque part ?

Nous sommes abreuvés de conseils, de prescriptions, d'agendas, d'instructions et autres formules sur quand manger et quand ne pas manger. Je vous conseille de tout oublier.

Ne regardez pas l'heure pour savoir si vous devez manger. Mangez quand vous avez faim. Votre organisme saura vous dire quand il a besoin de nourriture. Toutes ces règles auront peut-être quelques effets sur votre énergie, votre poids ou votre santé globale, mais ce qui compte réellement, c'est le nombre de calories que vous consommez sur une période de 24 h.

Je ne vois pas de réel intérêt à prendre un petit déjeuner copieux – ou un petit déjeuner tout court – si vous n'avez pas faim. Et si vous avez faim à 4 h du matin, eh bien ne vous gênez pas pour manger. Quelle que soit l'heure du jour et de la nuit, ce sont vos choix alimentaires, et non l'heure, qui feront vraiment la différence.

MISER SUR LES CHIFFRES

« Combien dois-je consommer de calories pour perdre du poids ? », telle est la question que tout le monde se pose et à laquelle personne ne peut répondre. Moi non plus. Je ne donne pas un chiffre précis à mes patients. Je n'en donnerai pas davantage à mes lecteurs.

Mais je peux vous promettre une chose : si vous mangez moins de calories que ce dont vous avez besoin pour conserver votre poids actuel, vous maigrirez. C'est pourquoi ce livre s'attache à améliorer votre prise de conscience. Une fois que vous saurez qu'il existe des alternatives peu caloriques à ce que vous mangez actuellement, vous vous affranchirez du calcul des calories.

Naturellement, si vous voulez connaître le nombre de calories d'un aliment précis, il vous suffit de regarder l'étiquette nutritionnelle sur l'emballage. Des aliments comparables ont souvent une teneur en calories légèrement différente.

Mais franchement, quelques calories de plus ou de moins ici ou là ne font pas une grande différence et ne résolvent pas le problème. Le véritable objectif est de trouver une alimentation qui vous convient – et qui vous suivra toute votre vie. L'idée est de changer votre rapport à la nourriture de manière positive.

LA SOLUTION DES PETITES RATIONS

La plupart de mes patients pensent d'instinct qu'ils mangent trop. Ils sont persuadés qu'il leur suffirait de diviser leurs rations par deux pour maigrir.

Mais si vous avez besoin d'une quantité x (la quantité que vous mangez actuellement) de nourriture pour vous sentir bien, la moitié ne suffira pas. Vous finirez pas vous sentir privé, ce qui vous conduira précisément là où vous ne voulez pas. Les privations sont l'ennemi de la personne cherchant à perdre du poids. C'est le meilleur moyen de reprendre les kilos perdus.

Pour se sentir bien, il faut satisfaire ses envies

Pour moi, réduire les portions, c'est une mauvaise solution à un faux problème de volonté. Ce n'est pas nécessaire. La vérité, c'est que la plupart des personnes conscientes de leur poids ne mangent pas suffisamment. Ce qu'il leur faut vraiment, ce sont de plus grandes quantités d'aliments moins caloriques. Elles doivent manger suffisamment pour satisfaire à la fois leurs sens et leur psychisme.

LES ALIMENTS SABOTEURS

Les « aliments saboteurs » sont des aliments qui prétendent vous aider à perdre du poids, mais qui n'ont en fait aucune utilité dans la surveillance du poids. Ce sont ces aliments riches/pauvres en calories que nous nous autorisons à manger parce qu'ils sont moins riches en gras ou en sucre que leurs homologues « normaux ».

Le plus souvent, lorsque nous nous autorisons à manger ces aliments, nous en mangeons trop. C'est pourquoi ces aliments saboteurs sont les seuls que je vous recommande d'éviter. Ils saboteront vos efforts et mineront les résultats.

En tête de liste se trouvent les pâtisseries pauvres ou sans matière grasse. À en croire l'emballage, vos kilos vont s'envoler en un clin d'œil. La réalité est tout autre. Tout ce que vous faites, c'est échanger un type de calorie contre un autre. Mais les pâtisseries ouvertement trompeuses (et ô combien tentantes) ne sont pas les seuls aliments saboteurs. Je distingue deux catégories : les « sans » et les « avec ».

Les « sans » sont tous ces en-cas dont la publicité recense tous les « mauvais » ingrédients qu'ils ne contiennent pas. Ils sont sans gras, pauvres en matière grasse, sans sucre, pauvres en sodium, etc. La mention sans cholestérol est la plus intolérable. Les aliments sans cholestérol peuvent être riches en ingrédients qui font grossir. Les chips, par exemple, sont sans cholestérol, mais bourrées de matières grasses et très riches en calories.

La seconde catégorie d'aliments saboteurs, que j'appelle les « avec », sont ce que je qualifie de « produits naturels équilibrés ». Nous les percevons à tort comme dotés de vertus nutritionnelles.

Il existe des produits sucrés au jus de fruit ou au miel plutôt qu'au sucre raffiné, des barres à la caroube plutôt qu'au chocolat, et des chips aux légumes plutôt qu'aux pommes de terre. La liste est longue. L'aliment de substitution a l'air équilibré et naturel, et nous nous convainquons qu'il n'est pas aussi mauvais qu'un aliment calorique.

Et pourtant, un biscuit sucré au miel est tout aussi calorique qu'un biscuit sucré au sucre. Et la seule différence entre les chips à la patate douce ou au panais et les chips classiques, c'est leur contenu, pas leur nombre de calories. Elles ne sont pas bonnes pour vous.

ALLÉGÉ OU PAS ?

Si vous aimez le fromage et que vous achetez du fromage allégé, voici de quoi vous ouvrir les yeux : 50 g de fromage allégé contiennent autant de matière grasse et autant de calories que 50 g de salami. En fait, beaucoup de fromages allégés affichent le même nombre de calories que le brie ou le camembert le plus onctueux. Alors... lequel faut-il manger ?

La nutritionniste du cabinet affirme avoir vu plus de personnes grossir avec des biscuits sans gras qu'avec n'importe quoi d'autre. Il est facile de se convaincre qu'ils sont à la fois équilibrés et peu caloriques, surtout s'il faut manger la moitié du paquet pour se sentir rassasié. Mais sachez qu'un melon entier contient autant de calories qu'un seul biscuit sans gras. Et en plus, le melon est riche en fibres, en vitamines et en minéraux.

La caroube est l'aliment saboteur par excellence. Elle semble nutritionnellement bonne et se veut le substitut allégé du chocolat. En réalité, elle a la même teneur en matière grasse et en calorie que le vrai chocolat – du fait du processus qui en fait une barre de goûter. Si c'est le chocolat que vous aimez, mangez du chocolat.

LES PIÈGES À ÉVITER

La plupart du temps, mieux vaut manger de « vrais » biscuits ou de « vraies » chips plutôt que les substituts saboteurs.

Voici pourquoi. Même si un aliment saboteur est plus pauvre en matière grasse, en sucre ou en calories, il est presque certain que vous vous autoriserez à en manger plus, et plus souvent. Et avec le temps, ils apporteront plus de calories.

Il est facile de savoir si ces aliments sont riches en calories en vérifiant les informations nutritionnelles sur l'emballage. Mais il y a peu de chance que vous le vérifiiez. Nous avons plutôt tendance à nous dire : « J'ai vraiment envie d'un biscuit – et comme je vais en manger un de toute façon, autant qu'il soit allégé. » En d'autres termes, on peut facilement prendre l'habitude de penser que les « biscuits de régime » ne sont « pas si mauvais ».

Mais regardons la réalité en face. Comme le biscuit de régime n'est pas aussi bon que celui qu'il remplace, vous en mangez plus pour essayer de vous satisfaire. Vous comprenez maintenant pourquoi je qualifie ces aliments de saboteurs ?

Tous les aliments allégés ne sont pas inutiles. Comme vous le verrez dans les pages suivantes, j'en recommande un certain nombre que j'inclus dans la liste des indispensables de la page 138.

Et comme le montrent les présentations visuelles, il y a toute une série d'aliments peu caloriques que vous pouvez manger à volonté à tout moment. Mais attention aux aliments saboteurs !

L'OLESTRA

Face à un monde occidental réclamant à cor et à cri des aliments allégés et sans gras, les chercheurs des groupes alimentaires ont été pressés de trouver des substituts. Or, celui qui semble remplir le cahier des charges est à l'origine d'une vive controverse.

Mis au point il y a quelques années à peine, l'olestra est un substitut synthétique des matières grasses qui n'est pas absorbé par le système digestif – ce qui signifie qu'il ne contient aucune calorie. Il est également dépourvu de cholestérol et peut être cuit. Et qui plus est, il a bon goût.

Mais l'olestra présente de douloureux inconvénients. Chez de nombreuses personnes, un aliment contenant une toute petite quantité d'olestra peu provoquer de violentes crampes d'estomac et des diarrhées. Qui plus est, les chercheurs n'ont pas encore déterminé l'impact de l'olestra sur l'absorption par l'organisme des vitamines liposolubles A, E, D et K. Les fabricants ont enrichi en vitamines leurs produits à l'olestra, mais l'organisme peut très bien les éliminer en même temps que les graisses non absorbées.

Manger de grandes quantités d'aliments à l'olestra peut épuiser vos réserves de vitamines liposolubles. Vous risquez de perdre des caroténoïdes – tel le bêtacarotène –, ces antioxydants qui jouent un rôle dans la prévention du cancer et des maladies cardiaques, notamment. Nous ne sommes pas en mesure de dire avec certitude quelle quantité de nutriments disparaissent et quels sont les effets à long terme. Je vous recommande donc de ne manger de l'olestra qu'en petites quantités et à longs intervalles. Ou... de vous en passer totalement.

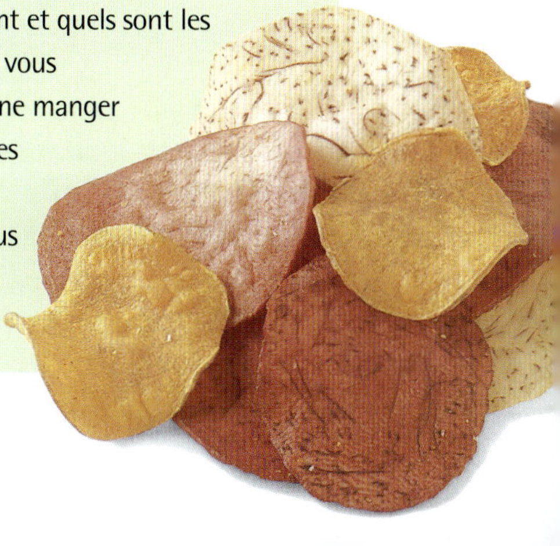

ENVIE ET APPÉTIT : EST-CE TOUT DANS LA TÊTE ?

Nous voyons l'appétit comme un désir généralisé de quelque chose – de sucreries, par exemple, ou de « salé ». Et nous voyons l'envie comme un besoin extrême, presque obsessionnel, d'un aliment précis – d'un dessert plein de chantilly et de chocolat chaud, par exemple.

Une envie vient de plusieurs facteurs complexes

En réalité, on ne connaît aucun mécanisme dans le corps humain qui traduit un besoin physiologique d'un nutriment en une envie d'un aliment riche en ce nutriment. Qui plus est, comme chacun sait, ces envies qui nous saisissent portent rarement sur des aliments bons pour nous. Avez-vous déjà eu la sensation qu'il vous « fallait » absolument une assiette de brocolis ? Ou alors un gâteau au chocolat ? Plus probablement.

Les envies viennent d'une combinaison de facteurs neurobiologiques, nutritionnels, culturels et psychologiques qui reste assez mystérieuse. Ce qui ne veut pas dire qu'elles ne sont pas réelles. Elles sont très réelles – et assez fortes.

Les chercheurs du Irvine College of Medicine de l'University of California travaillant sur le mécanisme de régulation de l'appétit ont découvert dans le cerveau un récepteur qui est l'un des principaux régulateurs de l'alimentation. Ce récepteur est lié à un neuropeptide appelé MCH (melanin-concentrating hormone), qui régule la fréquence et la quantité des repas. Un médicament inhibant ce récepteur régulerait probablement une suralimentation. Mais les experts ne pensent pas pouvoir le mettre au point avant au moins dix ans.

PRIVATIONS ET ENVIES

Sachez que les envies portent généralement sur un aliment que l'on considère goûteux et satisfaisant et que nous ne nous autorisons pas à manger régulièrement. Les personnes au régime chronique sont beaucoup plus souvent sujettes aux envies que celles qui ne sont pas au régime. C'est parce que les privations de nourriture et/ou l'élimination des graisses peuvent avoir une profonde influence sur les mêmes neurotransmetteurs que ceux qui régulent l'appétit. Une personne ultra-mince qui ne fait jamais de régime ne se sent pas privée. Elle peut avoir envie d'une glace de temps à autre sans en faire une obsession. Mais la personne au régime changera 15 fois d'avis sur le goût, débattra sans fin sur la garniture et s'inquiétera des conséquences de cette entorse à son régime.

ANTICIPER LES FRINGALES

La prochaine fois que vous sentez une envie venir, demandez-vous de quoi vous avez vraiment envie. Est-ce d'une glace avec de la chantilly et du chocolat chaud ? Un yaourt glacé ferait-il l'affaire ? Souvent, une envie peut être satisfaite avec un aliment moins calorique ayant plus ou moins le même goût ou la même texture. Et parfois, il faut vraiment une coupe glacée.

LES HORMONES ET LE GOÛT

Les hormones sont l'un des facteurs qui semblent fonctionner avec les « neurotransmetteurs de l'appétit ». Les femmes semblent être plus sujettes aux envies que les hommes. Tout le monde sait que les femmes enceintes sont souvent saisies de subites envies de salé ou d'épicé. De même avant les règles. Les bouleversements hormonaux modifient la perception gustative du salé, augmentant le seuil de perception. Durant ces périodes, les femmes semblent préférer les aliments plus salés et plus goûteux.

Je sais que dire « anticiper les fringales » semble contradictoire. Après tout, les fringales sont un acte impulsif et incontrôlé. On pense tout de suite à un paquet de biscuits avalé d'une traite, ou à un gros sachet de chips englouti d'un trait. C'est fait dans l'urgence, de manière presque furtive, comme si consommer une grande quantité d'aliments hypercaloriques était un acte honteux. En prévoyant votre geste – en y réfléchissant et en l'exécutant après l'avoir décidé –, vous pourrez en profiter pleinement et sans remords.

Voyons le cas d'Annie, l'une de mes patientes. À chaque fois qu'elle mettait le nez dans une panière, elle déclenchait une orgie qui la rendait malheureuse. Après avoir commencé le Programme de Prise de Conscience Alimentaire, elle vint nous raconter une magnifique expérience qu'elle avait vécue la veille : « À midi, j'ai retrouvé un ami et je me suis régalée de poisson et de légumes grillés. Sur le chemin du retour, je suis passée devant ma pâtisserie italienne préférée. Ils étaient en train de sortir les pains du four et l'odeur était irrésistible. Je suis entrée et j'ai acheté un pain au sésame. Avant, j'aurais mangé quelques morceaux et j'aurais eu le sentiment de perdre tout contrôle. Mais là, j'ai apprécié chaque bouchée sans aucun sentiment de culpabilité. »

Prendre du plaisir sans prendre du poids

Ce pain de 840 calories n'était certainement pas approprié d'un point de vue nutritionnel. Mais comme Annie avait mangé des repas équilibrés et hypocaloriques le reste de la journée, son pain n'a provoqué ni gain de poids, ni déficit nutritionnel, ni culpabilité. Elle se sentait bien dans sa peau. Au lieu de faire l'erreur de manger quelque chose qui ne satisfaisait pas réellement son envie, elle a profité de son écart jusqu'à la dernière et délicieuse bouchée.

Quel que soit l'aliment qui déclenche votre envie – pain, chocolat, chips ou cassoulet – lorsque vous décidez de le manger, appréciez-le.

L'ENNUI

La nourriture n'est pas ennuyeuse. Les régimes, si. L'une des raisons pour lesquelles les régimes ne marchent jamais est que ceux qui les suivent en ont vite assez de manger encore et toujours la même chose. C'est une véritable incitation à « tricher ». C'est impossible avec mon programme, car votre alimentation ne vous est pas dictée. Vous n'êtes pas contraint de manger certains aliments en certaines quantités. Bien au contraire : je veux élargir l'éventail de vos choix alimentaires.

Si l'éventail des choix est large, vous ne connaîtrez pas l'ennui

PAS D'ÉCHEC

Lorsqu'une personne abandonne un régime, elle exprime toujours un sentiment d'échec avec des connotations morales : elle a eu une « mauvaise journée ». Elle sous-entend un défaut de caractère. Elle se dévalorise et perd confiance. Tous ses efforts en souffrent.

Les patients s'adaptent généralement très vite à mon programme d'amaigrissement. Non seulement ils sont motivés, mais en plus les choix proposés sont très faciles à vivre. Toutefois, beaucoup de mes patients ont des journées où ils ne perdent pas de poids. C'est naturel, et c'est humain. Leur caractère n'est pas en cause. Il faut vous y attendre. Sachez que certains jours, vous consommerez plus de calories que les autres jours, mais vous continuez à aller de l'avant. C'est un long processus. Vous êtes en train de changer votre rapport à la nourriture.

À VOUS DE JOUER !

Il faut envisager le programme d'amaigrissement de ce livre non comme un régime, mais comme la première étape d'un long voyage vers la prise de conscience qui vous accompagnera tout au long de votre vie. Vous ferez votre entrée à grands pas dans une expérience qui va changer votre vie.

UNE RÉUSSITE CONTAGIEUSE

La plupart de mes patients viennent de la part d'autres patients heureux de leur réussite. L'une d'elles opère avec un zèle digne d'un missionnaire.

Elle s'appelle Karen. Lorsqu'un nouveau patient est recommandé par Karen, je ne sais jamais où il l'a rencontrée : dans un salon de coiffure, à un mariage, ou pourquoi pas dans un train. Je ne sais pas comment la conversation s'est engagée, mais dès que le sujet du poids est abordé, elle réussit rapidement à convaincre son interlocuteur de suivre mon programme.

Il y a environ un an, Karen passa à mon bureau sans prévenir en début d'après-midi. Elle venait de déjeuner avec un bon ami à elle et s'était débrouillée pour l'emmener directement à mon cabinet en sortant du restaurant.

C'était une première. La plupart des gens n'ont pas envie de rencontrer un spécialiste du poids après un bon repas. Mais l'ami de Karen s'était docilement laissé « kidnapper ». J'essayai donc de dissiper ce que je savais être ses hésitations. Je lui affirmai qu'il ne devait pas commencer le programme pour faire plaisir à Karen. Je lui expliquai simplement le programme et le renvoyai chez lui pour y réfléchir avant de prendre une décision.

Je ne savais pas quand ou même si je le reverrais. Il appela 5 jours plus tard. Et aujourd'hui, 6 mois après, il a perdu 22 kilos et ne cesse de me remercier. Je lui dis que ce n'est pas moi qu'il doit remercier, mais Karen. En vérité, les remerciements reviennent à cette force interne qui lui a dit : « Vas-y, c'est le bon jour. »

C'est aujourd'hui qu'il faut changer votre alimentation

QU'EST-CE QUI VOUS AMÈNE ?

Pour l'un de mes patients, c'est un article convaincant dans un magazine.

Pour un autre, c'est de se voir dans un miroir en pied. Quelqu'un m'a dit ne pas pouvoir jouer avec son fils sans être essoufflé. Une autre a aperçu son reflet dans la vitrine d'un grand magasin.

Certains viennent me voir parce que leur médecin leur a conseillé de maigrir pour des raisons médicales – un risque de diabète, de l'hypertension ou un taux de cholestérol élevé.

D'autres ont été minces toute leur vie et commencent à prendre du poids vers la cinquantaine.

D'autres encore ont grossi à la suite d'un traumatisme – un divorce ou une rupture, un problème professionnel ou la peur de l'âge.

Parfois, les personnes me disent avoir conservé un article sur mon programme pendant deux ans avant de venir me voir.

COMPRENDRE POUR AGIR

Si chacun de mes patients a ses raisons d'être là, tous ont en commun le même besoin de changer leur rapport à la nourriture.

Ce n'est pas en les pesant qu'on va les amener à changer. Une fois que quelqu'un a fait le très important geste de passer la porte de mon cabinet, il a une première consultation avec un nutritionniste, un psychologue et moi-même. Ces trois disciplines – médicale, nutritionnelle et psychologique – permettent de comprendre la nature de son rapport à la nourriture.

Si quelqu'un veut changer ce rapport, ces trois paramètres doivent être pris en compte. Ce changement se traduira ensuite sur la balance. Mais ce n'est pas là que commence – ni ne se termine – le processus de changement.

J'ai compris au fil des ans que le rapport à la nourriture de chacun correspond à un schéma personnel. J'ai pu observer ces schémas chez les milliers de personnes que nous avons aidées. Quels que soient les régimes qu'elles ont suivis et l'élément qui les a propulsées dans mon cabinet, ces schémas sont très profondément influencés par leur style de vie.

En fait, presque tout le monde correspond à l'un des quatre « profils » alimentaires, qui incluent non seulement un style de vie particulier, mais aussi les habitudes alimentaires qui l'accompagnent. Avant de commencer à changer, chacun doit connaître ses habitudes alimentaires.

LES QUATRE PROFILS CLASSIQUES

Ces profils sont si réels que je leur ai donné le nom de quatre de mes patients qui les personnifient le mieux :

■ Susan est l'exemple classique de l'employée de bureau rivée à son siège.

■ Le voyageur d'affaires, qui passe son temps en repas bien arrosés, c'est Stan.

Dresser votre profil alimentaire est essentiel au changement

■ La mère au foyer avec des enfants en bas âge, c'est Diana.

■ L'étudiant ou l'employé qui mange toujours sur le pouce, c'est Doug.

Après la première consultation, je demande à mes patients de tenir un journal de bord dans lequel ils notent aussi précisément que possible ce qu'ils mangent, le contexte et l'heure, et le degré de faim qu'ils ressentent à ce moment précis.

Dans les pages suivantes, vous trouverez le journal de bord alimentaire qu'ont tenu Susan, Stan, Diana et Doug avant d'entamer mon programme d'amaigrissement. Ces journaux illustrent parfaitement les quatre profils alimentaires classiques. Vous n'êtes bien sûr peut-être pas employé de bureau, cadre supérieur, mère au foyer ou étudiant. Mais je suis prêt à parier que vous reconnaîtrez vos habitudes alimentaires dans l'un des quatre scénarios qui suivent.

PROFIL ALIMENTAIRE NUMÉRO 1

Susan m'a dit un jour penser à la nourriture 45 secondes sur 60. Bien qu'elle soit au régime « la moitié du temps », elle pense toujours qu'elle est la plus grosse de la pièce « et la seule à mourir de faim ».

Ces propos pourraient servir de slogan au profil alimentaire classique de l'employée de bureau rivée à son siège.

La journée est rythmée par la nourriture et les images de nourriture

Cela vous dit quelque chose ? Il est probable que vous commenciez chaque journée en faisant le serment de ne pas manger. Vous êtes plein de bonnes résolutions – alerte, vif, déterminé. Vous faites la queue à la cafétéria, décidé à vous contenter d'un café. Et vous vous retrouvez en train de commander une viennoiserie.

« Parfois, dit Susan, je prends plutôt la brioche allégée – nature, sans sucre ni confiture. Il y a moins de calories, non ? »

Le stress vous donne faim et les soucis vous stressent. Et je parie que ce qui vous stresse le plus, c'est votre surcharge pondérale. Peut-être, comme Susan, avez-vous des antécédents familiaux de maladie cardiaque ou de diabète – et vous savez que maigrir peut véritablement vous sauver la vie. « Mais ça n'a pas l'air de m'effrayer assez pour que j'y remédie », poursuit Susan.

La plupart d'entre nous trouvons toujours un prétexte pour ne pas agir. Susan a arrêté de courir à cause d'un genou fragile. Comptable, elle est très occupée et sous pression de janvier à avril. Elle dit qu'elle « ne peut réellement rien faire pendant ces mois-là ». Puis elle s'interrompt et finit par ajouter : « Le reste du temps, ce n'est pas facile non plus. »

Vous mangez probablement attablé à votre bureau. Et je ne serais pas surpris que vous commandiez toujours au même endroit – et souvent la même chose.

À moins que vous ne déjeuniez à la cafétéria de l'entreprise. Vous essayez de manger léger. Susan prend généralement « une salade César au poulet ou, si je fais vraiment attention, une salade de poulet avec juste de l'huile et du vinaigre accompagnée éventuellement d'un ou deux petits pains. Et quand j'ai vraiment envie d'un dessert, je prends un gâteau de riz ».

Vous travaillez dur – personne ne dit le contraire – et en fin d'après-midi, vous manquez d'énergie. Au bureau, une collègue a toujours des bonbons ou des noix sur son bureau. Vous ne garderiez certainement jamais vous-même une telle réserve – vous auriez trop peur d'avoir toujours la bouche pleine – mais de temps en temps, vous vous servez chez elle. Et je ne serais pas surpris que vous alimentiez son stock de temps à autre pour ne pas vous sentir trop gêné de vous servir à l'occasion.

On est facilement tenté par les distributeurs dans les bureaux

Quand elle veut goûter, Susan va au distributeur et prend des biscuits ou une barre de céréales allégés qu'elle juge meilleurs qu'une barre de chocolat.

En sortant du bureau, Susan va boire un verre avec quelques collègues. Le bar propose des snacks à l'heure de l'apéritif. Elle essaie de résister, avant de se jeter sur les ailes de poulet et les boulettes de viande, qui lui semblent être le meilleur choix. Au moins, ce sont des protéines.

Vous voici à la maison. La journée a été longue et fatigante et vous avez pris une collation dont vous auriez pu vous passer et un verre ou deux. Vous avez vraiment très faim. Susan explique qu'elle prend généralement un

JOURNAL DE BORD DE SUSAN				
Heure	**Aliments**	**Faim (de 0–4)**	**Contexte**	**Commentaires**
9 h	Petit pain nature et jus de pamplemousse sans sucre	3	En travaillant à mon bureau	Début d'une journée de régime
Midi	Sandwich de dinde au pain de seigle et à la moutarde	3	En travaillant à mon bureau	Le régime continue
15 h	Biscuits allégés (un paquet)	3	Pause-café au distributeur	Baisse de régime, besoin d'un remontant
18 h 30	Plat chinois à emporter : légumes vapeur au bœuf, riz nature et ½ nem	3	Devant la télé à la maison	Repas de régime insipide Mangé que la moitié du nem, ai jeté l'autre moitié J'en avais besoin
21 h	Glace allégée (1/4 de bac) Une tranche de gâteau allégé congelé	1	En parlant au téléphone dans la cuisine	Envie de sucré, mais ai gardé le contrôle : journée de régime pas trop mauvaise

verre de jus de fruits ou deux pour couper la faim. « Ensuite, si j'ai envie, je me fais griller un blanc de poulet. Mais après, j'ai encore faim. Je mange un paquet de bâtonnets de carotte, mais j'ai l'impression de prendre un médicament. »

Bien sûr, après les médicaments, vous méritez bien un petit plaisir. Susan prend du fromage et des crackers allégés. Après le salé, elle veut quelque chose de sucré. Elle prend donc de la glace allégée ou un gâteau allégé dans le congélateur et elle l'avale. Peu importe s'il est congelé.

On s'aperçoit que la journée de Susan a été réellement placée sous le signe de la nourriture. Cela vous dit quelque chose ?

MES OBSERVATIONS SUR SUSAN

Susan boit du jus de fruits – mauvais choix calorique – en pensant à tort que c'est pauvre en sucre et en calorie. En fait, c'en est plein.

Elle mange toute la journée des « aliments de régime » fades et insipides et consomme sans aucun doute beaucoup plus de calories qu'elle ne le pense. Elle a aussi constamment faim. Je suggère des aliments plus goûteux et plus nourrissants. Susan pourrait manger de plus grandes quantités d'aliments agréables pour beaucoup moins de calories. Et elle mange très peu de fruits et de légumes riches en fibres.

Analyse : Susan est le prototype de la personne au régime. Elle choisit des aliments allégés en pensant à tort que c'est la solution à son problème de poids. Elle n'a pas conscience que « allégé » ne veut pas nécessairement dire « pauvre en calories ». En outre, ses choix alimentaires sont si ennuyeux que le soir, au dîner, elle a besoin d'un nem riche en graisses et en calories pour compenser l'insipidité persistante de son alimentation.

PROFIL ALIMENTAIRE NUMÉRO 2

Stan ne comprend pas vraiment le concept de modération. Cela vous dit quelque chose ? Bon, si vous êtes du genre à travailler et à bouger beaucoup, vous mangez probablement quand, où et ce qui est nécessaire pour vivre.

Pour ceux qui voyagent pour affaires, manger fait souvent partie intégrante du travail. Les réunions et les conférences les plus importantes se déroulent souvent aux heures de repas. Le petit déjeuner d'affaires, le déjeuner de travail et le dîner avec des clients sont au cœur de votre vie professionnelle. Vous devez y prendre part. Et certains paramètres de cette équation – quand, où et quoi manger – ne dépendent pas de vous.

Vous ne savez pas toujours où et quand vous prendrez votre prochain repas

Prenons l'exemple des voyages à l'étranger. Il n'est pas facile de jongler avec les fuseaux horaires et de supporter le décalage horaire. Avez-vous dormi dans l'avion ? Votre corps ne sait plus si c'est l'heure de manger ou non.

Vous ne savez pas non plus quand vous prendrez votre prochain repas. Si vous voyagez en avion, vous ne savez jamais ce qui vous sera servi à bord – si on vous sert quelque chose. C'est ce qui explique que beaucoup de voyageurs d'affaires mangent pour faire des réserves.

Stan dit qu'il mange souvent pour se préparer à l'éventualité de ne pas avoir le temps de le faire plus tard. Il prend une brioche et un café dans sa voiture en allant au bureau, où il essaie de travailler au moins une heure avant de partir en voyage.

Ensuite, à l'aéroport, « je prends un petit pain ou autre chose car je ne sais pas ce qu'ils serviront dans l'avion. Ou bien j'attends en espérant qu'ils serviront quelque chose et ensuite je mange, quoi qu'ils servent ».

Manger ce que l'on sert, quand on le sert : tel semble être le mot d'ordre. Si vous êtes l'exemple type du voyageur d'affaires, vous avez sans doute le sentiment d'être à la merci d'un agenda fixé par les autres. Et vous voulez être au mieux de votre forme à tout moment. Vous avez donc besoin de combustible, et vous vous souciez du moment exact où vous pourrez à nouveau faire le plein – et avec quoi.

Un régime pour quelqu'un comme Stan ? Inutile d'y songer. « Quand je suis en voyage, je ne peux rien prévoir. Ce n'est pas moi qui décide. J'ai essayé de suivre des régimes, mais croyez-moi, vous ne pouvez pas transporter vos repas dans votre serviette ou dire à vos collègues que vous n'avez droit qu'à 150 g d'agneau au dîner. C'est impossible. » Les conférences, les séminaires et les briefings sont particulièrement difficiles. On vous propose sans arrêt des collations. Le midi, raconte Stan, « on nous offre juste des sandwichs et des gâteaux. Je n'ai pas le choix. Sans parler des dîners de conférence. C'est un menu fixe. Je ne peux rien y faire ».

À l'hôtel, vous pouvez aller dans la salle de restaurant, mais si vous arrivez tard, vous avez hâte de manger quelque chose au calme dans votre chambre. Mais « le choix du service de chambre est assez limité », explique Stan.

La solution ? Une barre de chocolat et un paquet de cacahuètes dans le minibar.

Après une journée ou une semaine de voyage, vous êtes content de rentrer chez vous. Mais, comme s'en plaint Stan, « il est trop tard pour faire un vrai repas, alors j'avale ce que je trouve dans le placard ou le réfrigérateur ».

Le week-end, le cadre surmené reçoit ou est invité. Les repas entre amis commencent toujours par un ou deux verres. Pour Stan, « si je fais l'erreur de prendre un deuxième verre, je baisse la garde. Je ne fais plus très attention à ce que je commande et je me dis que j'irai faire du sport – le lendemain ».

MES OBSERVATIONS SUR STAN

Stan mange en voiture. Je n'ai rien contre – tous les endroits et tous les moments sont bons. Mais il pourrait manger quelque chose de moins calorique et de tout aussi pratique et satisfaisant que des brioches.

Stan mange parfois pour des raisons sociales sans avoir faim. Il peut continuer à le faire, mais quand il sera conscient de ce qu'il fait, il pourra faire de meilleurs choix. Il doit prendre conscience des choix moins caloriques qui sont à sa disposition – et qu'il peut apprécier – dans les restaurants qu'il fréquente. Actuellement, il consomme plusieurs aliments riches en calories et en graisses au cours d'un même repas.

C'est au dîner que Stan a le plus faim. Je suggère de commencer par une entrée – une soupe ou un hors-d'œuvre – pour apaiser sa faim dès le début du repas.

Je suggère également de commander une eau gazeuse avec un zeste de citron à la place de la première boisson alcoolisée. Stan devrait également alterner les verres d'eau et les verres de vin pour réduire sa consommation de vin. Notons qu'il n'aurait probablement pas mangé de barre de chocolat si l'alcool bu au dîner n'avait pas entamé ses défenses. Et souvenez-vous d'une règle d'or : ne jamais glisser la clé dans la serrure du minibar. Il ne contient aucun bon choix calorique.

Analyse : la vie professionnelle de Stan ne va pas changer. Mais les choses seront moins difficiles quand il en saura plus sur les aliments, les calories et la diététique.

JOURNAL DE BORD DE STAN

Heure	Aliments	Faim (de 0–4)	Contexte	Commentaires
8 h	Brioche (150 g)	2	Sur le chemin du bureau	En route pour une présentation
9 h	2 œufs brouillés. 3 tranches de bacon. Pommes de terre sautées. Pain et beurre	1	Petit déjeuner de travail au restaurant	Pas très faim
13 h	Salade César au poulet. Pain	2	En discutant au restaurant	Déjeuner d'affaires
20 h	Whisky. Mozzarella penne à la vodka. Pain et beurre. 2 verres de vin	4	Dîner d'affaires	
23 h	Grande barre de chocolat dans le minibar	2	Devant la télé dans la chambre d'hôtel	Pas vraiment faim, juste une envie de sucré

PROFIL ALIMENTAIRE NUMÉRO 3

Diana – qui incarne le mieux le profil de la femme au foyer avec enfants – prend rarement un repas assise. Et pourtant, elle n'a jamais pesé autant et elle ne comprend pas pourquoi.

Comment peut-on prendre du poids quand on ne mange que quelques miettes et quelques bouchées ici et là – ça ne va pas chercher bien loin ? Eh bien si, grignoter peut faire grossir si vous le faites toute la journée.

Le matin, Diana prépare le petit déjeuner des enfants. En versant les céréales dans les bols, elle en avale quelques poignées. Les enfants mangent, elle les prépare, les conduit au bus scolaire – un matin mouvementé comme dans toute famille avec enfants. Elle retrouve une maison calme et une cuisine en désordre et finit les bols de céréales.

Sa journée a bien démarré. Elle se coupe une fine tranche de gâteau qu'elle a acheté pour son mari, Joe, et la grignote en rangeant les jouets des enfants. En s'occupant du linge, elle prend une deuxième part de gâteau.

Une voisine passe la voir. Diana laisse de côté ses tâches ménagères et prépare du café.

JOURNAL DE BORD DE DIANA

Heure	Aliments	Faim (de 0–4)	Contexte	Commentaires
8 h	Quelques poignées de céréales allégées	0	Cuisine, en faisant manger les enfants	Occupée
8 h 45	Petite tranche de gâteau	1	Cuisine, en pliant le linge	Gâteau acheté pour mon mari
10 h	Poignée de crackers au fromage	0	Avant de passer l'aspirateur	Pris une poignée dans la boîte sur la table
13 h	Salade verte, huile et vinaigre, 4 crackers. Brioche nature	3	Au restaurant avec des amis	Objectif : comment manger encore moins. Commandé une brioche plutôt qu'un gâteau
15 h	Glace au chocolat	0	Chez le glacier avec les enfants après l'école	Pas vraiment faim. Juste une envie de sucré
18 h	Restes de macaronis au fromage (petite assiette)	3	Tentée par les restes des enfants	
20 h	¼ poulet rôti (170 g), riz et légumes	1	Salle à manger avec mon mari	
22 h	3 cookies aux pépites de chocolat	1	En préparant le panier-repas des enfants	Épuisée

Elle lui propose une tranche de gâteau et s'en sert une.

Sans emploi, Diana participe à la vie de l'école de ses enfants. Elle aime la compagnie. Pour les bénévoles, il y a toujours du thé et des biscuits. Diana prend des biscuits sur le bord de l'assiette et arrange instinctivement le reste pour que personne ne voie qu'on en a pris. En fait, tout le monde répète sans cesse qu'elle ne mange presque rien. Mais Diana sait que tout le monde se demande pourquoi elle n'est pas plus mince.

À une époque, Diana travaillait à plein temps à l'extérieur – et elle était beaucoup plus mince. « Je n'avais jamais de problème de poids », se souvient-elle. Elle pense retravailler quand les enfants seront grands, et elle espère certainement perdre alors « automatiquement » du poids. Mais cela semble de plus en plus improbable.

Pour son premier enfant, Diana avait pris 19 kilos. Elle les perdit presque tous. Mais avec le deuxième enfant vinrent d'autres kilos. Lorsqu'elle vint me voir pour la première fois, Diana avait pris 25 kilos depuis son mariage. « Avant, je pouvais me mettre en équilibre sur les mains. Maintenant, j'ai du mal à courir après les enfants toute la journée. Je ne suis pas très vieille, mais je n'ai pas d'énergie. »

Elle essaie de manger des aliments « pas trop mauvais », comme elle le dit. Quelques jours avant de venir me voir, elle déjeunait avec une amie. Elle commanda une salade de thon, sans pain. Mais la salade de thon était accompagnée de salade de pommes de terre. Ce n'était pas de sa faute. Elle ne l'avait pas commandée. Mais elle l'a mangée quand même.

Au dessert, elle commande une brioche nature. C'était un choix ennuyeux – et donc pas trop gras selon elle. Elle avait vraiment envie de gâteau au chocolat, mais elle s'en est privée.

La vie de Diana est rythmée par les besoins de ses enfants. C'est un fait qui influe sur son alimentation. À la sortie de l'école, elle les emmène manger une glace et elle en prend une elle aussi. À cette heure de la journée, elle est fatiguée, alors ça lui redonne un peu de tonus.

Le soir, elle prépare généralement deux repas – un pour les enfants et un pour son mari. Elle picore avec les enfants, puis grignote des crackers ou du pain en attendant son mari car elle a faim. Elle mange un peu avec lui parce qu'il n'aime pas dîner seul. « Il ne m'aide pas vraiment. Il me dit : "Tu as vraiment envie de ça ?" Je lui réponds : "Oui", et je le mange même si je n'en ai pas vraiment envie. Si vous lui demandez s'il me soutient, il vous dira oui. »

La journée de Diana est ponctuée de grignotages inconscients

Il n'y a généralement pas de dessert (au fait, où est passé le gâteau pour son mari ?). Alors parfois, plus tard, Diana se prépare une tartine de beurre de cacahuète.

MES OBSERVATIONS SUR DIANA

Diana grignote toute la journée et ne fait jamais un vrai repas assise. Elle ne sait plus du tout dire si elle a vraiment faim. Elle a besoin de se recentrer. Elle absorbe un nombre considérable de calories. Elle doit également se débarrasser de quelques idées fausses. Elle pense par exemple qu'une brioche nature a moins de calories que le gâteau dont elle a vraiment envie.

Si le style de vie de Diana exige vraiment de manger un peu toute la journée, elle peut choisir des aliments meilleurs tels que des bonbons aux fruits, des fruits et des glaces pauvres en calories.

Analyse : c'est le cas classique de l'alimentation irréfléchie. Diana ne fait tout simplement pas attention. Elle ne se rend pas compte qu'elle mange, ni des choix qu'elle fait.

PROFIL ALIMENTAIRE NUMÉRO 4

Tout a peut-être commencé quand vous étiez au lycée – et que vous travailliez à temps partiel. Vous n'aviez jamais le temps. À l'heure où les autres se mettaient à table pour déjeuner ou pour dîner, vous étiez en train d'étudier, de travailler ou les deux.

Cela tient peut-être à la nature de votre emploi. À l'heure des repas, votre journée de travail ne fait que commencer. Soit vous n'avez pas envie de manger, soit ce n'est pas le bon moment pour faire une pause.

Quelle que soit la cause, vous mangez sur le pouce – quand et où vous le pouvez. Et à ce moment-là, il est probable que vous mangiez ce qui vous tombe sous la main.

Doug est officier de police. À ses débuts, il était certainement gros, solidement charpenté et plus ventru qu'il ne l'aurait voulu.

Il dit avoir toujours eu de l'embonpoint. Mais lorsqu'il est entré à l'université, il « grignotait constamment ». À l'époque, raconte-t-il, « j'étais abonné au régime bière-chips ».

Aujourd'hui, Doug reconnaît être gêné par sa corpulence. « Quand je dois bien m'habiller et rencontrer de nouvelles personnes, je préférerais être mince », dit-il. « La plupart des femmes préfèrent le genre Brad Pitt. C'est une question d'estime de soi. »

« Vous n'avez rien de bien à ma taille »

Mais comment faire quand on est flic et qu'on a des horaires décalés, de midi à huit heures, par exemple. Il travaille pendant que les autres déjeunent et dînent, et il dort pendant que le reste du monde prend son petit déjeuner.

Doug dort jusqu'à 10 ou 11h. Il saute donc le petit déjeuner. Il va généralement déjeuner vers 14 ou 15h, « parce que là, j'ai vraiment faim. Je mange un hamburger et des frites, ou bien un steak, des œufs et des chips, et tout ce qui va avec. En fait, je fais deux repas en un – le déjeuner et le petit déjeuner que je n'ai pas pris ».

Sans horaires de repas réguliers et « normaux », Doug dîne généralement d'un plat à emporter. « Il y a presque toujours un collègue qui demande : "Est-ce que quelqu'un veut quelque chose à la cafétéria ?" Je regarde l'heure. Il est 19 ou 20 h, alors je réponds : "Ouais, prends-moi la même chose que toi." C'est généralement un plat bien nourrissant. »

Ou alors ? « Parfois, certains vont manger au restaurant. Nous cherchons les endroits qui servent les plus grosses rations au prix le plus bas. C'est un peu idiot – nous allons là où les portions sont les plus copieuses, même si la cuisine n'est pas très bonne. Nous voulons juste des assiettes pleines. Nous aimons les endroits qui servent une soupe, une salade, du pain, un plat principal et un dessert. C'est ce que j'ai mangé hier, dans un restaurant italien. »

Puis en sortant du travail, quoi de plus naturel que de prendre un ou deux verres avec les collègues – surtout après une journée de travail sous pression ?

Sur le chemin du retour, Doug dit qu'il s'arrête généralement chez McDonald's, surtout s'il n'a rien mangé depuis quelques heures. « C'est un repas, je suppose, mais pour moi, c'est juste un casse-croûte : un Big Mac, des frites et un Coca et, tiens, ajoutez donc une tarte aux pommes pendant que vous y êtes. Et je mange dans la voiture. »

Les quantités semblent inhabituelles, mais le schéma ne l'est pas. Beaucoup de personnes ont aujourd'hui des horaires non conventionnels. D'où des habitudes alimentaires non conventionnelles.

JOURNAL DE BORD DE DOUG

Heure	Aliments	Faim (de 0–4)	Contexte	Commentaires
10 h	Brioche œuf-saucisse chez McDonald's	2	En lisant le journal	Pas vraiment faim
14 h	2 tranches de pizza pepperoni avec un Coca	3	Déjeuner	Commandé une pizza comme tout le monde
18 h 30	2 tranches de pain à l'ail, escalopes de veau parmigiana, spaghettis, salade César, cannoli, cappuccino	3	Au restaurant avec un ami	Rations copieuses
23 h	Cheeseburger, frites et Coca	1	En voiture	Sensation de trop-plein

Ce type d'alimentation finit toujours par vous rattraper. Quand Doug est venu me voir, il venait de suivre un régime draconien. Il avait perdu beaucoup de kilos très rapidement, puis le régime était passé à l'arrière-plan, et Doug avait retrouvé ses vieilles habitudes et repris ses kilos aussi vite qu'il les avait perdus – plus quelques autres en prime.

Déterminé, il recommença. « Je suis allé voir les Weight Watchers et j'ai reperdu du poids pendant un an et demi. Puis tout d'un coup, j'ai arrêté de faire attention et je me suis dit : "Eh bien, je ne suis plus gros. Je peux manger ce que je veux. Je n'ai plus besoin de faire attention." Je mange beaucoup, concède-t-il. Je ne prévois pas. Je prends ce que je peux et je n'y pense pas trop. »

Doug avale tout ce qui est bon, qu'il ait faim ou non

MES OBSERVATIONS SUR DOUG

Doug mange sans avoir faim. Il mange pour faire comme les autres, pour faire partie du groupe. Ses choix ne sont pas réfléchis.

Son emploi du temps anarchique lui sert de prétexte pour faire des repas un événement social.

Il doit être plus ferme sur les restaurants qu'il fréquente, et mieux informé sur ses choix alimentaires. Ses collègues privilégient la quantité par rapport à la qualité. Mais la quantité n'est pas forcément un problème. Doug pourrait manger la même quantité s'il faisait de meilleurs choix.

Analyse : Doug a besoin d'une formation de base à la nutrition et d'être mieux concentré sur ses objectifs. Avec les deux réunis, il pourrait faire des choix alimentaires équilibrés et pauvres en calories malgré les horaires décalés de ses repas, les choix collectifs du restaurant et son envie de grandes quantités.

QUEL EST VOTRE PROFIL ?

Aucun d'entre nous n'entre exactement dans l'une ou l'autre de ces catégories. Chacun d'entre nous doit affronter ses propres défis de style de vie. Mais il est important de reconnaître et de respecter le pouvoir que peut exercer notre style de vie sur nos habitudes alimentaires. Que vous soyez rivé à un bureau ou que vous voyagiez beaucoup, que vous soyez à la maison avec de jeunes enfants ou que vous ayez des horaires peu orthodoxes, il est impossible et inutile de changer radicalement votre style de vie, juste parce que vous voulez maigrir.

Mais si vous ne changez pas votre style de vie, que faire ? C'est là qu'interviennent ces profils. Ces quatre personnes ont réussi à obtenir des résultats grâce au Programme de Prise de Conscience Alimentaire. Certaines ont perdu beaucoup, d'autres moins. Mais toutes ont réussi à manger mieux, à satisfaire leur appétit, à faire face à leurs responsabilités, tout en acquérant des habitudes alimentaires qui leur ont permis de stabiliser leur poids.

Les personnes dont j'ai dressé le profil mangeaient pour des raisons différentes, mais de la même manière : sans réfléchir, elles ne choisissaient pas ce qu'elles mangeaient. Elles laissaient le contexte, leurs émotions et les horaires des autres choisir pour elles.

LE JOURNAL DE BORD ALIMENTAIRE

Il existe toutes sortes de moyens de faire des choix hypocaloriques sans tenir un journal de bord. Mais si vous voulez vraiment tirer profit du PPCA, la tenue d'un journal de bord – même très peu de temps – sera très utile. Ce journal vous aidera à évaluer vos choix et votre comportement alimentaires, de la même manière qu'il aide mon équipe de spécialistes à analyser les choix et les comportements alimentaires de mes patients. Je sais bien que la seule idée d'un journal de bord alimentaire peut provoquer toutes sortes de réactions négatives. L'une d'elles est la peur : ai-je vraiment envie que quelqu'un sache ce que c'est que d'être moi, de manger ce que je mange ?

Vous pouvez avoir une autre réaction – appelons-la une tendance à déformer un peu la vérité. Il est beaucoup plus facile de dire : « Hier, j'ai un peu grignoté », que de se souvenir et de noter tout ce que vous avez grignoté aux différents moments de la journée.

Vous apprendrez à être à l'écoute de ce que vous ressentez à l'égard de la nourriture

Mais la vérité est que, à mesure que vous prendrez conscience de vos habitudes alimentaires et que vous commencerez à voir se dessiner les grandes lignes de votre alimentation, vous commencerez aussi à prendre en main vos choix alimentaires.

Il est utile de répéter que la faim vient de l'interaction d'agents déclencheurs internes et externes dont nous ne sommes pas forcément totalement conscients. Nous ne les voyons pas, que ce soit l'action psychologique des hormones et des neurotransmetteurs, ou les états émotionnels tels que l'anxiété, le stress, la dépression, l'ennui ou la solitude. Les déclencheurs externes peuvent également agir sur nous de manière inconsciente : l'horloge nous disant qu'il est l'heure du dîner, la famille assise autour de la grande table, la vue ou l'odeur de la nourriture – même une photo dans un magazine ou une publicité à la télévision.

En vous forçant à être attentif aux sentiments que vous éprouvez pour la nourriture et l'alimentation, le journal de bord vous fait prendre conscience de votre propre capacité à faire des choix.

SOUVENEZ-VOUS : PAS DE PRIVATION EN VUE

Certains – sachant qu'ils sont sur le point de « commencer un régime » – vont manger tout ce qu'il est possible d'imaginer et se jeter sur leurs plats préférés « une dernière fois ». Des patients me racontent qu'ils organisent une soirée d'adieu à la nourriture. Avant de me voir la première fois, ils vont passer une soirée à se gaver de tous les aliments hypercaloriques qu'ils aiment et dont ils pensent que je vais leur demander de renoncer pour toujours.

Cette attitude m'indique que je suis en présence d'un habitué des régimes qui associe régime à privation – et à échec. J'essaie de le convaincre que ce journal de bord alimentaire est une aide, pas le signal qu'il y a des privations en perspective.

Plus généralement, mes collègues et moi constatons souvent que les journaux de nos nouveaux patients ne correspondent pas tout à fait aux informations que nous récoltons au cours de l'entretien initial. Lors de ce premier contact, nous passons en revue une journée type et nous essayons de comprendre les moments difficiles de la journée. Les patients oublient souvent beaucoup de grignotages et d'achats impulsifs.

> **Le journal alimentaire est un outil de votre prise de conscience**

Il est humain d'essayer de se présenter sous un bon jour lorsque nous leur demandons de travailler uniquement à partir de la mémoire. Mais la mémoire seule ne suffit pas. Avant de pouvoir changer notre rapport réel avec la nourriture, nous devons connaître nos habitudes alimentaires avec précision. Pour cela, il faut avoir un crayon et votre journal de bord à portée de main pendant au moins quelques jours.

VOTRE JOURNAL DE BORD EST VOTRE MIROIR

Je sais qu'il me faut la précision qu'apporte un journal pour aider mes patients. Et je crois que vous en avez besoin vous aussi pour réussir.

Outre son exactitude, c'est aussi la responsabilité de la tenue fidèle d'un journal qui est essentielle. Dire que le journal « n'est qu'une corvée de plus – je le remplirai plus tard » est le meilleur moyen de courir à la catastrophe. L'un de mes patients, un cadre surmené, voulait déléguer cette mission à sa femme et à sa secrétaire. Sa secrétaire commandait toujours son déjeuner et sa femme dînait toujours avec lui. Il pensait donc qu'elles savaient mieux que lui ce qu'il mangeait. Il estimait en outre être un homme très occupé, un cadre important, habitué à déléguer ce qu'il n'avait pas le temps de faire. « Si vous ne prenez pas le temps de tenir votre journal de bord alimentaire avec précision et fidélité, lui dis-je, vous n'êtes probablement pas prêt à commencer un programme d'amaigrissement. » À partir de là, il tint religieusement son journal.

Pour certains, le simple fait de devoir écrire noir sur blanc ce qu'ils mangent suffit à éveiller leur conscience alimentaire. Dès l'instant où ils savent qu'ils doivent tout noter, ils deviennent prévoyants et plus responsables de leurs choix alimentaires.

> **C'est le premier pas vers de meilleurs choix**

Et le choix, bien entendu, est tout l'enjeu de ce programme. Notre objectif est de vous rendre responsable de votre alimentation, de changer votre rapport à la nourriture sans changer votre style de vie. La première étape est d'être attentif. C'est ce à quoi le journal alimentaire vous engage et c'est ce qui le rend si précieux. À vous maintenant !

COMMENT COMMENCER

Dessinez un tableau en reprenant les mêmes rubriques que dans les modèles des pages précédentes. Conservez-en un exemplaire sur vous toute la journée.

Pendant une semaine, notez chaque bouchée et chaque gorgée que vous avalez – à l'exception de l'eau et des boissons hypocaloriques.

Par souci d'exactitude, veillez à noter ce que vous mangez au moment où vous le mangez – immédiatement. Si vous attendez, vous oublierez très certainement un élément important.

Voici comment remplir votre journal :

■ **Heure.** Notez l'heure exacte à laquelle vous mangez.

■ **Aliment.** Notez ce que vous mangez et sa préparation, si possible – le poulet, par exemple, est grillé, frit ou rôti. Notez également la quantité du mieux que vous le pouvez. Décrivez les ingrédients qui vous semblent indispensables – pas seulement un poulet rôti, mais un poulet rôti farci aux poireaux et au riz sauvage, ou un sandwich au thon avec du pain complet, de la laitue, de la tomate et de la mayonnaise.

■ **Faim.** Je veux que vous définissiez ici votre faim en termes d'envie de manger, quelle que soit la raison. Notez-la sur une échelle de 0 à 4 : 0 si vous n'avez pas faim et 4 si vous avez extrêmement faim.

■ **Contexte (lieu/activité).** Où étiez-vous quand vous avez mangé ou bu – chambre, restaurant, cuisine, taxi, bureau – et dans quel contexte – avec un ami, en lisant un livre, pendant une réunion ? Cette information est précieuse, car je ne veux pas que vous changiez votre style de vie, juste votre rapport à la nourriture.

■ **Commentaires.** Notez ici tout ce qui peut expliquer votre choix alimentaire ou comment vous vous sentez après avoir mangé. Voici ce que je lis souvent : « Cette part de gâteau valait la peine pour le nombre de calories », « C'était une folie de manger ces biscuits », « J'étais invité et je n'avais pas le choix ».

ANALYSER VOTRE JOURNAL DE BORD ALIMENTAIRE

Vous vous reconnaissez dans l'un des profils alimentaires classiques des pages précédentes ? Il se peut que des caractéristiques des quatre résonnent en vous, vous frappent tellement la ressemblance est flagrante – que vous vous identifiiez ou non avec ce style de vie.

Il est temps d'analyser votre journal de bord afin d'évaluer exactement le type de rapport que vous entretenez avec la nourriture.

Après avoir tenu scrupuleusement votre journal pendant une semaine, asseyez-vous, survolez-le et soyez prêt à l'analyser.

Certains choix peuvent s'avérer plus « typiques » que vous ne le pensiez

Les observations que vous avez lues précédemment sur Susan, Stan, Diana et Doug sont le type d'observations que vous pouvez faire sur vous-même et vos habitudes alimentaires.

Vous cherchez des schémas – des situations récurrentes dans lesquelles vous faites des choix alimentaires. Votre journal de bord vous aide à voir où vous avez choisi une option hypercalorique ou moins équilibrée.

Certaines situations peuvent vous rappeler quelque chose que vous avez vu dans les quatre profils alimentaires classiques. Certains choix peuvent vous sauter aux yeux comme inutiles – voire inadaptés. C'est précisément ce que vous cherchez.

Voyons cela pour chacune des rubriques.

■ **Heure.** Le journal montre-t-il que vous avez tendance à manger plus à certaines heures de la journée ? Pouvez-vous faire d'autres choix alimentaires dans ces moments-là ?

Si vous observez que presque tous les jours, en fin d'après-midi, vous avez très envie de manger, vous pouvez probablement prévoir d'avoir certains aliments sous la main à la maison, au bureau, voire dans votre sac à main ou votre serviette. Ce sera mieux que d'aller au distributeur, à la cafétéria ou chez le marchand de glaces.

■ **Aliment.** Quels types de choix faites-vous généralement ? Choisissez-vous surtout des protéines ? Des féculents ? Ou des féculents le matin et des protéines l'après-midi ?

Votre journal montrera si vous mangez très sucré ou si vous préférez le salé. Une fois que vous savez cela, vous pouvez commencer à songer à des options moins caloriques dans l'une ou l'autre des catégories.

■ **Faim.** Votre journal indique-t-il que vous avez mangé sans avoir vraiment faim ? Parfois ? Souvent ?

Beaucoup de personnes mangent par ennui ou par nervosité. Était-ce le cas ? Si oui, aviez-vous conscience de ce sentiment quand vous avez fait ce choix alimentaire ?

■ **Contexte (lieu/activité).** Voyez-vous un lien entre le contexte dans lequel vous vous trouviez et le fait que vous avez mangé ? Réfléchissez un instant à cette rubrique. Vous découvrirez peut-être un lien entre le contexte et le type de nourriture que vous avez choisi.

■ **Commentaires.** Relisez-vous. Que vous disent vos commentaires sur vos habitudes alimentaires. Que révèlent-ils de votre faim ?

Soyez honnête quand vous analysez votre journal de bord. Et souvenez-vous : c'est un exercice de prise de conscience. Personne ne vous demande – ni aujourd'hui, ni demain – de changer vos habitudes ou vos schémas alimentaires en termes de quand, pourquoi ou comment manger. Le but est de trouver des moyens plus équilibrés et moins caloriques de travailler avec ces schémas. Pour y parvenir, vous devez commencer par une prise de conscience.

ÉCRIRE EST UTILE

« Inutile de l'écrire », vous dites-vous. « Je peux tenir mon journal de bord alimentaire dans ma tête. »

Oui, mais ce n'est pas aussi efficace, comme l'ont démontré des chercheurs en psychologie. Selon une étude du Centre for Behavioural Medicine de Chicago, écrire les choses sert d'« outil de concentration ». La contrainte de la tenue d'un journal de bord confère de l'autorité au processus même et vous aide donc à être plus attentif à votre alimentation.

Écrire les choses améliore également votre engagement en vous aidant à transformer un objectif abstrait à long terme en pense-bête à court terme. Votre journal de bord « contribue à instaurer un dialogue interne », disent les chercheurs, dans lequel vous soulignez l'importance de vos gestes.

Enfin, écrire ce que vous mangez confère un pouvoir objectif à ce que vous faites : c'est un problème que vous résolvez, pas une situation qui vous désespère.

Moralité ? Écrivez – régulièrement, soigneusement, noir sur blanc.

VOIR POUR COMPRENDRE

Il est bien connu que rien n'est plus parlant que les images. L'une des découvertes les plus utiles que j'ai faites durant ces années d'exercice – et l'un des aspects les plus importants du programme d'amaigrissement que je propose – est l'importance des présentations visuelles. Un patient traité pour surpoids vient généralement nous voir toutes les semaines, et à chaque rendez-vous, notre nutritionniste lui prépare une nouvelle présentation visuelle. Par exemple, nous plaçons un bol de soupe aux haricots noirs à côté d'un beignet de poulet qui contient le même nombre de calories. Ou une petite part de tarte au citron à côté de sept boules de sorbet au citron affichant un nombre de calories équivalent.

Quelles que soient les spécificités des différentes présentations, une chose reste vraie : l'impact visuel fait la différence. Vous pouvez entendre un message un million de fois, quand vous en avez la démonstration sous les yeux, vous l'intégrez vraiment.

VOYEZ PAR VOUS-MÊME

Si nous présentons les démonstrations alimentaires dans ce livre, c'est pour que vous voyiez par vous-même l'étendue des choix alimentaires qui s'offrent à vous, pour que vous compreniez qu'il est facile de substituer un aliment à un autre, et la différence considérable que cela peut faire.

Les photographies qui suivent ne sont pas truquées. Il ne s'y cache aucun secret bien gardé. Toutefois, au fil des pages, vous serez surpris. Vous découvrirez qu'un aliment que vous évitiez parce que vous pensiez qu'il faisait « grossir » est vraiment un bon choix dans une optique de perte de poids. Ou qu'un autre que vous considériez comme un bon choix de régime est hypercalorique. Est-il vrai, par exemple, qu'un bol de bonbons aux fruits ne contient pas plus de calories qu'une petite part de noix et de fruits secs ? Il faut le voir pour le croire.

Comme vous le comprenez maintenant, ces photos sont là pour faire plus que vous ouvrir l'appétit. Elles vous montrent exactement ce que sont vos choix et quel sera le résultat quand vous déciderez de manger un aliment plutôt qu'un autre. Chaque portion montrée est soigneusement mesurée. Sur chaque photo, l'aliment que vous voyez contient le nombre exact de calories indiqué. Vous n'avez pas à deviner ce que l'on entend par 50 grammes. Souvenez-vous juste de ces photos au cours d'une journée normale, et vous pourrez faire vos choix comme tout le monde – sans cuiller-mesure, ni balance, ni table des calories.

Dans ce livre, vous aurez l'impression de voir beaucoup d'illusions d'optique. Dans certains cas, vous verrez un grand repas avec relativement peu de calories. Dans d'autres, vous verrez des aliments qui semblent pauvres en calories mais qui en cachent plus que vous ne l'imaginez. Au fil des pages, nous vous montrerons quelques-uns des nombreux choix alimentaires que vous pouvez faire.

COMMENT FONCTIONNENT LES PRÉSENTATIONS ALIMENTAIRES

Voici comment s'organisent les présentations alimentaires des pages qui suivent :

■ **MÊME NOMBRE DE CALORIES, RATIONS DIFFÉRENTES** : ces images apprendront comment manger plus – et vous feront découvrir des choix plus équilibrés.

■ **MÊMES RATIONS, NOMBRE DE CALORIES DIFFÉRENT :** devenez un expert pour choisir entre des quantités égales de types d'aliments identiques. Ces images vous aideront à devenir un adepte des aliments qui contiennent la moitié ou un tiers des calories des autres choix.

■ **RATIONS PLUS COPIEUSES, MOINS DE CALORIES :** si vous avez bon appétit – qui ne l'a pas ? – vous verrez que les aliments présentés dans cette partie méritent d'être appris par cœur. Pourquoi ? Parce que vous pouvez en manger plus tout en consommant moins de calories qu'avec de plus petites quantités d'aliments plus caloriques.

Il n'y a ni bonne ni mauvaise méthode pour lire ces photos. Qu'elles vous surprennent ou qu'elles confirment ce que vous savez déjà, laissez-les vous guider vers des choix experts. Tout ce que vous avez à faire, c'est regarder ces démonstrations, et vous garderez très certainement longtemps le souvenir de ce qu'elles vous apprennent des aliments. Mais n'hésitez pas à les revoir dans quelques jours ou quelques semaines pour vous assurer que vous en gardez bien le souvenir – et pour conforter les choix hypocaloriques d'aujourd'hui et de demain. Et si ces images commencent à vous donner faim, elles vous donneront aussi de bonnes idées pour satisfaire votre appétit à peu de calories. Cela fait partie du PPCA.

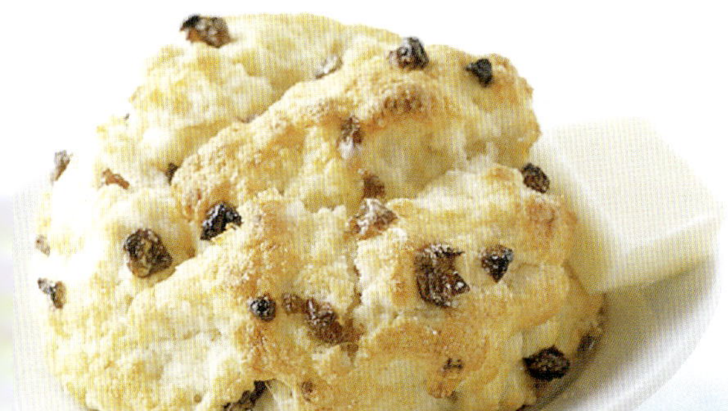

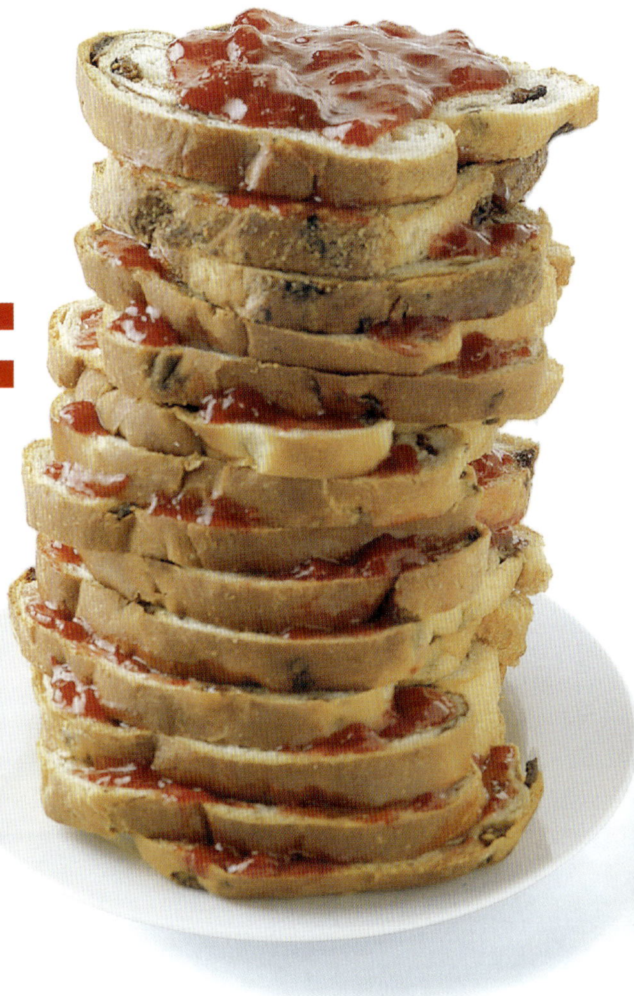

Un petit pain au lait avec du beurre ou une pile de tranches de pain aux raisins avec de la confiture allégée ? Que vous le croyiez ou non, ils contiennent tous deux le même nombre de calories, mais l'un dépasse de loin ce que vous pourriez avaler en une seule fois.

LE PETIT DÉJEUNER

Cette présentation alimentaire repose sur une simple équation. Le croissant semble bien innocent, mais même sans beurre, il contient 250 calories.
Maintenant, regardez la grande photo de la page de droite. Tous les fruits frais, plus le petit pain et la confiture, totalisent le même nombre de calories que le croissant. Les fruits ne sont pas seulement un bon choix en termes de calories. Ils sont aussi une bonne source de vitamines, de minéraux antioxydants et de fibres qui vous aideront à vous sentir rassasié toute la matinée.

« Choisissez l'option équilibrée et vous aurez les cinq rations quotidiennes recommandées de fruits et de légumes. »

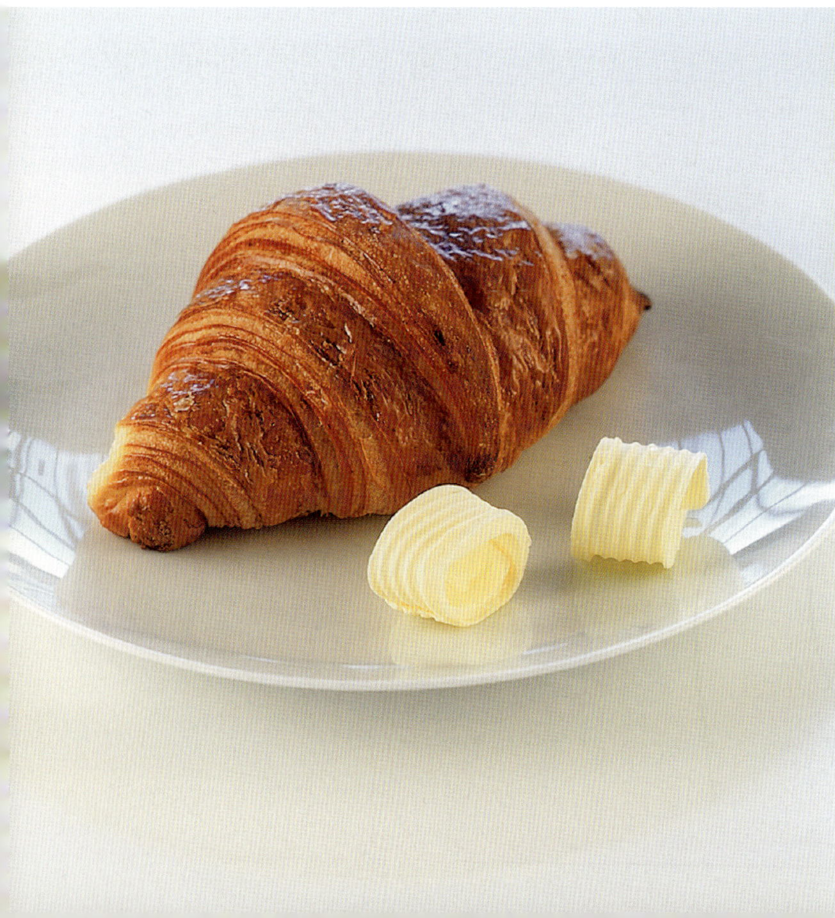

1 croissant (67 g)
250 calories
+
2 copeaux de beurre (32 g)
120 calories

370 calories

=

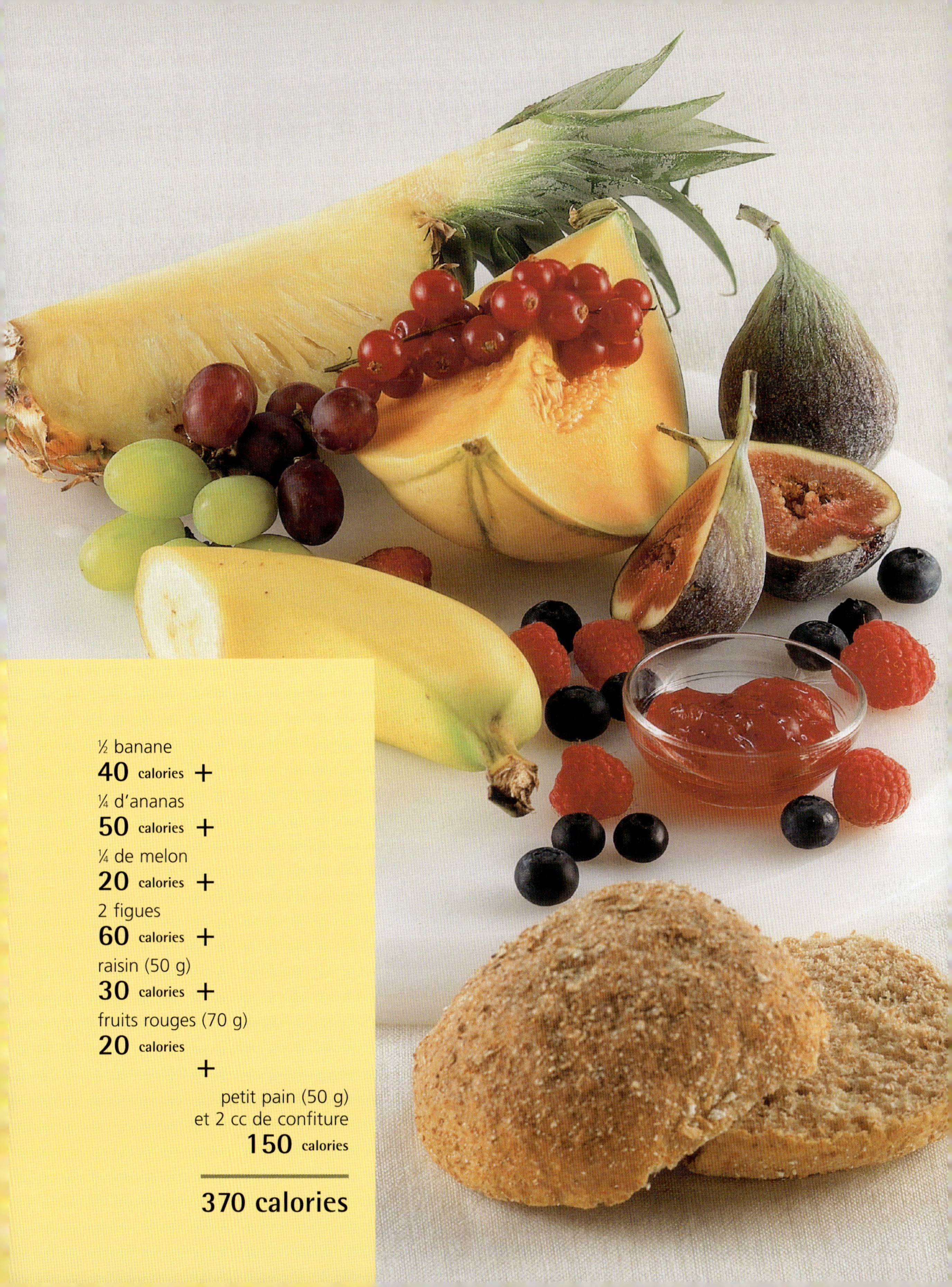

½ banane
40 calories +
¼ d'ananas
50 calories +
¼ de melon
20 calories +
2 figues
60 calories +
raisin (50 g)
30 calories +
fruits rouges (70 g)
20 calories
+
petit pain (50 g)
et 2 cc de confiture
150 calories

---

370 calories

EN MILIEU DE MATINÉE

Notre nutritionniste a vu plus de gens grossir avec des barres allégées qu'avec n'importe quel autre aliment. Jetez un coup d'œil aux photos ci-dessous – une banane et 8 oreillons d'abricot sec peuvent-ils réellement contenir autant de calories qu'une barre allégée ? Oui. Et en plus, les fruits contiennent des fibres, des vitamines et des minéraux.

« Ne vous jetez pas sur les barres allégées. »

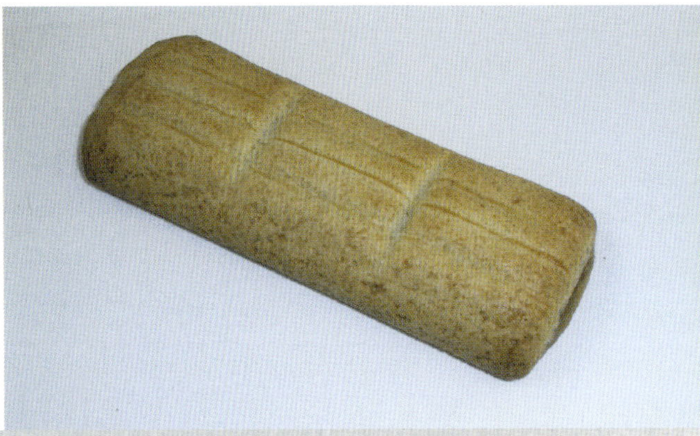

barre de céréales allégée

150 calories

=

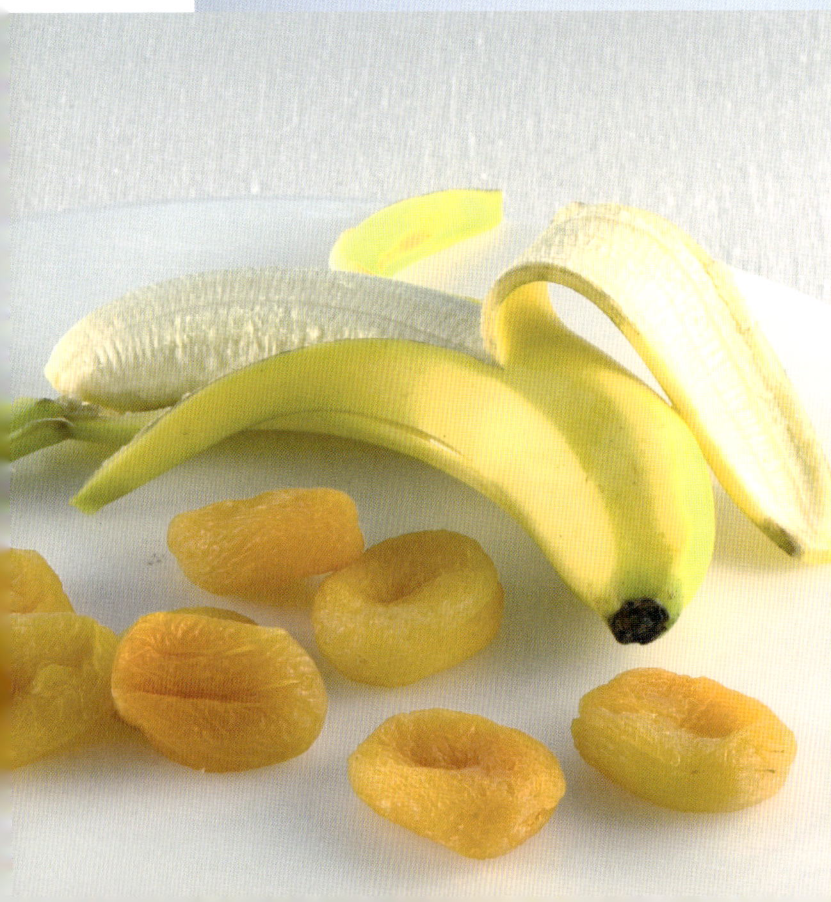

banane de taille moyenne
80 calories

\+

8 oreillons d'abricot sec
70 calories

150 calories

C'est donc aussi une bonne option pour la santé.
Les noix et les fruits secs sont nutritifs et bons pour la santé. Mais voyez la comparaison ci-dessous. Un seul bol de noix et de fruits secs contient 600 calories – l'équivalent d'un grand bol de bonbons aux fruits !
En voyant les bonbons, vous penserez peut-être qu'il vous faudra toute votre volonté pour résister à la tentation de les manger. Ce sont des aliments défendus ? En y regardant de plus près, vous serez surpris de découvrir que les bonbons sont le bon choix calorique. Et ils durent longtemps, si vous les laissez fondre un long moment dans la bouche.

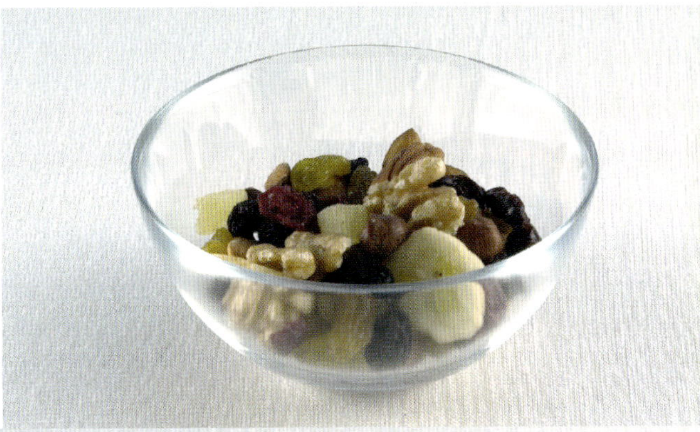

bol de noix et de fruits secs (100 g)

600 calories

=

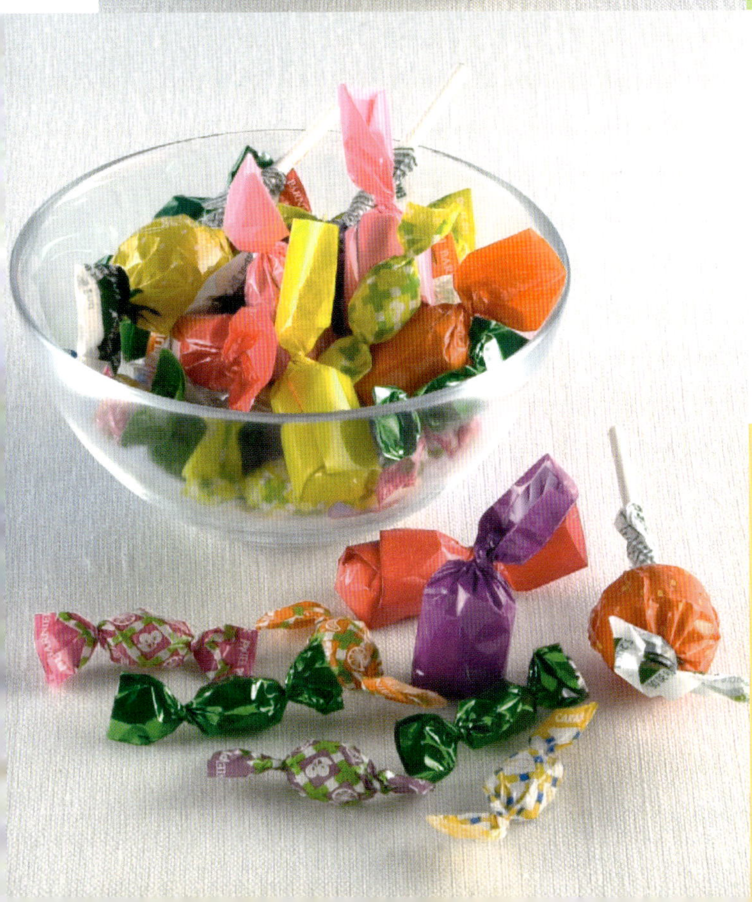

bol de bonbons aux fruits (180 g)

600 calories

LES ENTRÉES

Pourquoi ne pas commencer le repas par une touche raffinée ? Réfléchissez à ce que vous voyez ci-dessous. Un morceau de pâté de foie sur une demi-tranche de pain de mie contient 130 calories. Pour le même nombre de calories, vous pouvez manger une portion généreuse de saumon fumé avec de succulentes câpres et du concombre frais.

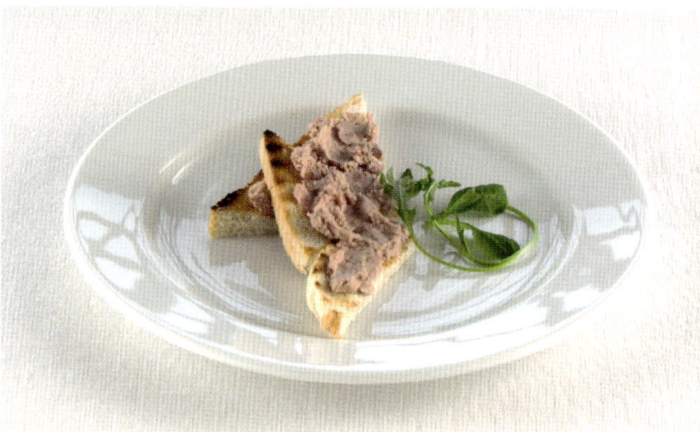

pâté de foie (20 g)
90 calories
\+
½ tranche de pain de mie
40 calories

130 calories

=

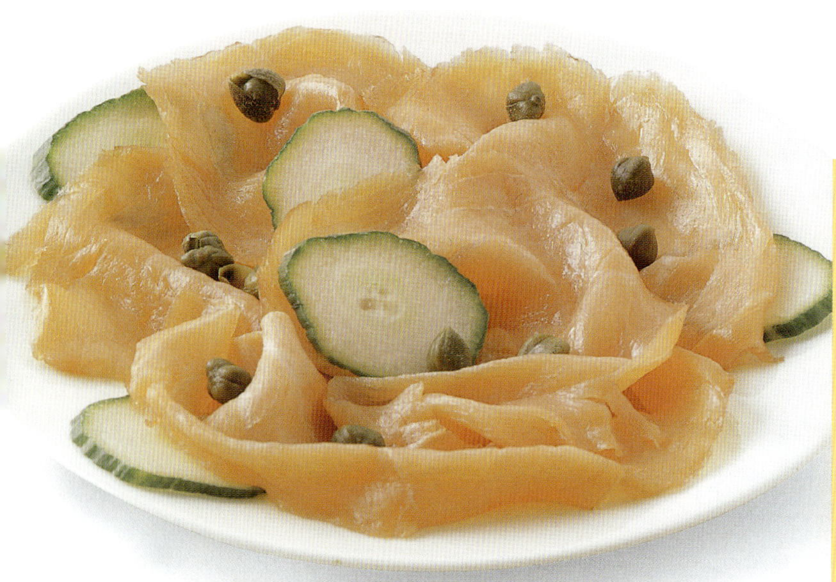

saumon fumé (90 g),
câpres et concombre

130 calories

À moins que vous ne préfériez une petite assiette de charcuterie. Mais pourquoi ne pas choisir quelque chose d'un peu plus luxueux et varié, avec un large éventail de saveurs ? Essayez le flétan fumé et des blinis au caviar et à la crème – vous aurez une entrée plus raffinée et plus copieuse pour le même nombre de calories.

« Choisissez des saveurs et des textures variées – savourez pleinement votre repas ! »

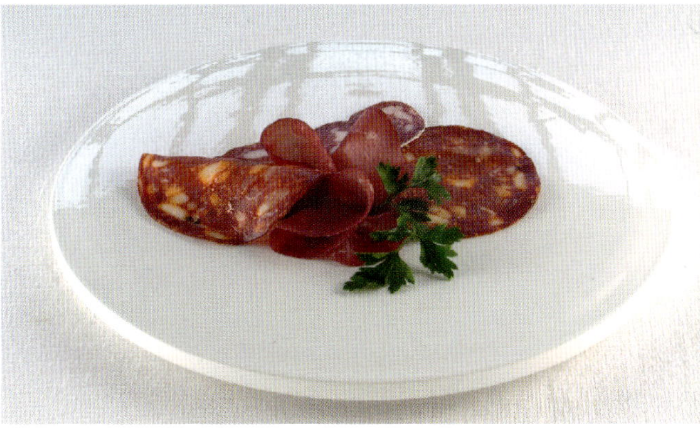

assiette de charcuterie (60 g)

175 calories

=

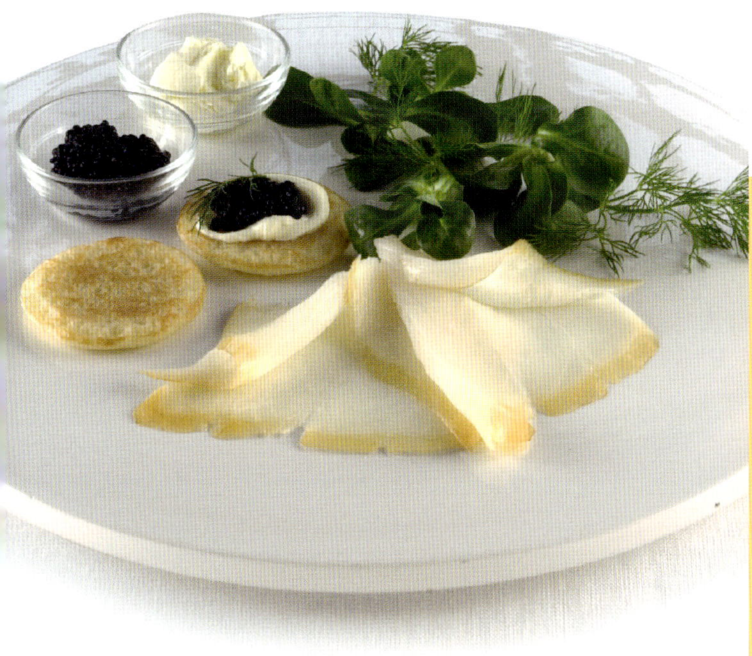

flétan fumé (30 g)
40 calories +

2 blinis
60 calories +

caviar (20 g)
60 calories +

crème fraîche (½ cs)
15 calories

175 calories

UNE COLLATION

Vous aimez le fromage ? Qui ne l'aime pas ? Mais sa teneur en calories est un prix lourd à payer. Voici deux photos à conserver en mémoire. Un simple dé de cheddar ne suffit pas à satisfaire une envie de fromage, mais il contient autant de calories qu'un bol de soupe. Et en plus, le bol de soupe est une mine de nutriments.

« Le fromage est hyper-calorique. »

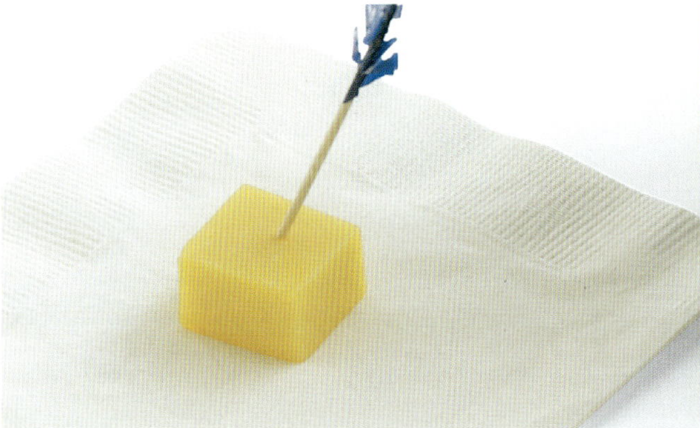

dé de cheddar (30 g)

100 calories

=

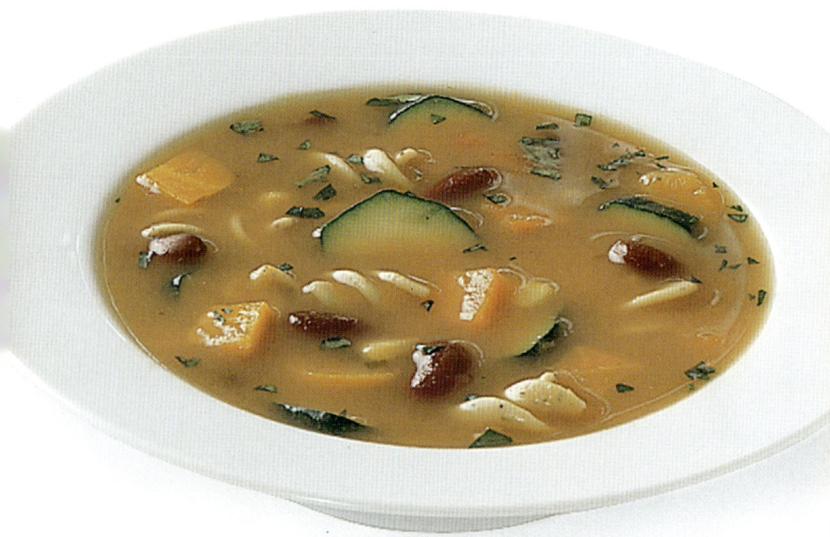

velouté de légumes (200 ml)

100 calories

Envie d'un hamburger au bacon ? Allez-y, mais sachez que vous le paierez cher. Si vous le mangez entier, il vous en coûtera 660 calories – sans parler de toutes les graisses saturées, le cholestérol et les substances cancérigènes qu'il contient.
À la place, pourquoi ne pas choisir un burger végétarien au soja ? Pour le même nombre de calories qu'un tiers de cheeseburger au bacon, vous pourrez manger un burger végétarien entier, sans aucun sentiment de culpabilité. Le burger au soja est bon pour vous à tous les niveaux.

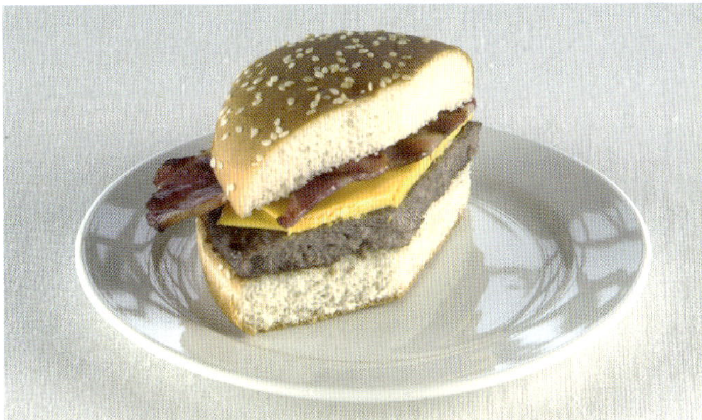

⅓ de cheeseburger
au bacon

220 calories

=

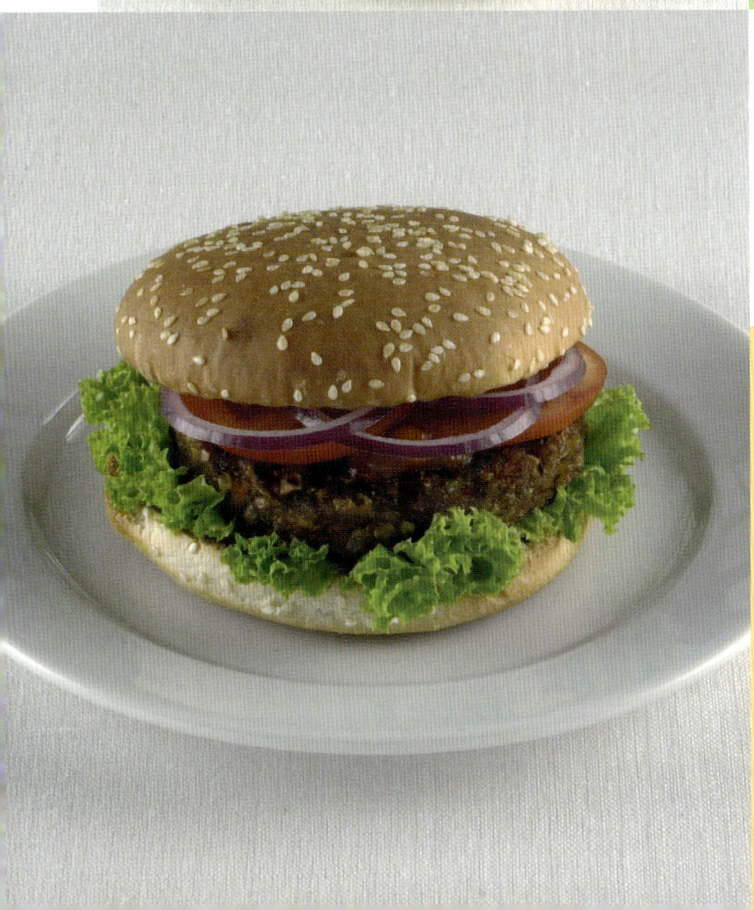

burger végétarien
au soja (60 g)
80 calories +
pain au lait (50 g)
120 calories +
laitue, tomate,
oignon et condiments
20 calories

220 calories

VIANDE OU POISSON ?

Quand vous mangez dehors, il peut être difficile de résister au traditionnel steak frites. Avec lui, vous êtes sûr que ce sera bon et nourrissant et que vous sortirez de table repu et satisfait.

Prenez le temps de comparer ce plat et le festin de la page suivante – un repas fameux avec salade, dessert et un verre de vin pour le même nombre de calories. Vous modifierez peut-être votre commande.

« Un steak frites contient autant de calories qu'un repas avec entrée, plat et dessert. »

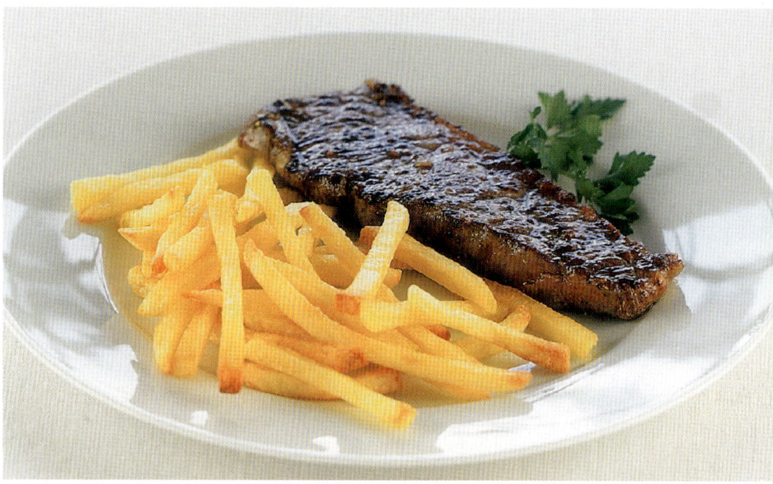

steak à la poêle (100 g)
250 calories
\+
portion de frites moyenne
400 calories

650 calories

« Un repas de fête n'est pas nécessairement hypercalorique. »

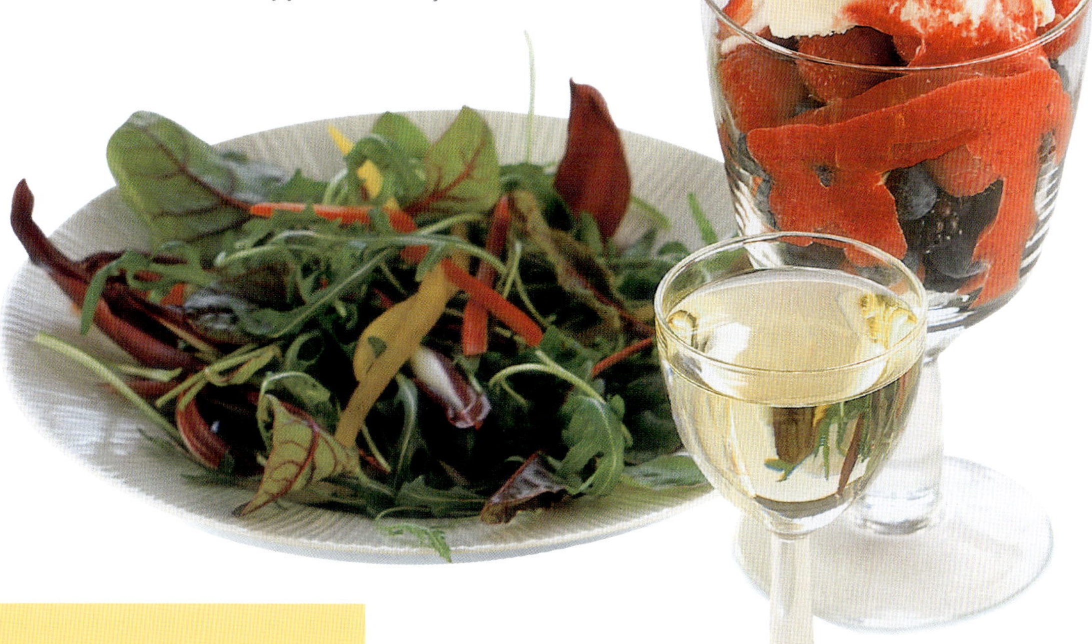

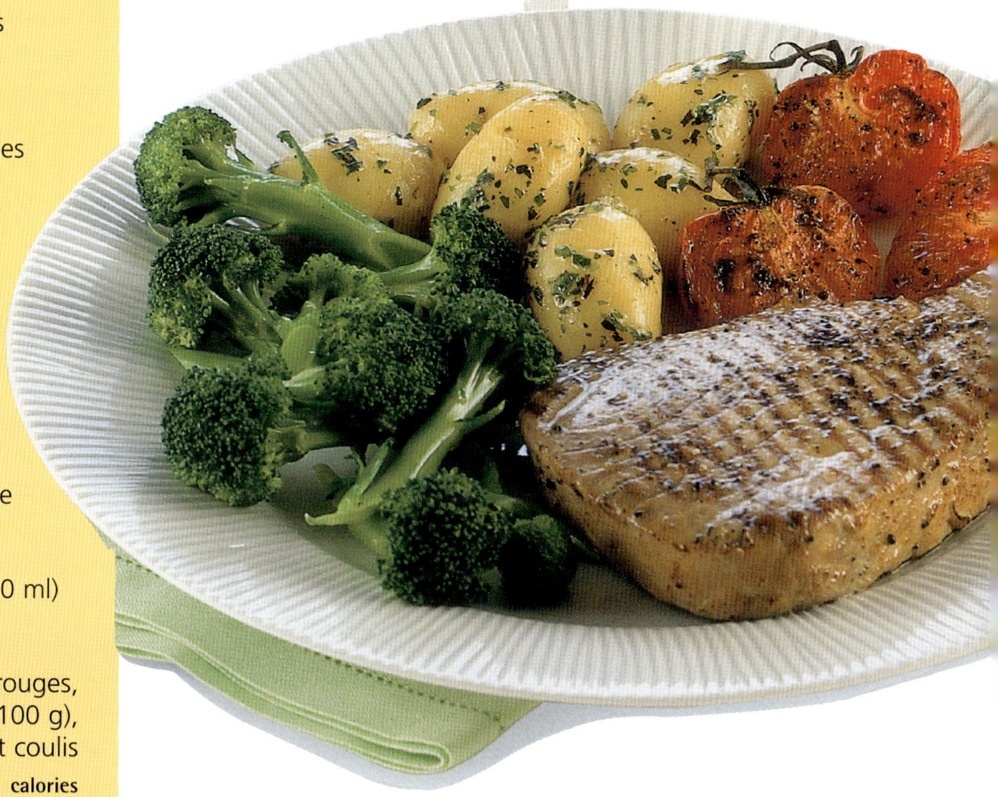

thon grillé au feu de bois (200 g) arrosé de citron
200 calories +

pommes de terre nouvelles aux fines herbes (150 g)
110 calories +

brocolis (50 g)
20 calories +

tomates grillées (100 g)
20 calories +

salade garnie de poivron rouge et jaune
30 calories +

un verre de vin blanc (150 ml)
100 calories +

fruits rouges, yaourt glacé à la fraise (100 g), crème et coulis
170 calories

---

650 calories

SOIRÉE BARBECUE

C'est l'anniversaire d'un ami et il a organisé une soirée barbecue. Mais comment profiter de la fête et se détendre tout en surveillant le nombre de calories ? Avant de choisir ce qui vous paraît être l'option allégée, jetez un coup d'œil à ces photos. Au lieu de deux saucisses allégées et d'une tranche de pain à l'ail, vous pouvez manger une assiette de gambas, de champignons et de légumes et une grande tranche de pastèque. Le tout pour le même nombre de calories.

« Vous pensez peut-être que les saucisses allégées sont le meilleur choix pour votre ligne – mais les fruits de mer et les légumes contiennent encore moins de calories que des produits dits "allégés". »

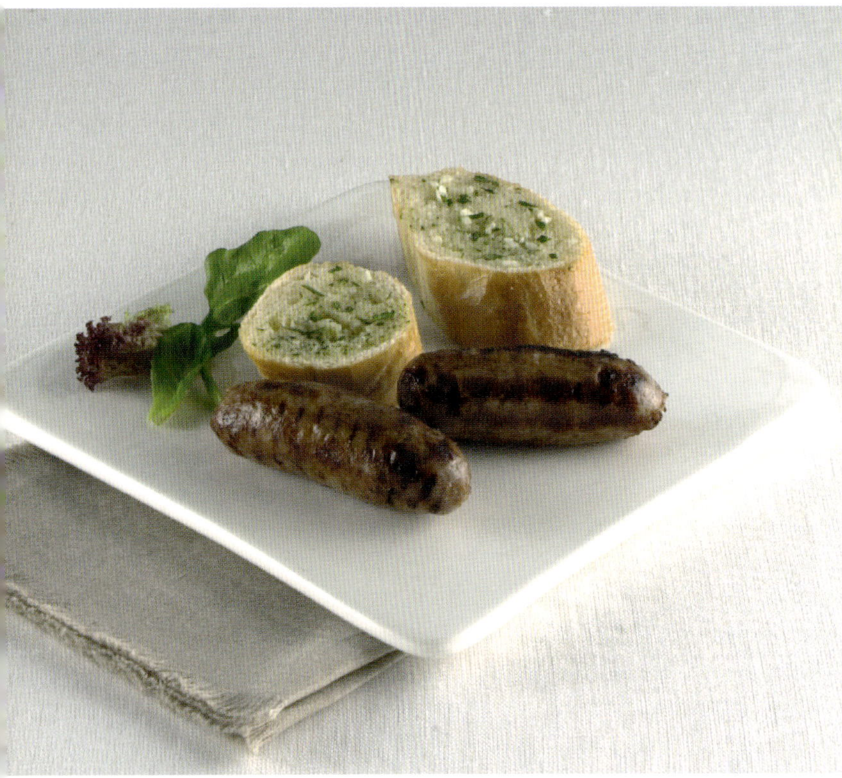

2 saucisses allégées (100 g)
180 calories

\+

pain à l'ail (50 g)
200 calories

380 calories

=

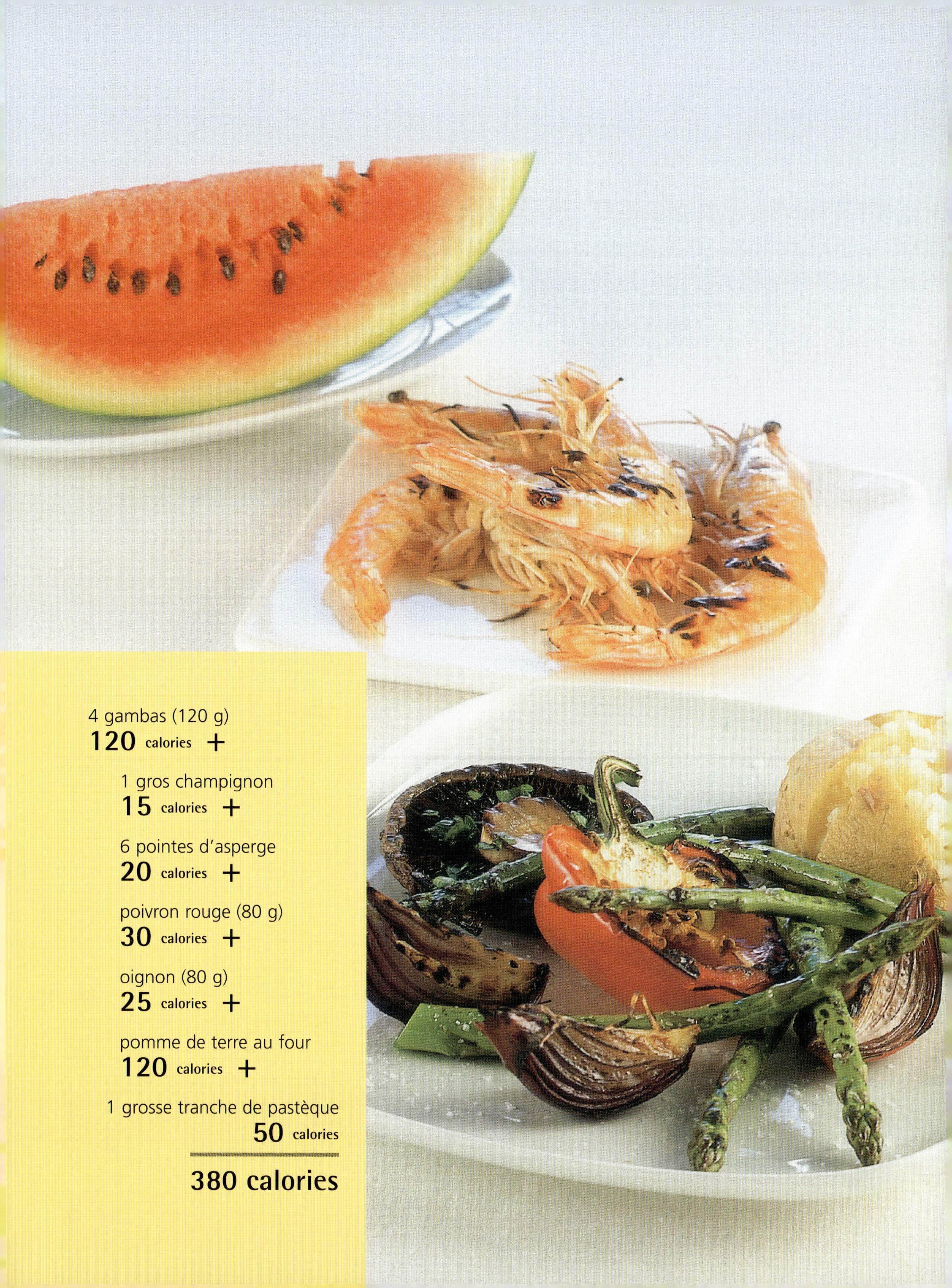

4 gambas (120 g)
120 calories +

1 gros champignon
15 calories +

6 pointes d'asperge
20 calories +

poivron rouge (80 g)
30 calories +

oignon (80 g)
25 calories +

pomme de terre au four
120 calories +

1 grosse tranche de pastèque
50 calories

---

380 calories

LES ACCOMPAGNEMENTS

Nous savons tous que le riz est bon pour nous. C'est l'« aliment de base » par excellence, après tout. Hélas, nous sous-estimons les calories du riz à la vapeur plus que de tout autre féculent. La prochaine fois que vous prendrez du riz, repensez-y. Une portion de riz totalise 320 calories, soit autant qu'un grand plat de savoureux légumes.

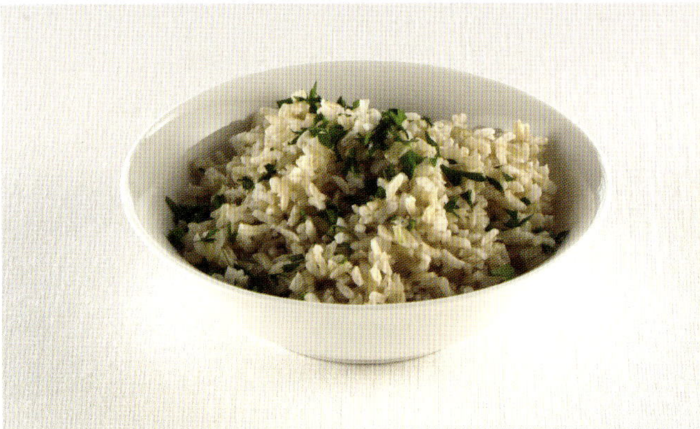

bol de riz brun nature (230 g)

320 calories

=

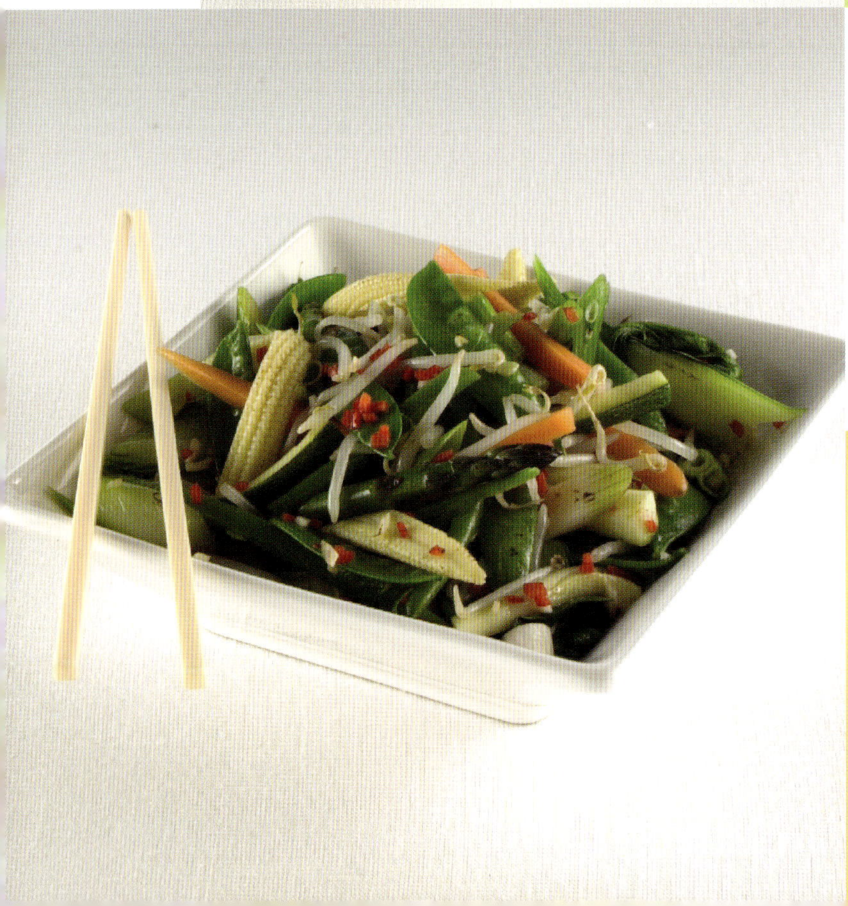

plat de légumes sautés (600 g)

320 calories

À LA FRITURE OU AU FOUR ?

Les fritures sont riches en graisses. En fait, ces frites sont tellement grasses que les calories que vous consommez proviennent probablement plus de l'huile de friture que des pommes de terre. Pour le même nombre de calories, pourquoi ne pas manger plutôt trois pommes de terre au four farcies de ratatouille ? Et si vous vous limitez à deux pommes de terre, vous diminuerez vos calories d'un tiers.

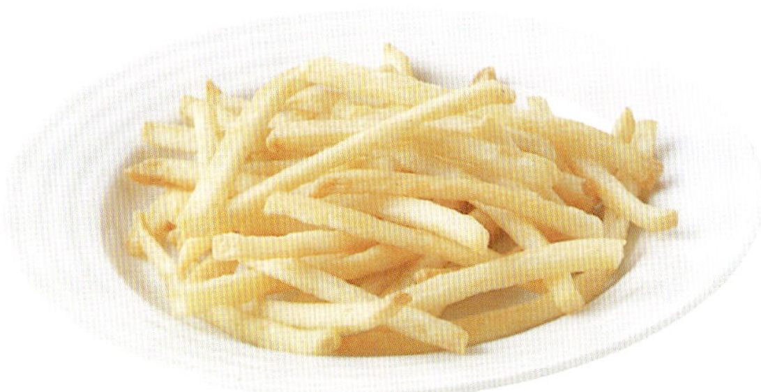

portion de frites moyenne
(110 g)

400 calories

=

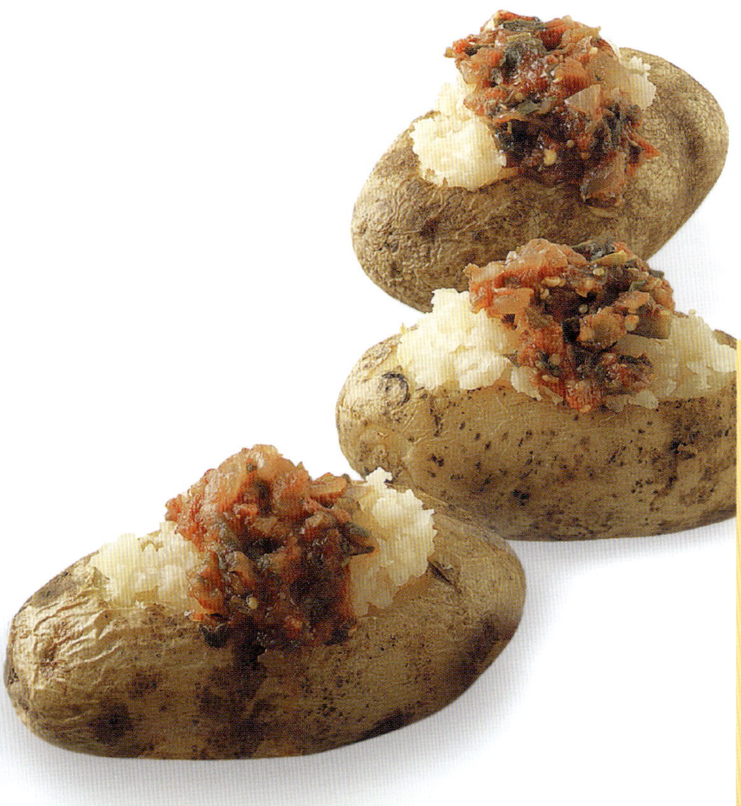

3 petites pommes de terre au four
360 calories

+

ratatouille (60 g)
40 calories

400 calories

VEAU OU VOLAILLE ?

Le veau semble moins calorique et plus sain que d'autres viandes, notamment le bœuf ou l'agneau. Mais une fois panée et frite, une escalope viennoise peut vraiment augmenter vos apports caloriques, même si vous n'en prenez qu'une petite part. Sans parler des graisses saturées que vous consommez.

Si vous avez envie de viande, vous pouvez en manger près du double pour le même nombre de calories. Regardez les brochettes de dinde et de légumes marinés page suivante et faites votre choix.

« Les brochettes de dinde et de légumes sont un repas équilibré. Vous pouvez en manger une belle portion sans craindre de consommer trop de calories. »

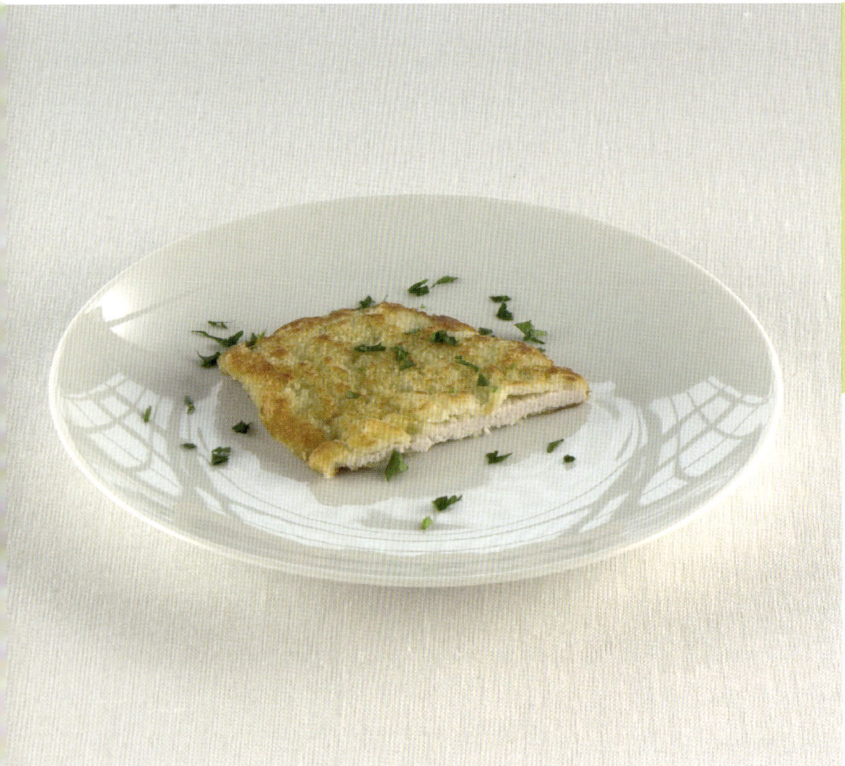

escalope viennoise (65 g)

190 calories

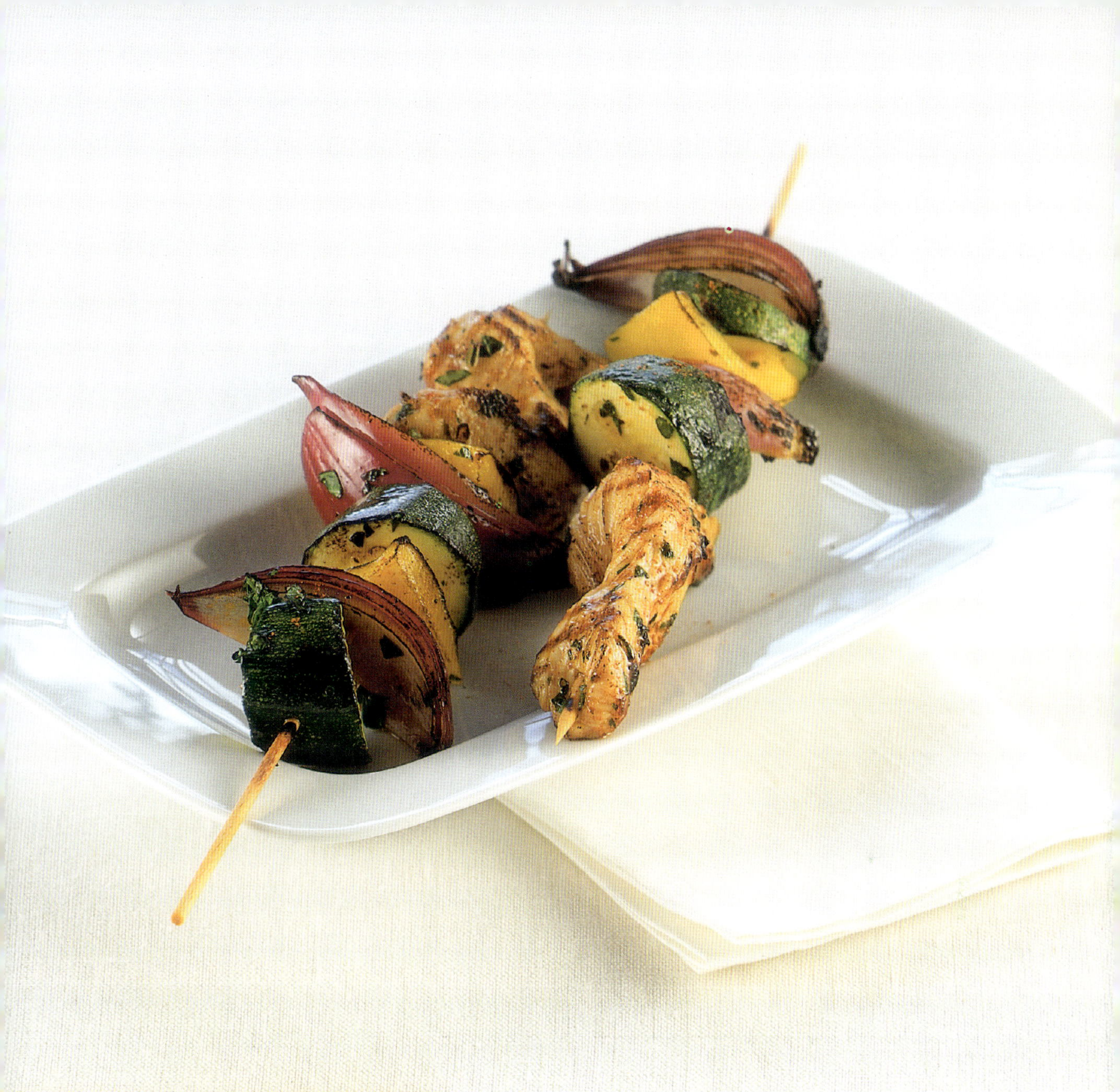

2 brochettes de dinde (125 g)
et de légumes marinés

190 calories

« Les aliments grillés sont meilleurs pour la ligne que les aliments frits ou cuits au four avec de l'huile. »

LES SANDWICHS

Quand vous êtes pressé, quoi de plus facile que d'acheter un sandwich à manger sur le pouce ? Mais là aussi, vous avez le choix. Si vous aimez les hot dogs, le petit modèle ci-dessous ne vous suffira probablement pas. Alors regardez ce que vous pourriez manger à la place.
Vous pourriez manger trois falafels (boulettes de fève) dans un pain pita avec de la salade et du raïta pour le même nombre de calories qu'un hot dog. Et comme les protéines des falafels sont d'origine végétale et non animale, c'est aussi l'option la plus équilibrée.

« Si vous faites attention à votre ligne et à votre santé, vous passerez devant le marchand de hot dogs sans vous arrêter et vous vous rendrez chez le marchand de falafels le plus proche. »

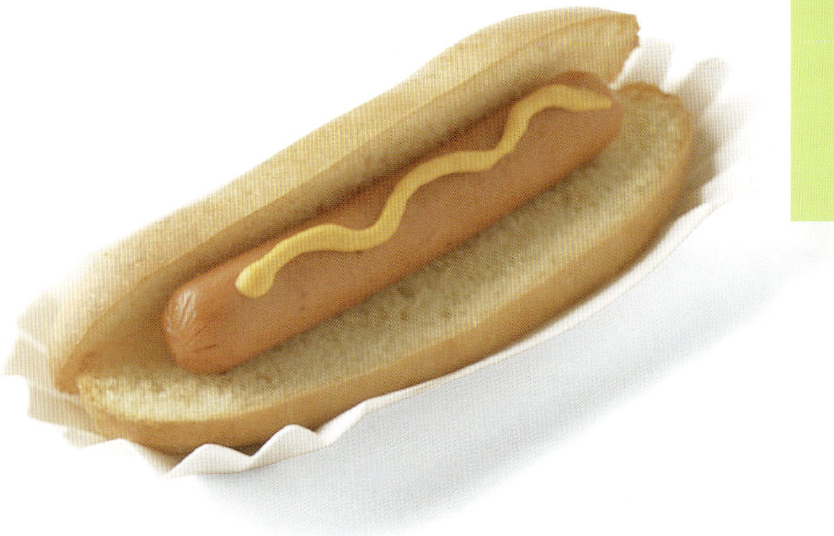

hot dog à la moutarde

360 calories

=

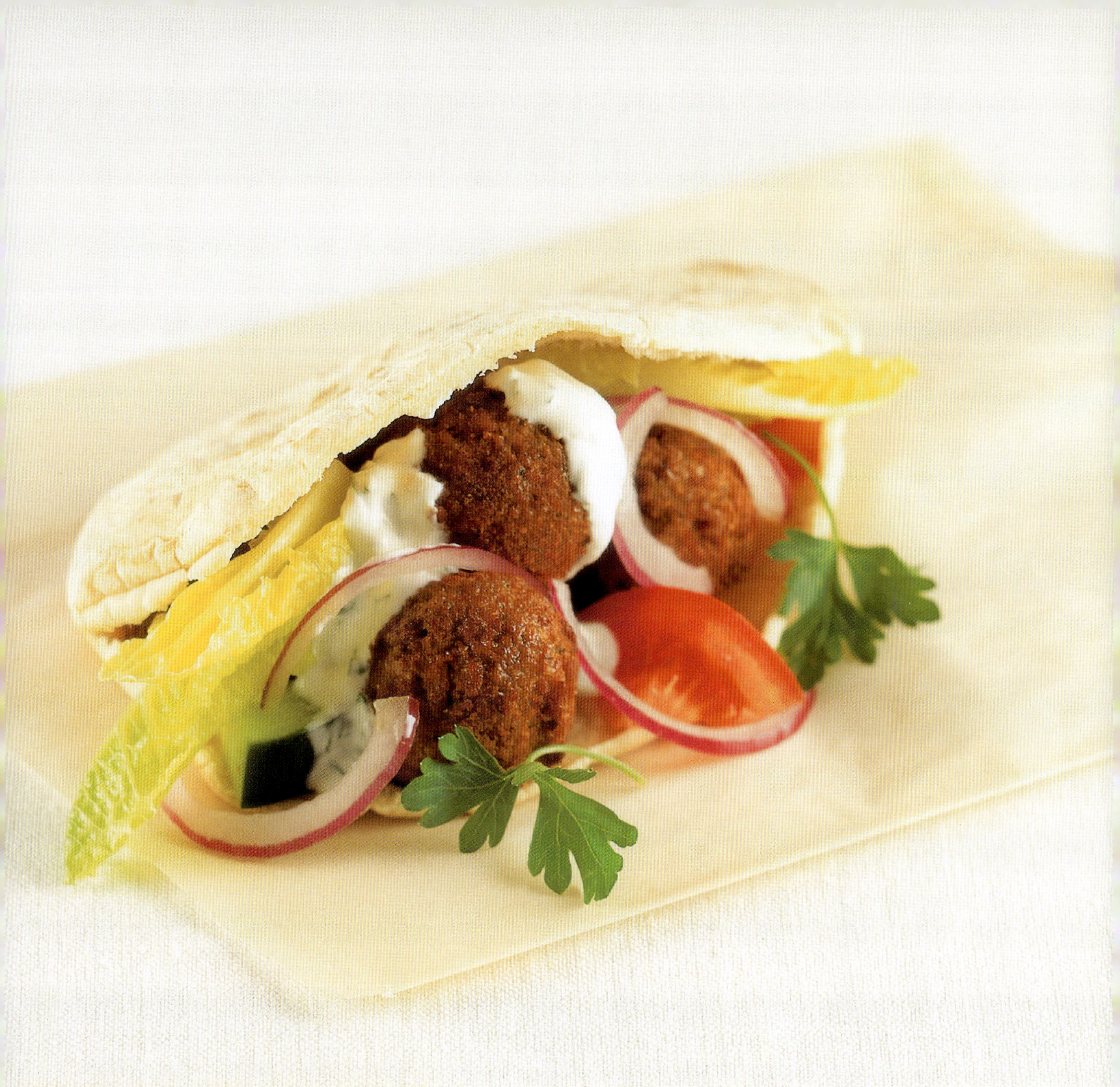

3 boulettes de falafel (70 g)
180 calories
+
pain pita
150 calories
+
salade et raïta
30 calories

360 calories

LES PLATS D'HIVER

Les soirs d'hiver, vous pouvez être tenté de vous offrir des plats riches et nourrissants pour vous réchauffer et vous caler. Tous ces bons petits plats que votre mère vous préparait – hachis Parmentier ou lasagnes – sont des vrais plats roboratifs. Mais attention aux calories.

Vous n'êtes pas pour autant obligé de vous priver. Comparez les deux plats hivernaux présentés ici. Pour le même nombre de calories qu'une petite part de lasagnes, vous pouvez manger une grande assiette de cassoulet et un morceau de baguette.

« Les plats roboratifs ne sont pas toujours hypercaloriques – un plat de cassoulet est riche en nutriments et saura satisfaire votre appétit. »

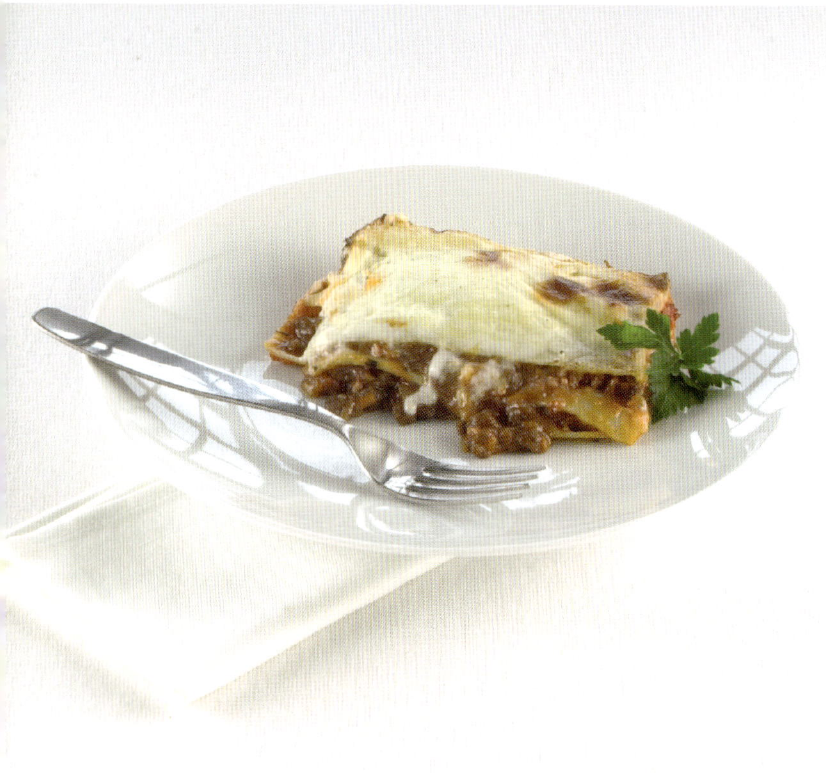

lasagnes (300 g)

600 calories

=

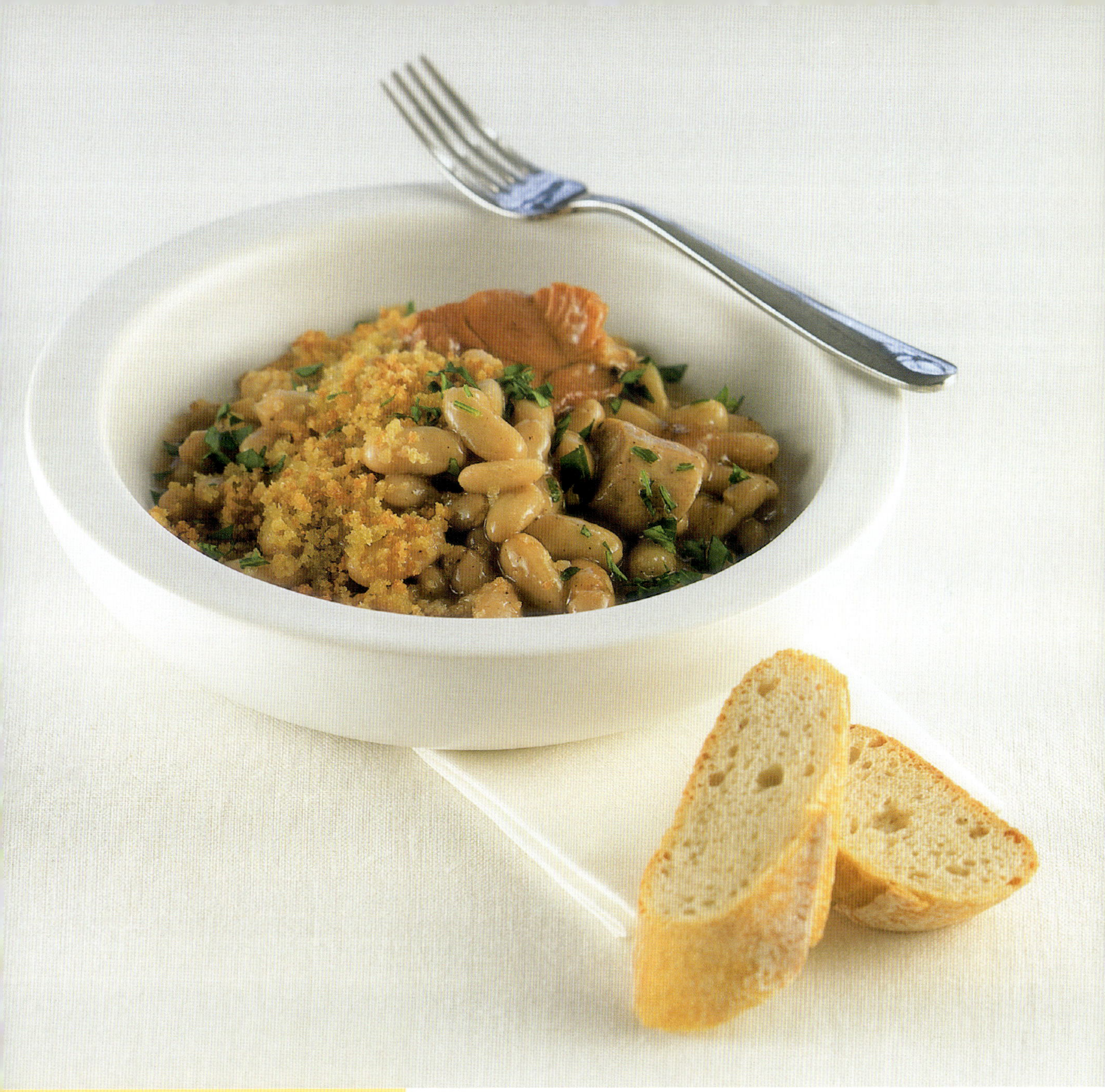

cassoulet (400 g)
500 calories
+
deux tranches de baguette
(1 cm d'épaisseur)
100 calories

600 calories

LES PÂTISSERIES

Une tarte aux fruits semble assez innocente en comparaison d'un cheesecake ou d'un gâteau au chocolat. Si c'est ce que vous croyez, regardez les photos présentées ici.

« Vous pouvez manger 6 coupes de framboises pour le même nombre de calories qu'une tartelette aux framboises. »

Le fond d'une tarte aux fruits est si riche en matière grasse et en sucre qu'une seule tartelette aux framboises contient autant de calories que 6 coupes de framboises nappées de crème fouettée. Si vous avez vraiment envie d'une tarte, mangez-la – mais pas en vous disant que c'est un dessert pauvre en calories. Et si vous avez envie des framboises sans les calories, régalez-vous de framboises – de vraies !

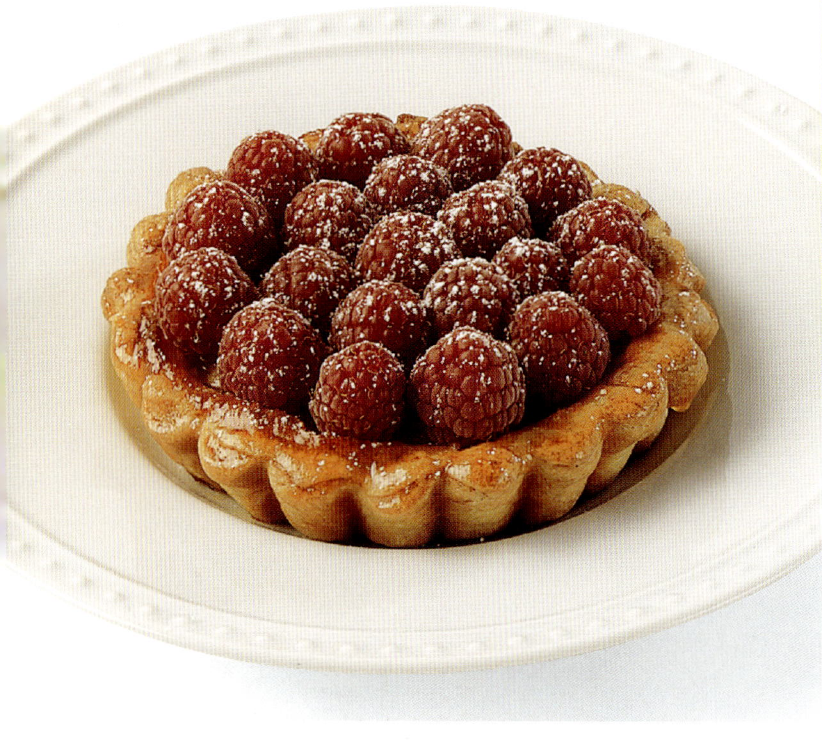

tartelette aux fruits (100 g)

440 calories

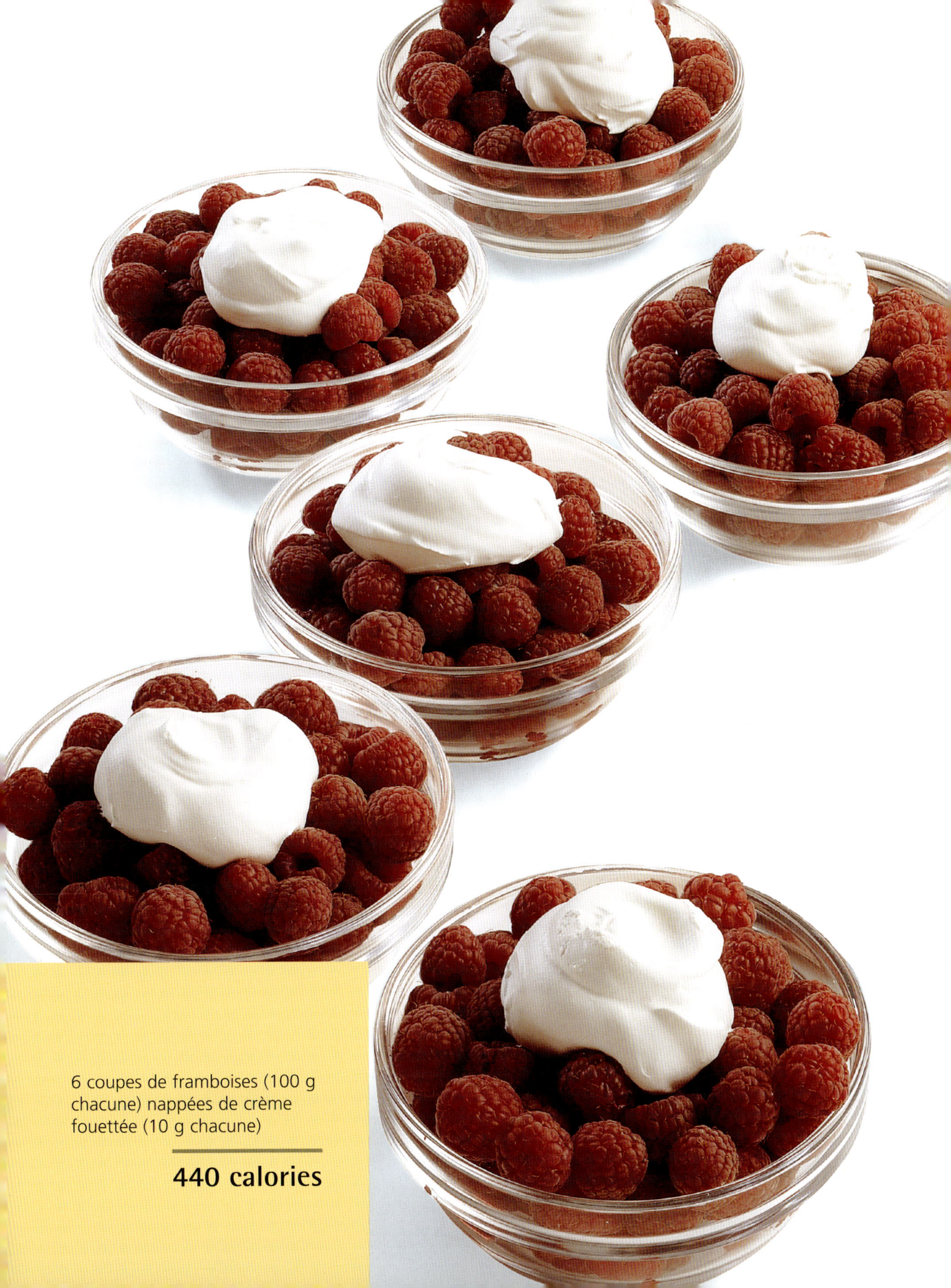

6 coupes de framboises (100 g chacune) nappées de crème fouettée (10 g chacune)

440 calories

FROMAGE OU DESSERT ?

Après un repas copieux, vous pouvez décider de vous abstenir de dessert et de vous contenter d'un petit peu de fromage et d'un biscuit – pour clore le repas et tenir compagnie à ceux qui prennent un dessert.

Vous voyez le fromage et les crackers ci-dessous ? Ils contiennent autant de calories que deux gaufres nappées de fruits rouges et de sirop. Que choisirez-vous ?

« Aussi surprenant que cela puisse paraître, manger ce délicieux dessert vous apportera moins de calories que d'y renoncer pour une ou deux bouchées de fromage. »

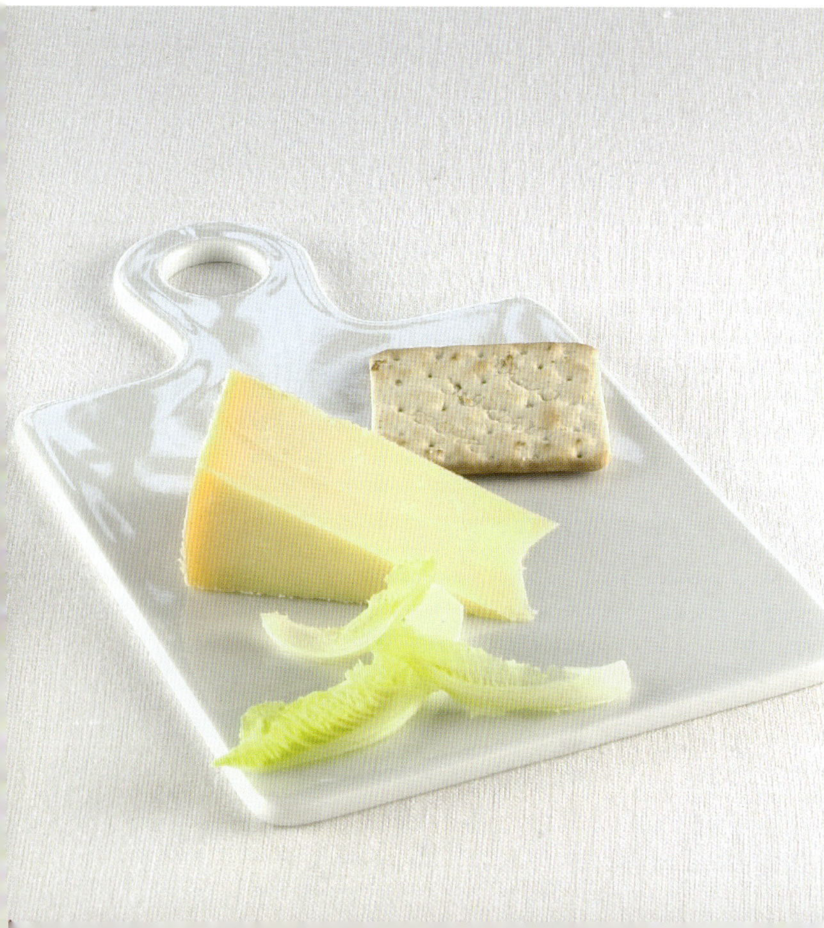

fromage (100 g)
400 calories

\+

1 cracker
50 calories

450 calories

=

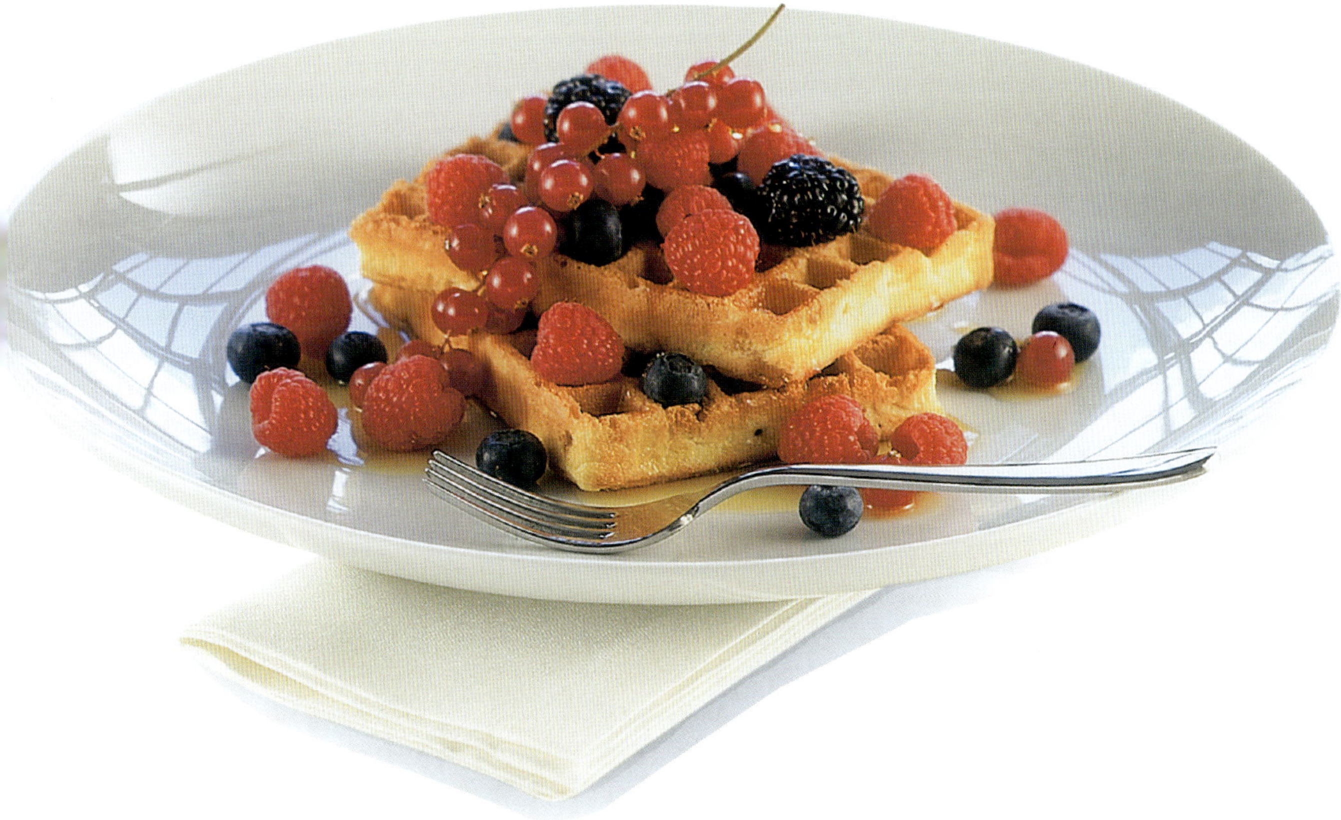

2 gaufres
300 calories
+
sirop (3 cs)
100 calories
+
fruits rouges (175 g)
50 calories

---

450 calories

LES DESSERTS

Si vous pensez que cette crêpe et sa boule de vanille n'ont rien d'un vrai dessert, vous avez raison. Ce n'en est pas un, et vous voudrez probablement vous resservir. Le choix de la page de droite devrait vous donner à réfléchir.

« Si vous aimez le sucré, choisissez soigneusement votre dessert, puis mettez de côté votre sentiment de culpabilité. »

Pour le même nombre de calories, vous pouvez manger trois coupes composées de sorbet, de fruits frais, de crème fouettée et de coulis. Qui n'aime pas les coupes glacées ? Et comme vous aurez probablement du mal à manger les trois coupes d'affilée, vous diminuerez les calories en n'en mangeant qu'une.

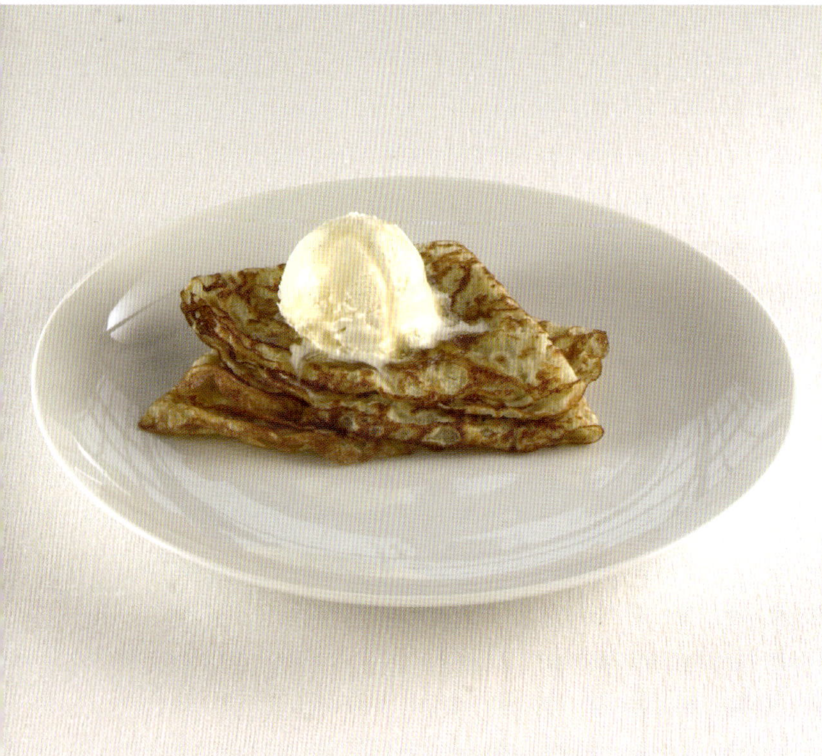

crêpe (100 g)
280 calories +

boule de glace
à la vanille (60 g)
100 calories +

sirop (2 cs)
70 calories

450 calories

=

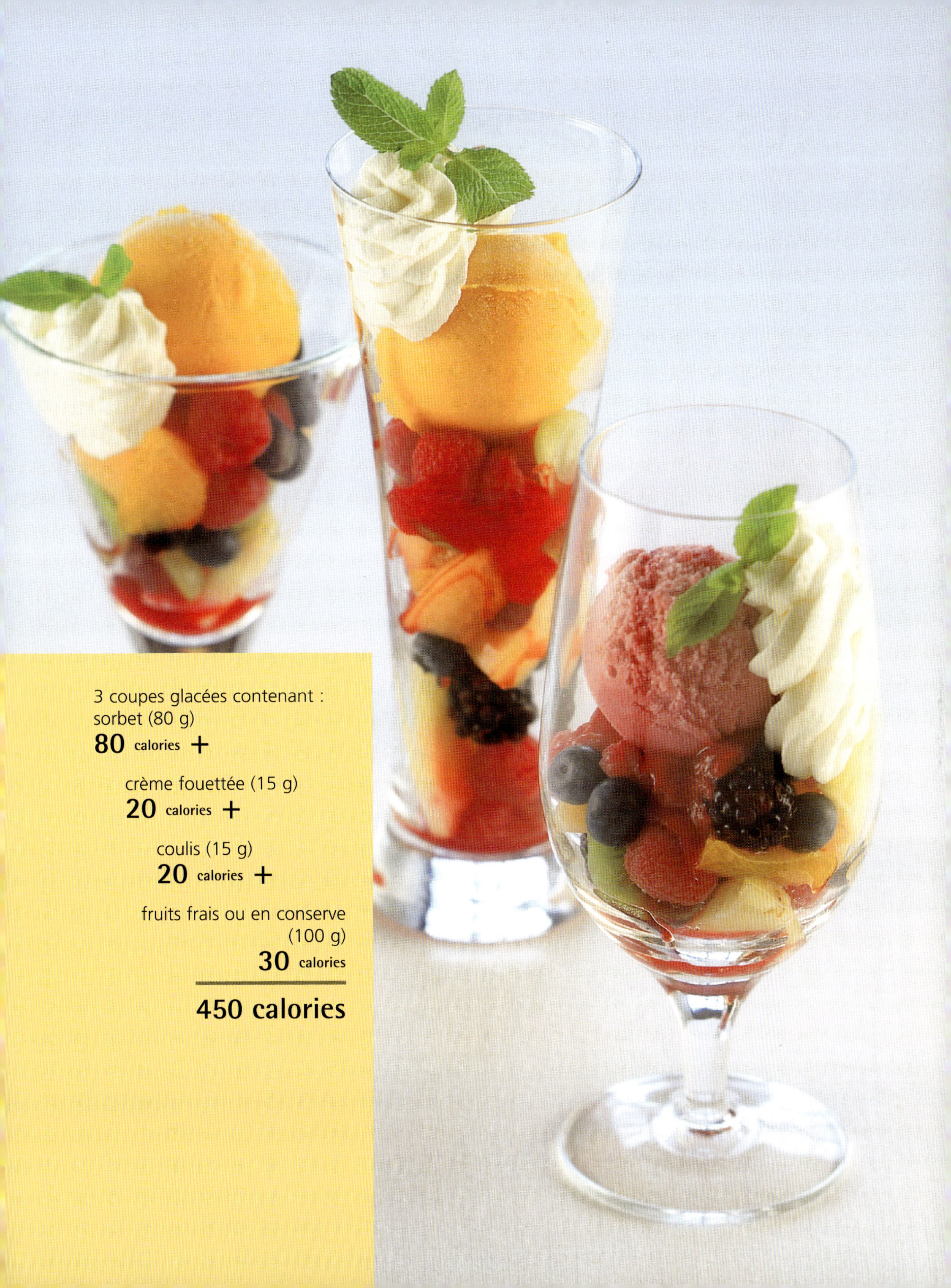

3 coupes glacées contenant :
sorbet (80 g)
80 calories +

crème fouettée (15 g)
20 calories +

coulis (15 g)
20 calories +

fruits frais ou en conserve (100 g)
30 calories

---

450 calories

LES TAPAS

Quand vous sortez entre amis dans un bar à tapas, il est facile de picorer dans tous les plats qui s'offrent à vous. Le choix est très varié, et les rations sont si petites qu'il est tentant d'arrêter de compter les calories.

Regardez de plus près ce qui vous est offert, et vous risquez d'être surpris par la différence de calories entre les différents plats. Une part de tortilla, par exemple, contient près de deux fois plus de calories que huit crevettes à l'ail, tandis que les champignons marinés défient toute concurrence en matière de calories.

« N'oubliez pas de comptabiliser également les calories de l'alcool que vous buvez. »

petits champignons de Paris marinés (50 g) aux épices et au romarin

5 calories

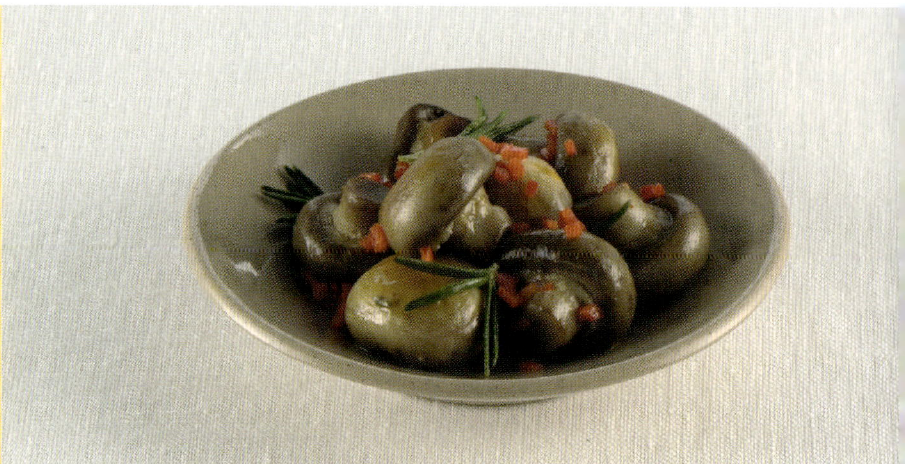

10 olives farcies

60 calories

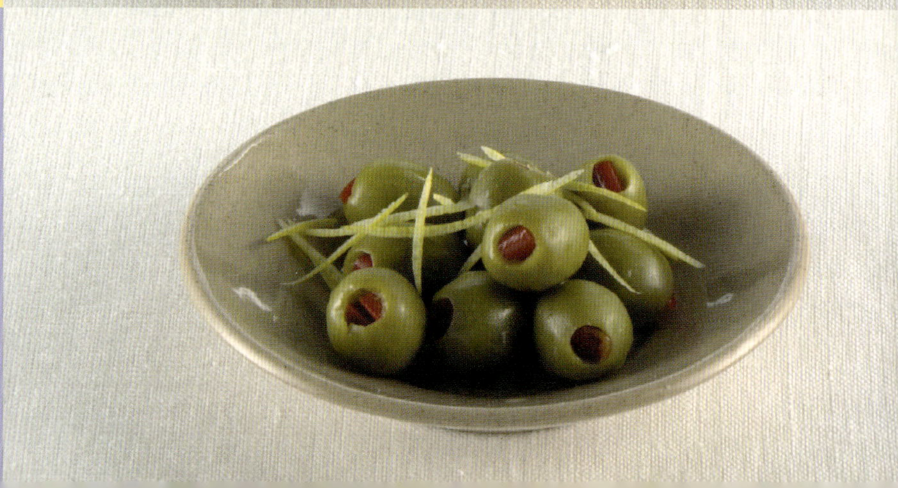

xérès (50 ml)

60 calories

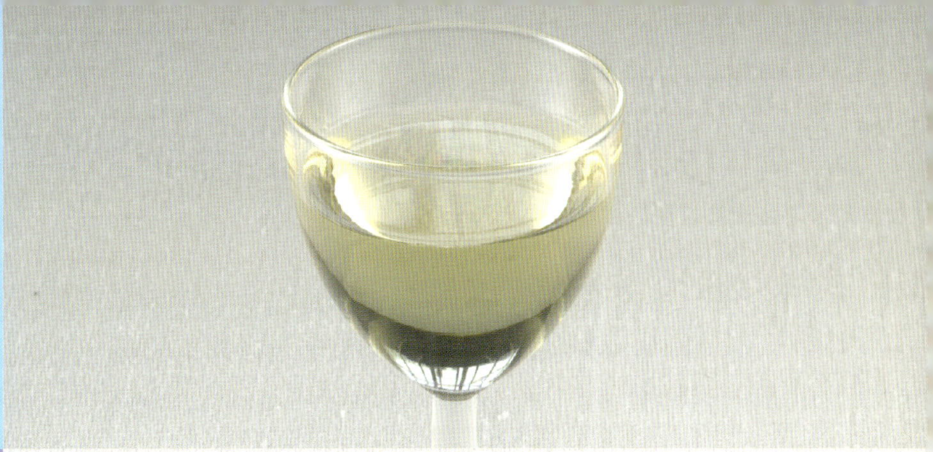

8 crevettes à l'ail (60 g)

100 calories

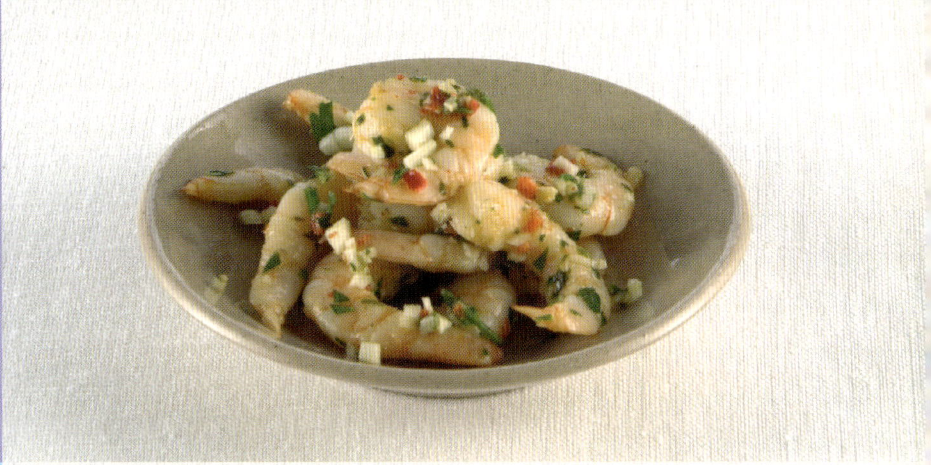

chorizo (40 g)

150 calories

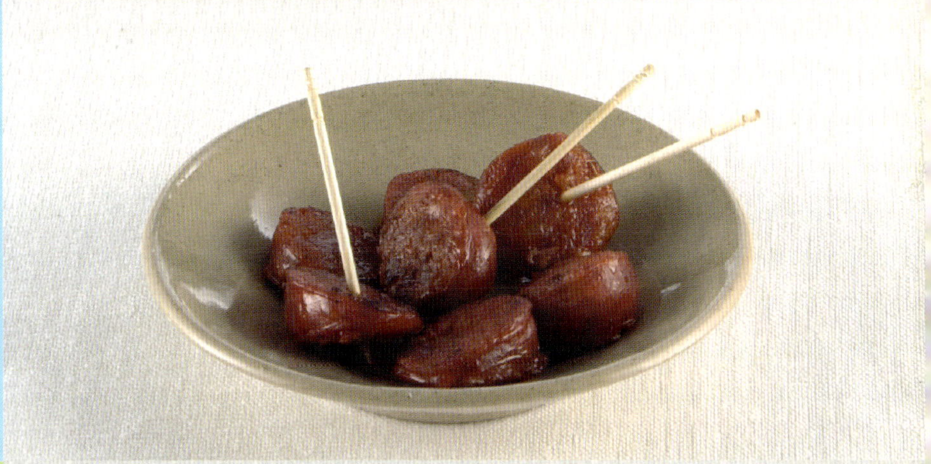

tortilla (90 g)

180 calories

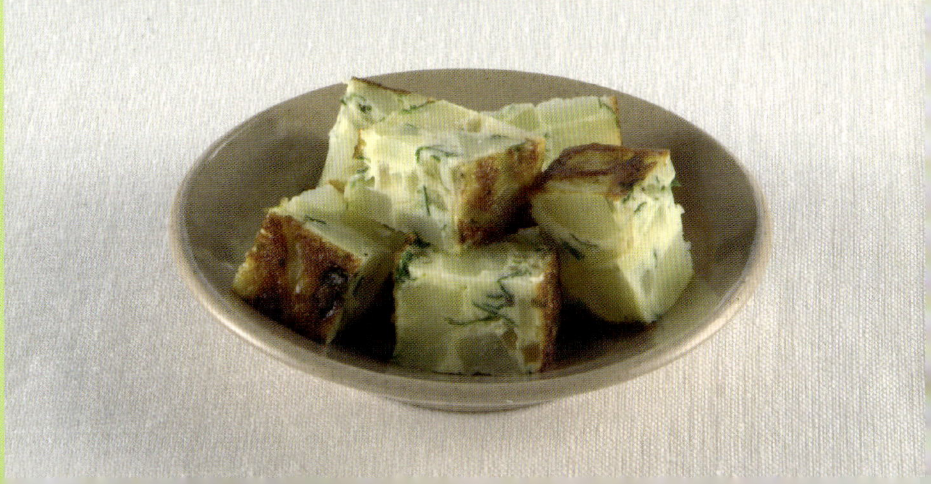

LES BUFFETS DE CRUDITÉS

La diversité des buffets de crudités peut vous faire hésiter. Mais quand vous connaîtrez la différence de calories, vos choix s'imposeront à vous.

Les salades passent généralement pour des choix hypocaloriques, mais vous voyez que ce n'est pas toujours le cas. La prochaine fois que vous vous trouverez devant un buffet de crudités, rappelez-vous ces images.

« Essayez d'éviter les salades aux assaisonnements riches et crémeux – c'est là que se cachent les calories. »

salade verte et tomate

40 calories

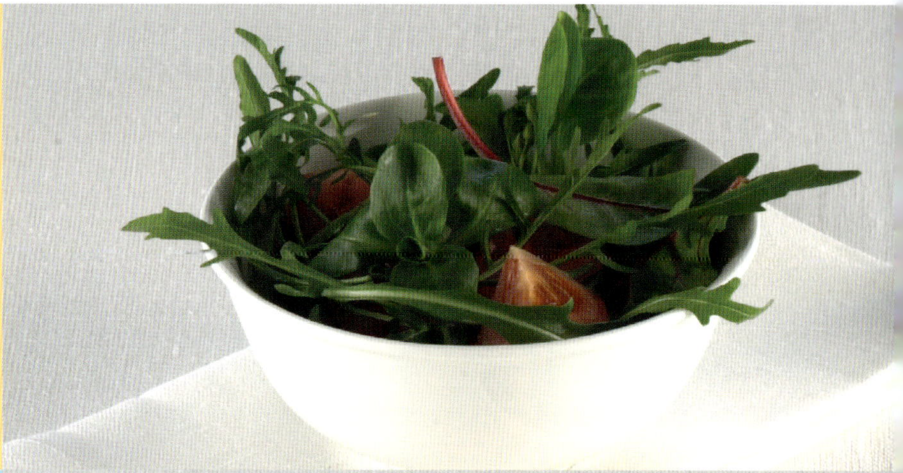

salade de betterave et d'orange

80 calories

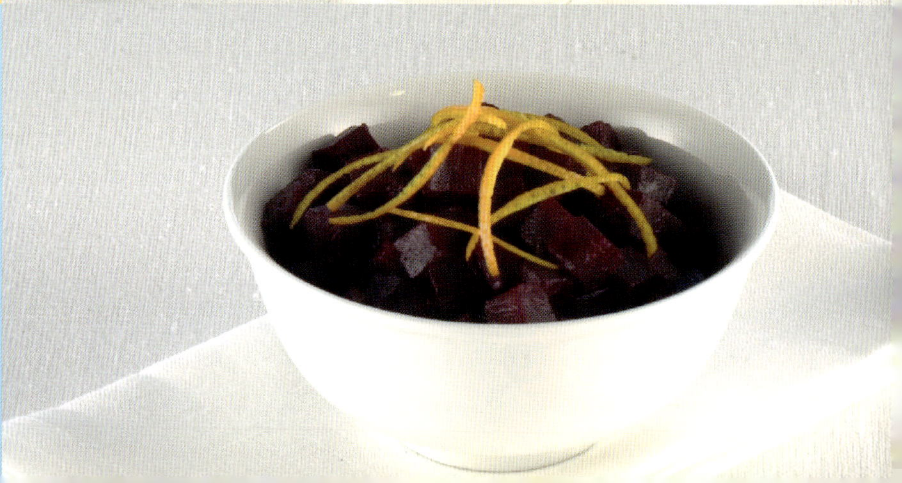

coleslaw

150 calories

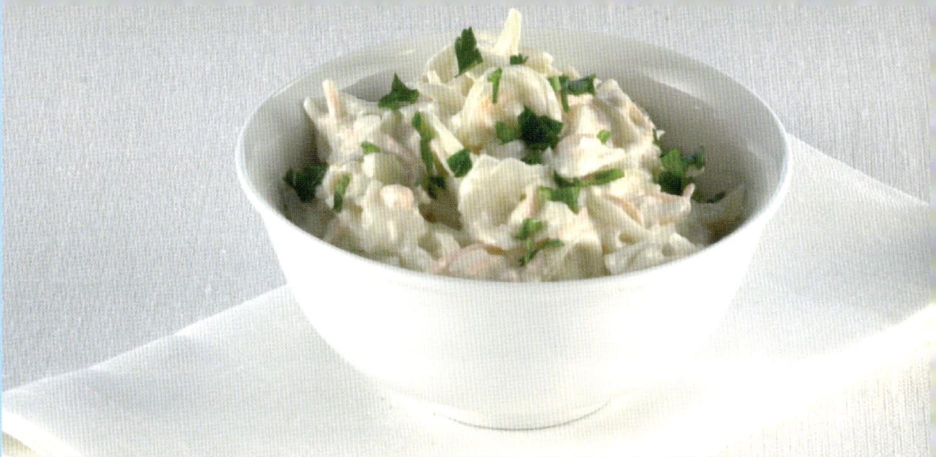

salade de haricots

180 calories

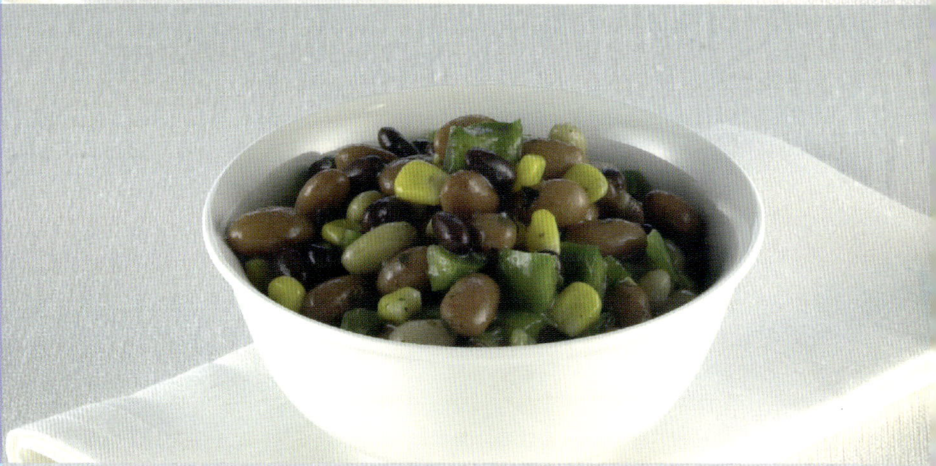

salade de pommes de terre

300 calories

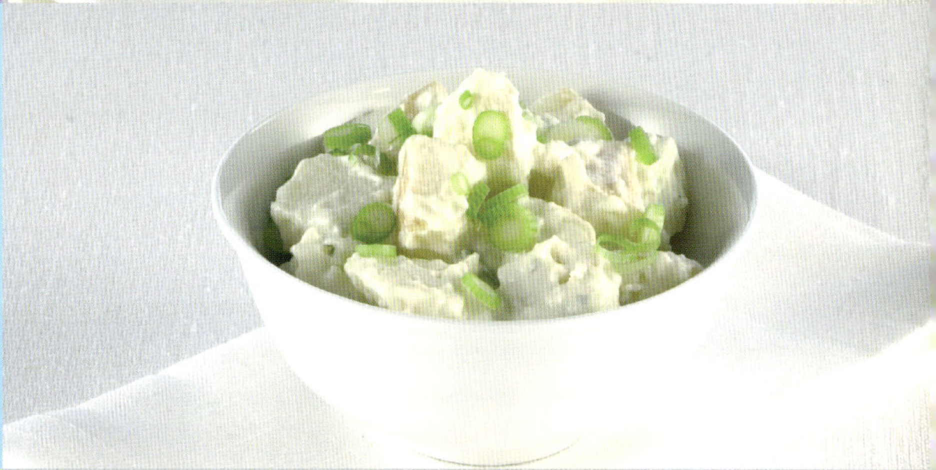

salade de pâtes à la crème

400 calories

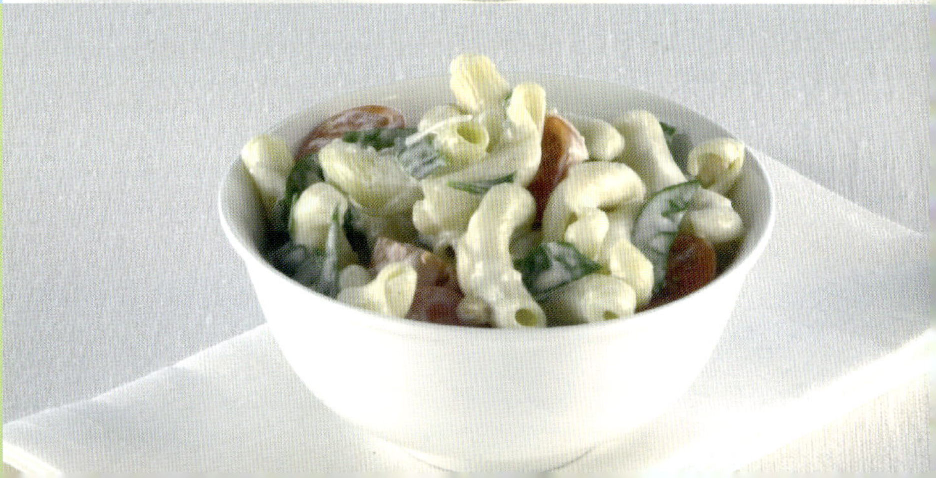

LE PAIN

Prenez-vous toujours le pain qui vous est offert au restaurant ? Mangez-vous du pain tous les jours ? Si oui, prenez le temps d'observer les photos. Vous constatez qu'un bagel contient autant de calories que cinq tranches de pain de seigle noir et plus de deux fois plus qu'un petit pain. Gardez ces images à l'esprit pour décider comment manger plus de pain pour moins de calories.

1 tranche de pain de seigle noir

50 calories

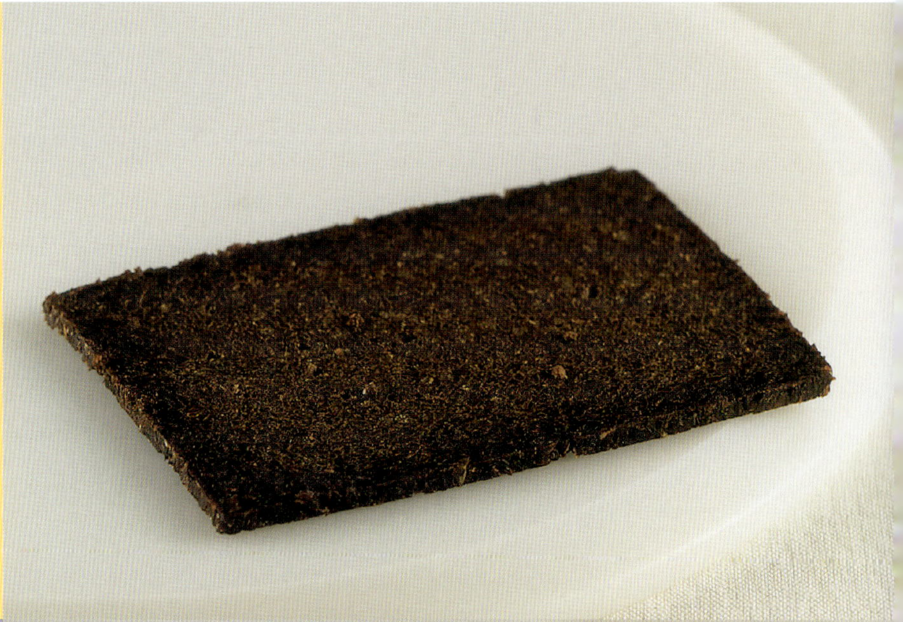

1 tranche de baguette (2,5 cm d'épaisseur)

50 calories

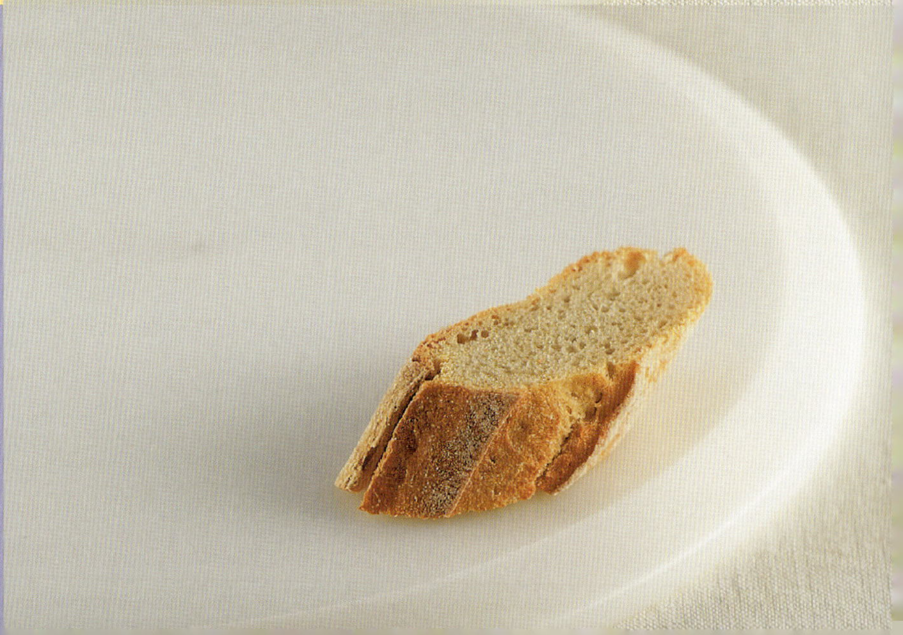

1 petit pain complet
(40 g)

100 calories

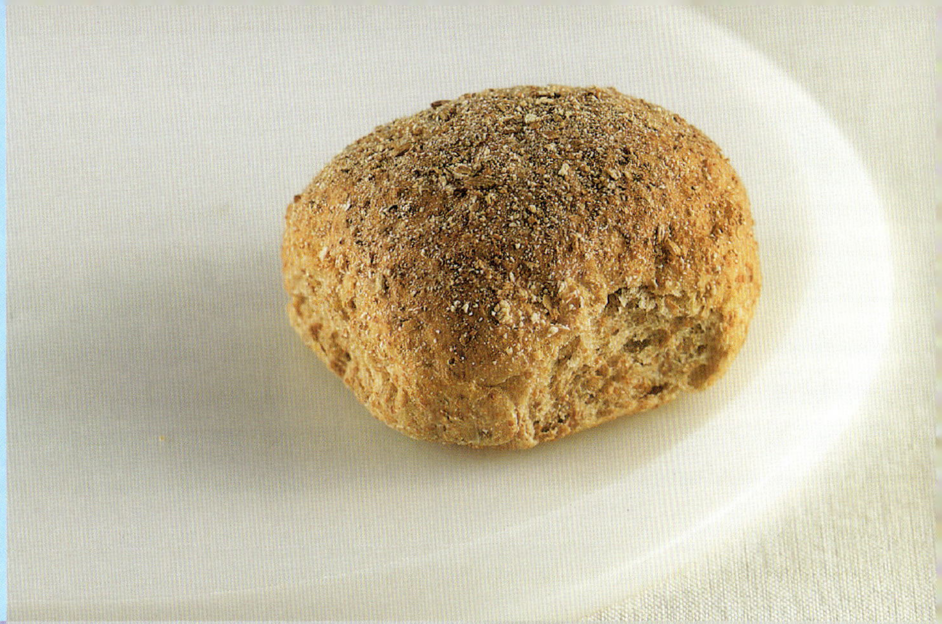

1 pain pita

150 calories

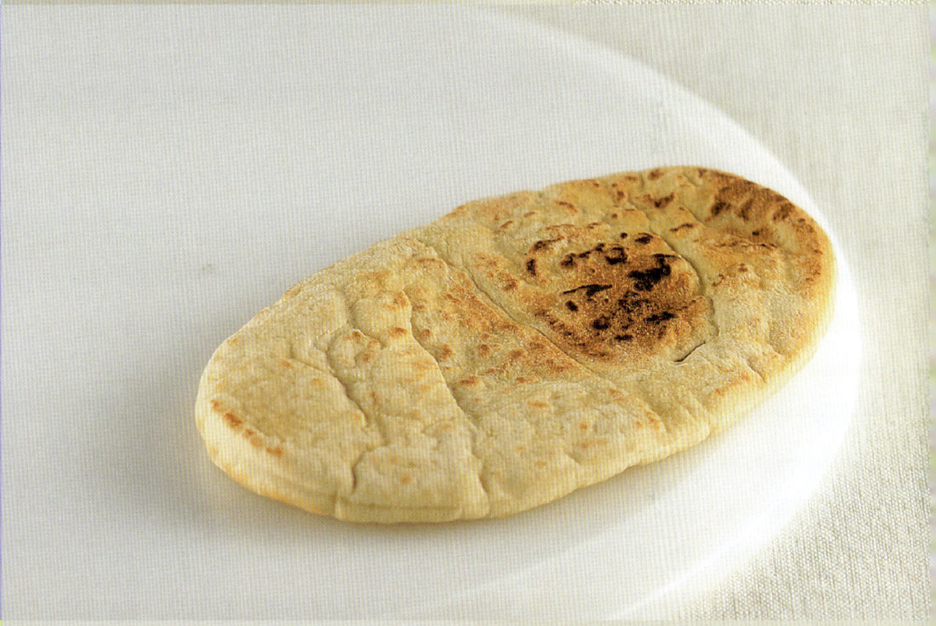

1 bagel (90 g)

250 calories

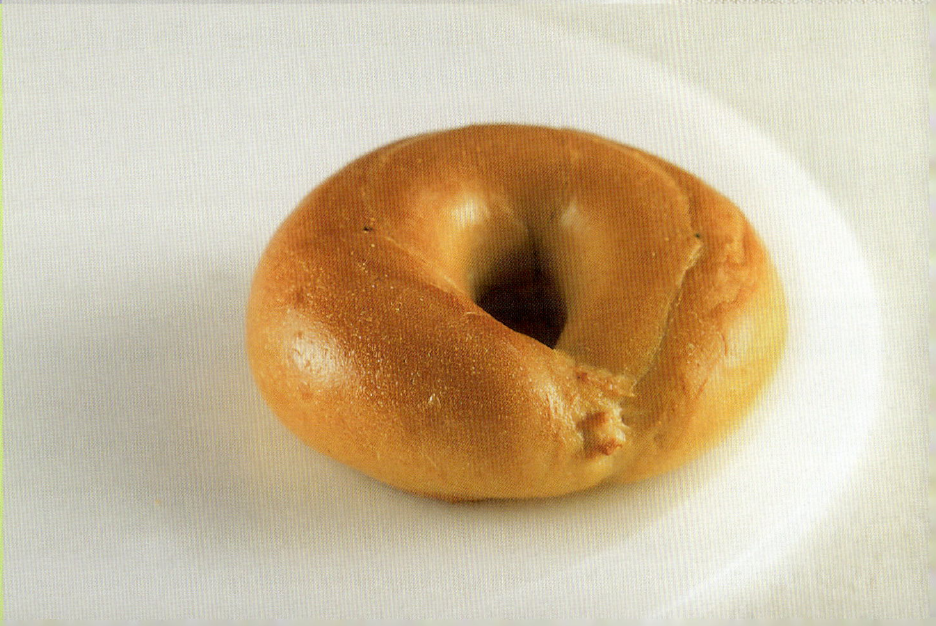

LES FAST-FOODS

Parfois, vous avez vraiment envie d'un fast-food et parfois, malgré toutes vos bonnes intentions, vous n'avez pas le choix. Une fois au comptoir, il est facile de mettre de côté vos bonnes résolutions et de vous jeter sur toutes les options hypercaloriques du menu.
Au lieu de commander un milk-shake, que vous choisissez juste comme ça, pourquoi ne pas prendre un cola light désaltérant ? Ou préférer un burger aux haricots à un cheeseburger moins équilibré ?

« Même dans la restauration rapide,
vos choix peuvent avoir un impact spectaculaire
sur vos apports caloriques. »

cola light
de taille moyenne

2 calories

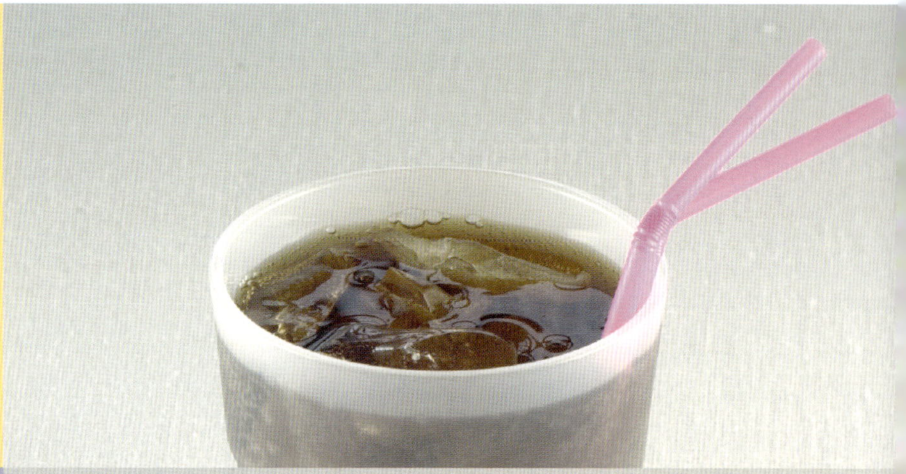

burger aux haricots

240 calories

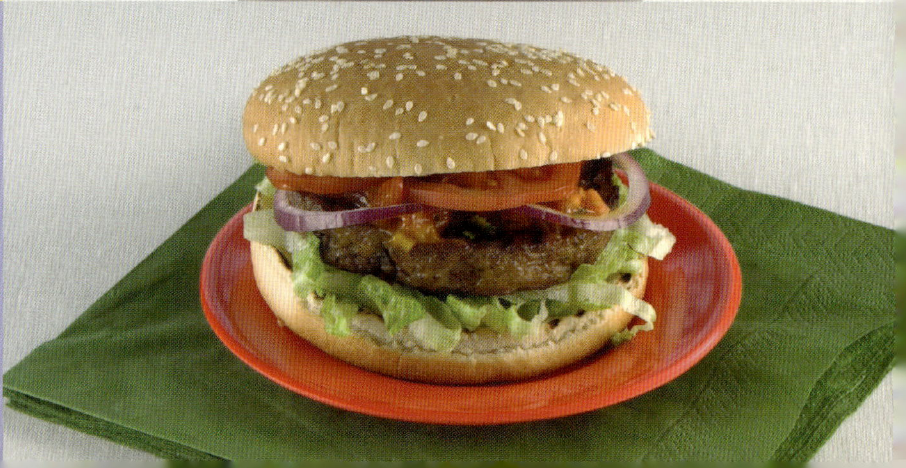

6 beignets de poulet

250 calories

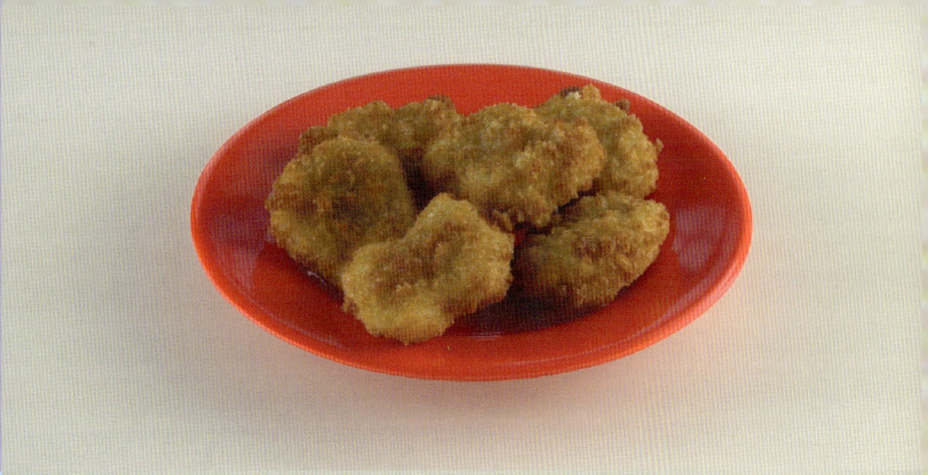

portion de frites moyenne (110 g)

400 calories

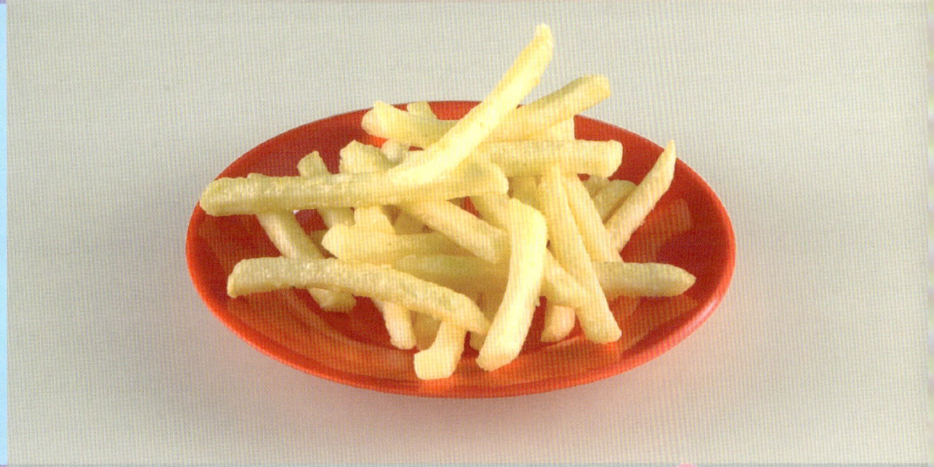

milk-shake de taille moyenne

400 calories

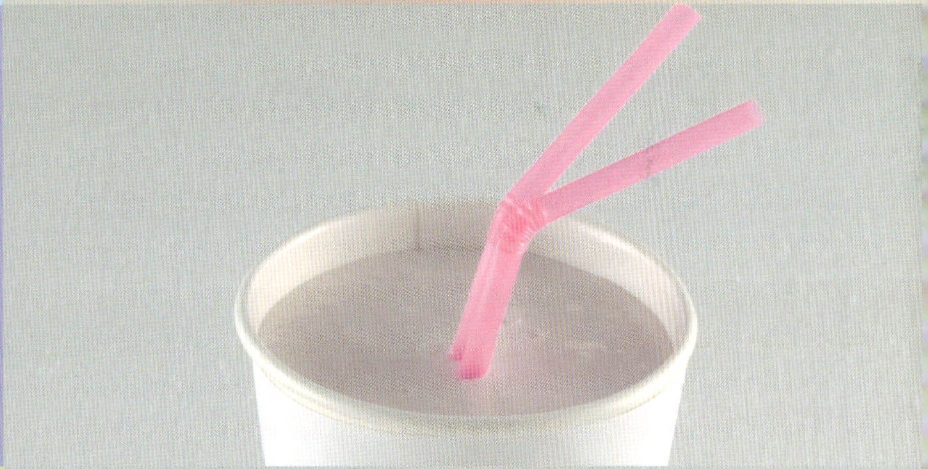

cheeseburger

520 calories

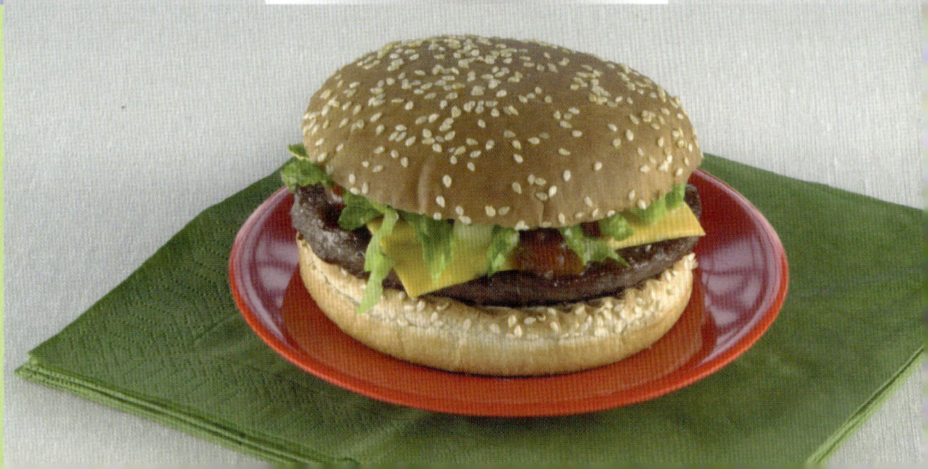

LA CUISINE INDIENNE

La cuisine indienne offre un riche contraste de saveurs, de textures et de calories. À portions égales, l'agneau biriyani et les crevettes tandoori ne contiennent pas du tout le même nombre de lipides et de calories. L'agneau biriyani – préparé avec des raisins secs, de la noix de coco et du beurre clarifié – est riche en graisses saturées et totalise 800 calories. Les crevettes tandoori aux légumes, pauvres en graisses et riches en bonnes protéines de la mer, affichent moins de la moitié des calories de l'agneau.

« En choisissant soigneusement votre accompagnement, vous pouvez diviser par deux vos apports caloriques. »

Quant à l'accompagnement, le keema paratha – pain indien épicé et frit – contient autant de calories qu'un repas complet. Une seule portion de keema paratha totalise 330 calories, contre 120 calories pour un délicieux curry d'épinards et de pois chiches.

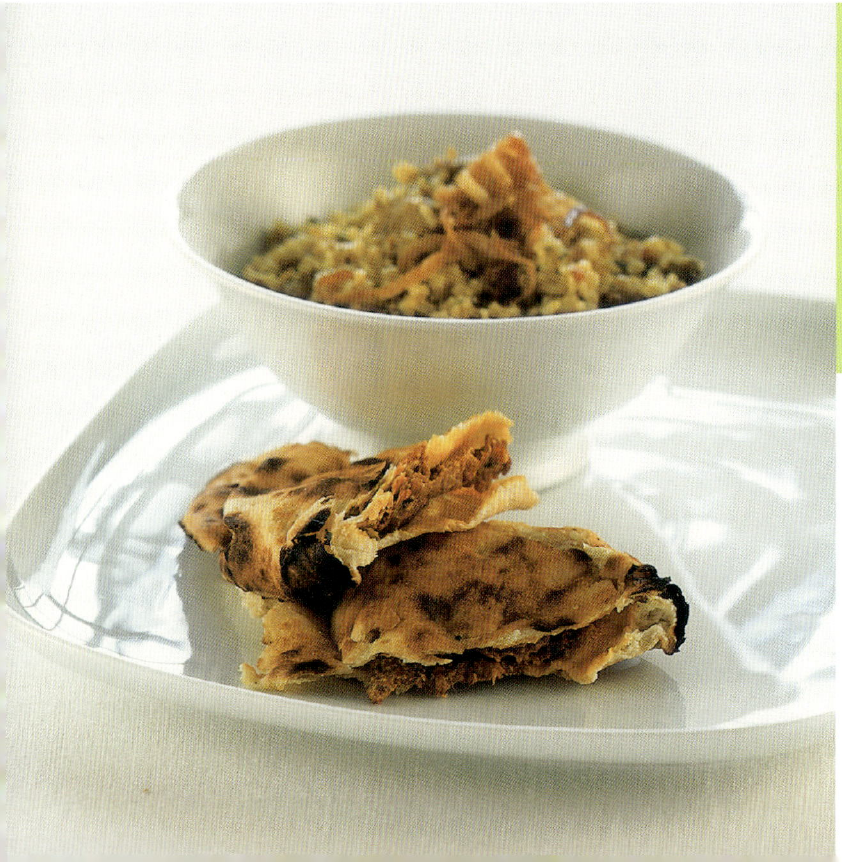

agneau biriyani (450 g)
800 calories
+
keema paratha (100 g)
330 calories

1130 calories

ou

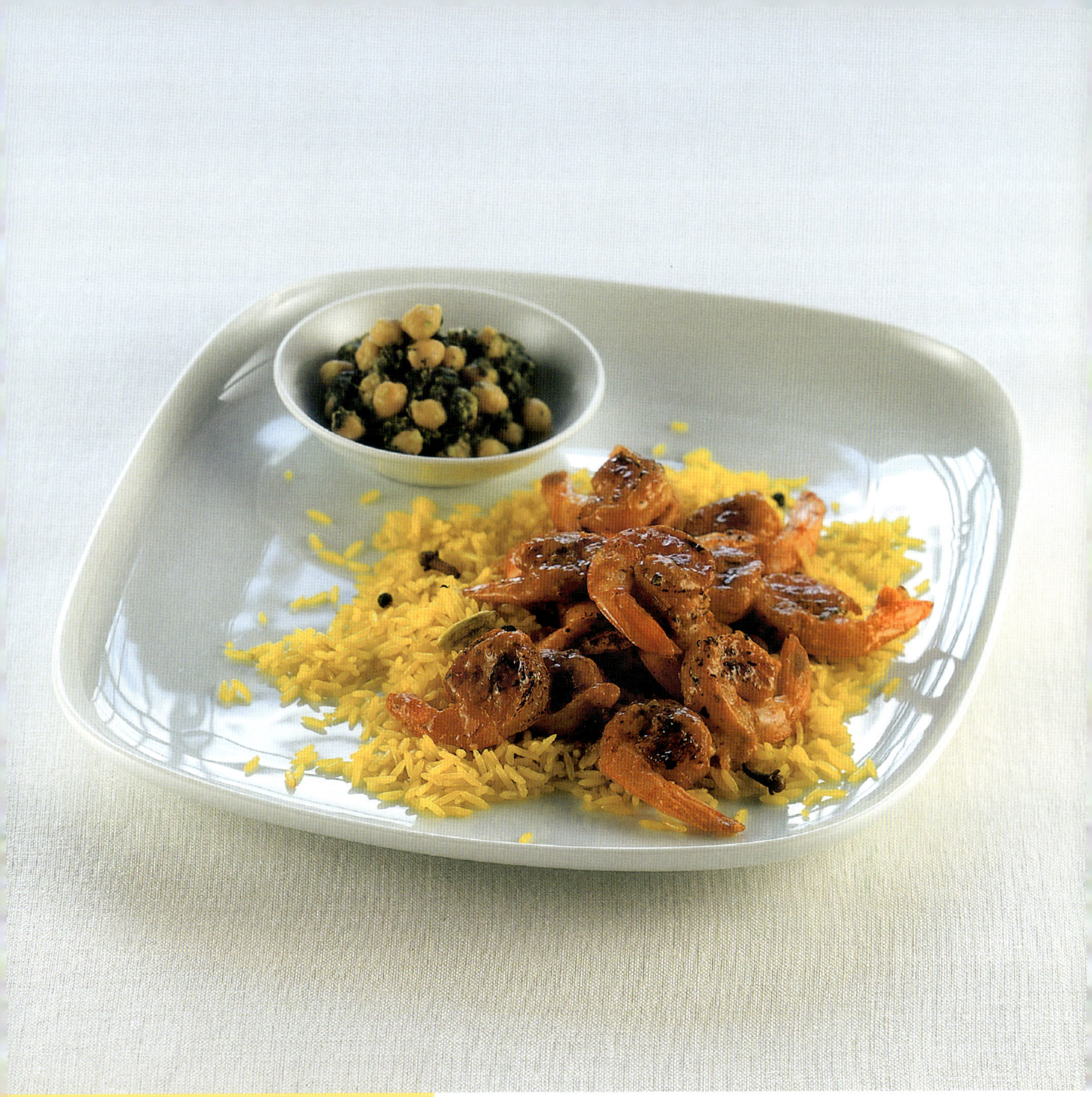

crevettes tandoori (200 g)
sur un lit de riz pilaf (120 g)
400 calories

\+

curry de pois chiches
et d'épinards (80 g)
120 calories

520 calories

LA CUISINE JAPONAISE

Voici trois plats japonais classiques de portions égales – tempura de poulet, teriyaki de crevettes et sushi/sashimi. Qui dit portions égales ne dit pas forcément calories égales. Les parts de teriyaki et de sushi/sashimi ont relativement peu de calories - deux fois moins que le tempura.

« Réduisez votre consommation de fritures. »

teriyaki de crevettes (175 g)

180 calories

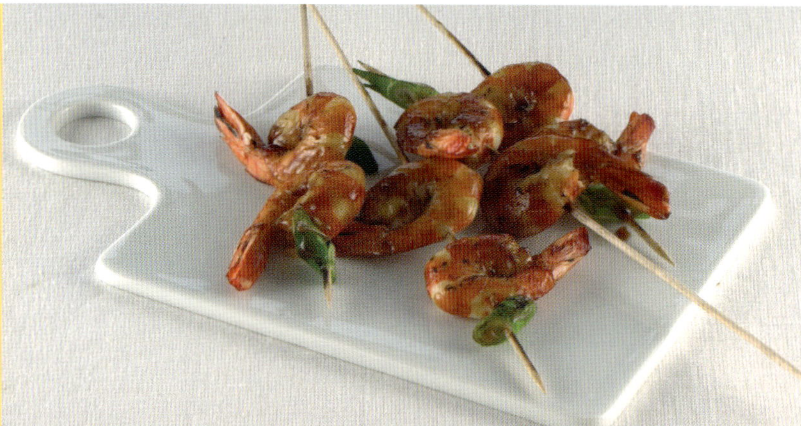

sushi/sashimi (175 g)

220 calories

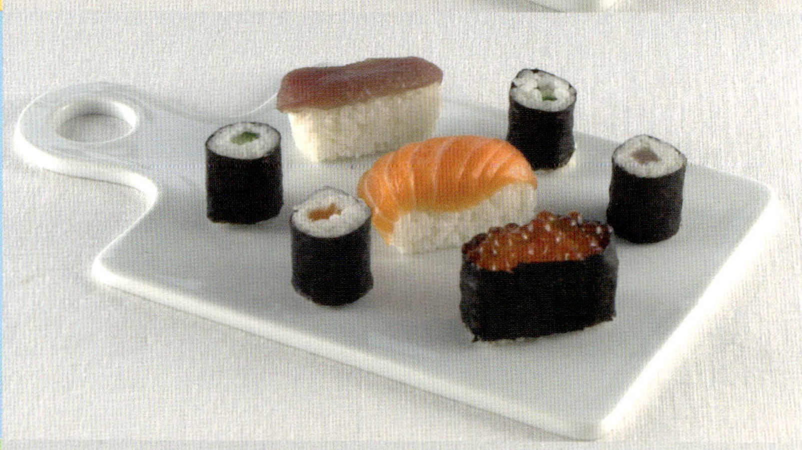

tempura de poulet (175 g)

400 calories

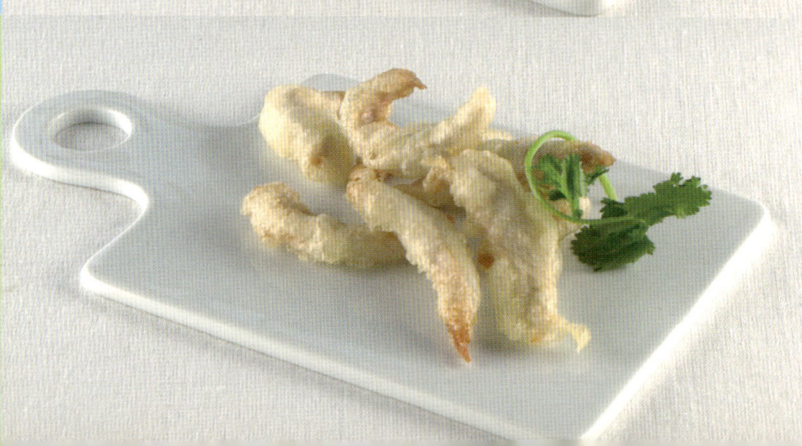

LA CUISINE MEXICAINE

Ces plats sont tous deux appétissants, mais ils n'affichent pas du tout le même nombre de calories. Le burrito garni de viande, de fromage et de crème contient 760 calories, contre moitié moins pour les crevettes sauce salsa accompagnées de haricots, de riz et de salade.

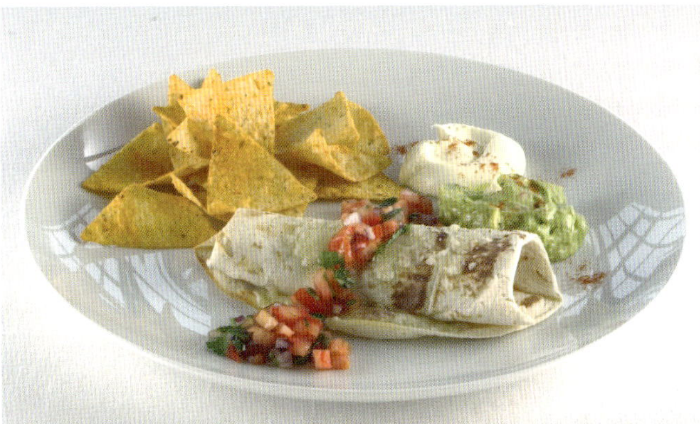

burrito avec viande hachée, fromage, crème, haricots, sauce salsa, guacamole (75 g) et tortillas chips (50 g)

760 calories

ou

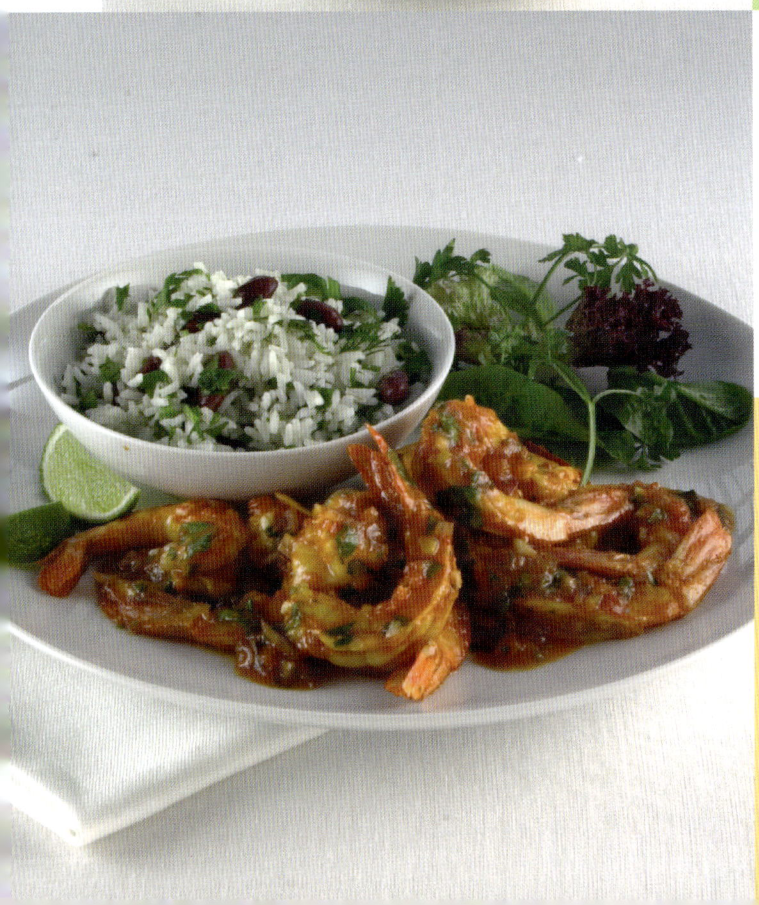

crevettes sauce salsa (200 g)
150 calories

+

haricots (50 g) et riz (150 g)
200 calories

+

garniture de salade
5 calories

355 calories

LA CUISINE THAÏE

La cuisine thaïe est singulière et délicieuse, mais si vous faites attention à votre ligne, vous devez faire les bons choix. Comparez le nombre de calories de trois croquettes de poisson et de trois brochettes de poulet au satay.

« La cuisine thaïe offre un large choix de mets peu caloriques, mais soyez prudent dans vos choix. »

champignons à la vapeur (100 g)

100 calories

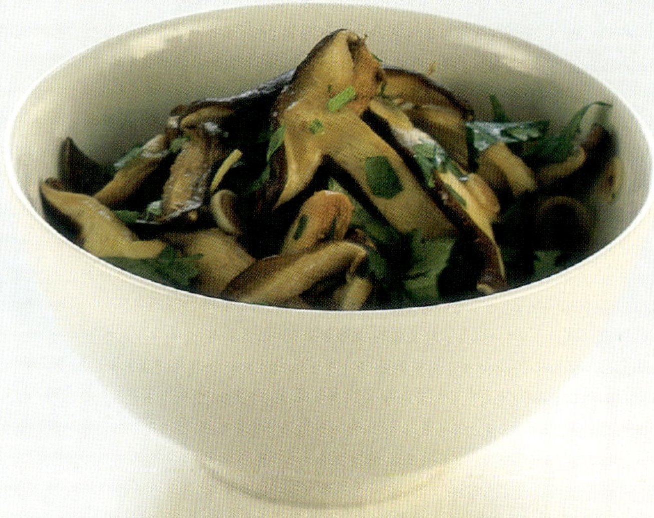

soupe de crevettes (200 ml)

130 calories

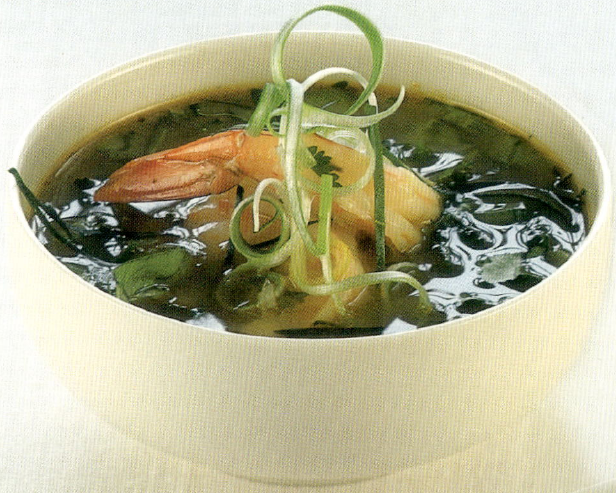

3 croquettes de poisson accompagnées de sauce au piment doux

150 calories

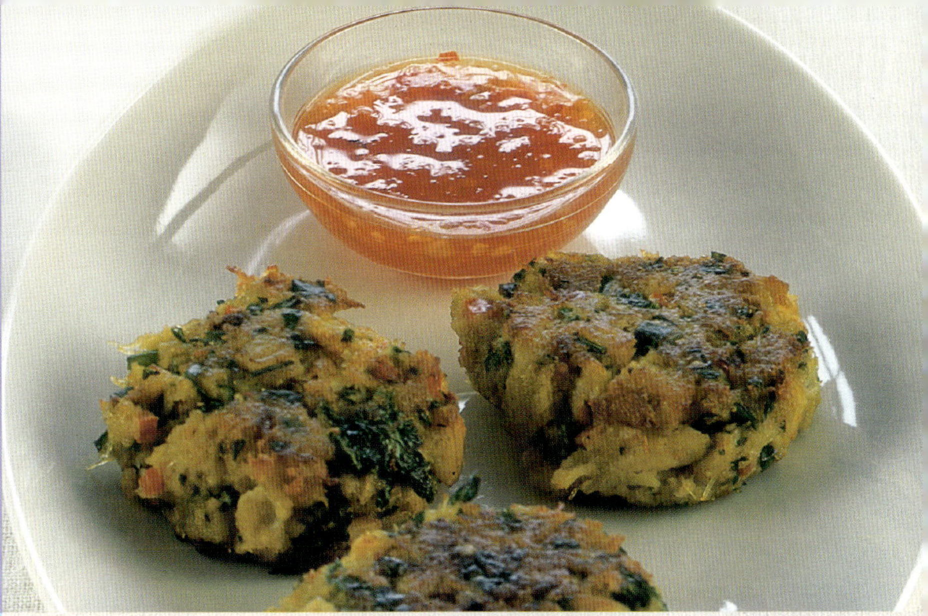

poulet au curry vert (200 g)

300 calories

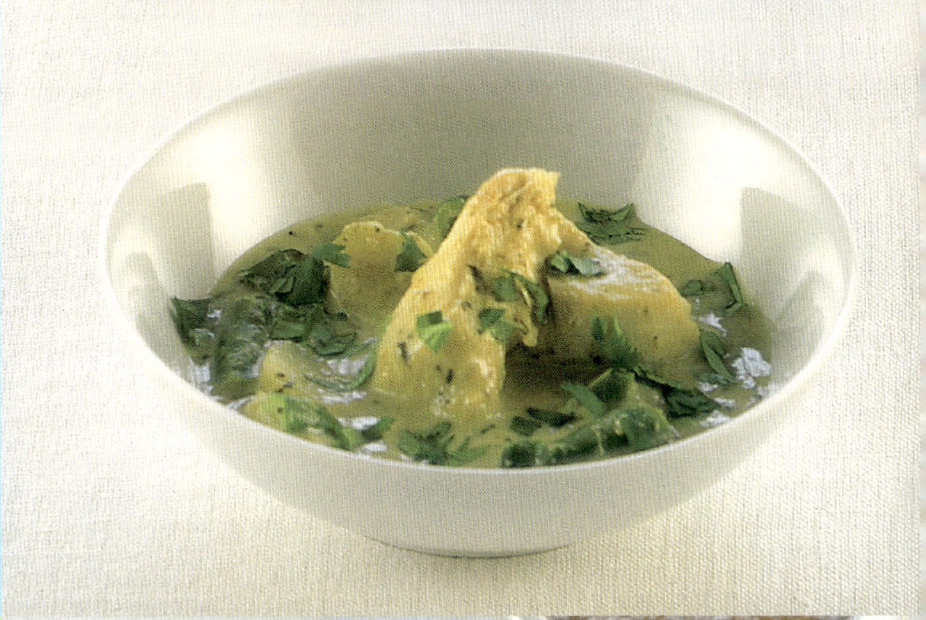

brochettes de poulet au satay (200 g)

300 calories

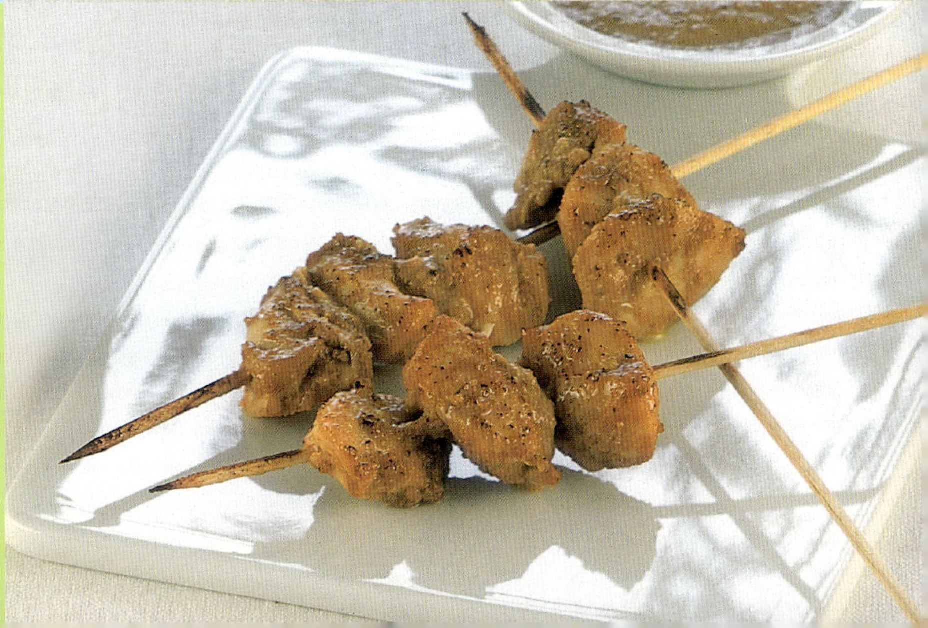

LES PIZZAS

Non, une pizza ne sonne pas le glas de votre régime. Mais il y a pizza et pizza. Vous ne serez pas surpris d'apprendre que la traditionnelle pizza tomate-mozzarella, sans parler de la pizza fromage-pepperoni, est hypercalorique.

Par contre, la pizza aux légumes est peu calorique, tout comme la pizza aux fruits de mer (sans fromage). L'idéal est de cumuler le pouvoir nutritionnel de ces deux parts.

« Commandez une pizza sans fromage ou une pizza avec beaucoup de légumes plutôt qu'avec de la viande. »

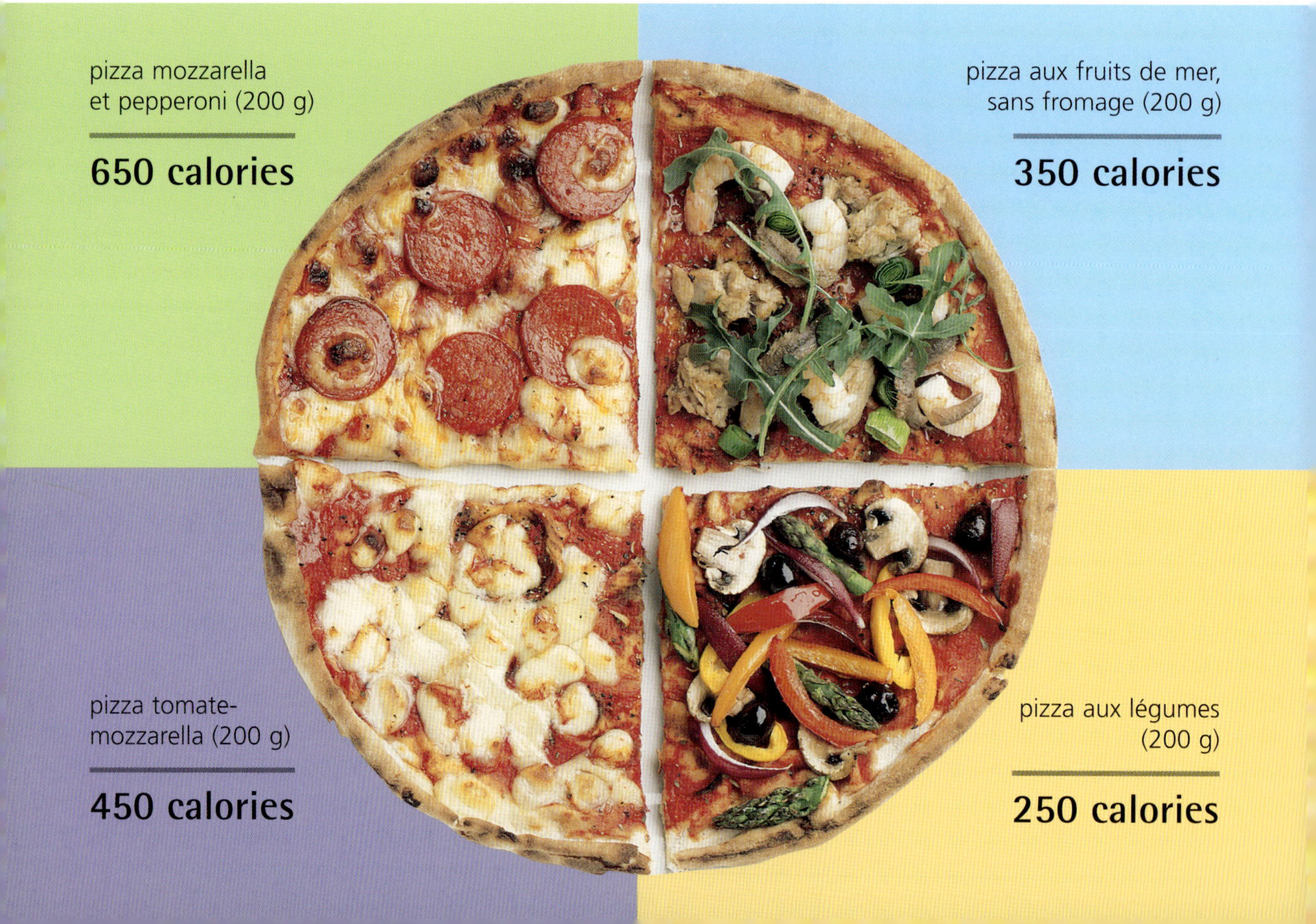
pizza mozzarella et pepperoni (200 g)
650 calories
pizza aux fruits de mer, sans fromage (200 g)
350 calories
pizza tomate-mozzarella (200 g)
450 calories
pizza aux légumes (200 g)
250 calories

LES POMMES DE TERRE

Les pommes de terre sont un aliment sain et nourrissant. Mais suivant leur préparation, elles contiennent plus ou moins de calories. Différents plats de pommes de terre peuvent avoir un nombre de calories très différent. Voyez la comparaison ci-dessous.

« Si vous essayez de perdre du poids, évitez de manger des pommes de terre rôties ou sautées dans de l'huile. »

Une même quantité de pommes de terre bouillies contient moitié moins de calories que des pommes de terre rôties. Même la purée totalise beaucoup moins de calories que les pommes de terre rôties. Les pommes de terre sautées, en revanche, en contiennent encore plus.

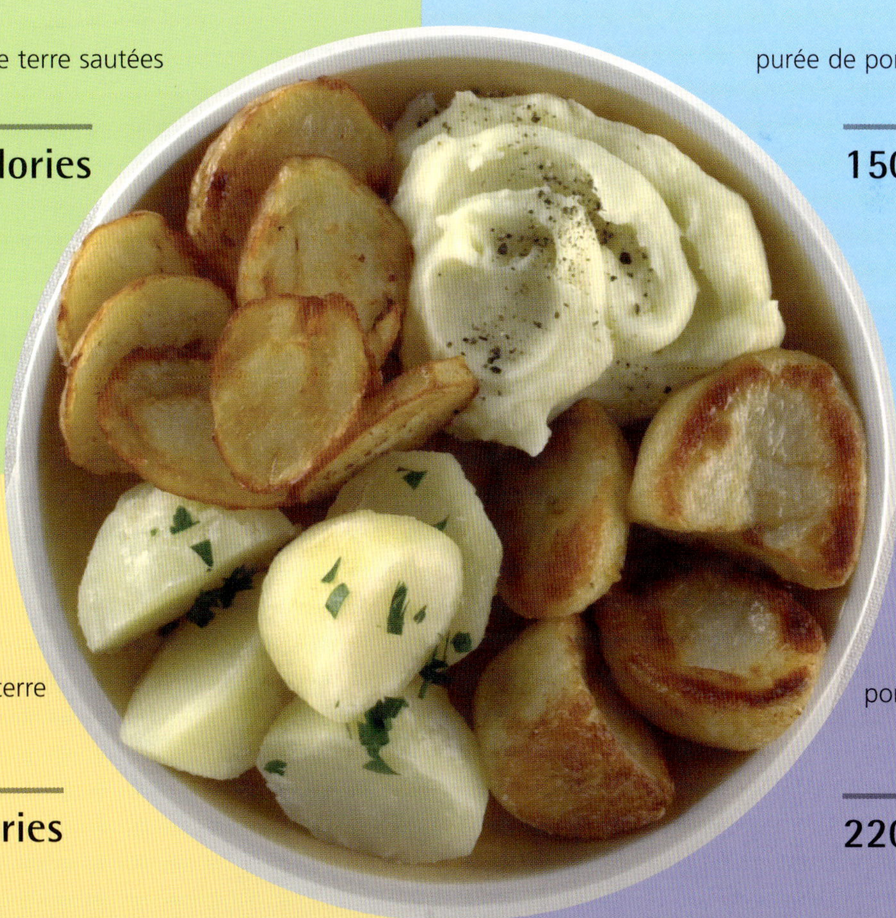

pommes de terre sautées (150 g)

290 calories

purée de pommes de terre (150 g)

150 calories

pommes de terre bouillies (150 g)

110 calories

pommes de terre rôties (150 g)

220 calories

LA CUISINE GRECQUE

La cuisine grecque offre un large éventail de délicieuses saveurs. Vous pouvez goûter l'une d'elles – la moussaka – à 560 calories la part. Mais est-ce vraiment ce que vous souhaitez ?

Avant de décider, voyez les délices que vous pourriez manger à la place – pour moins de calories. Le repas complet de cuisine grecque présenté ci-contre vous offre toutes sortes de saveurs et de textures – feuilles de vigne, crevettes, tzatziki et caviar d'aubergines, accompagnés de figues et d'un verre de retsina – pour un total de 490 calories.

« Savourez les délicieuses saveurs d'un festin grec plutôt qu'une tranche de moussaka. »

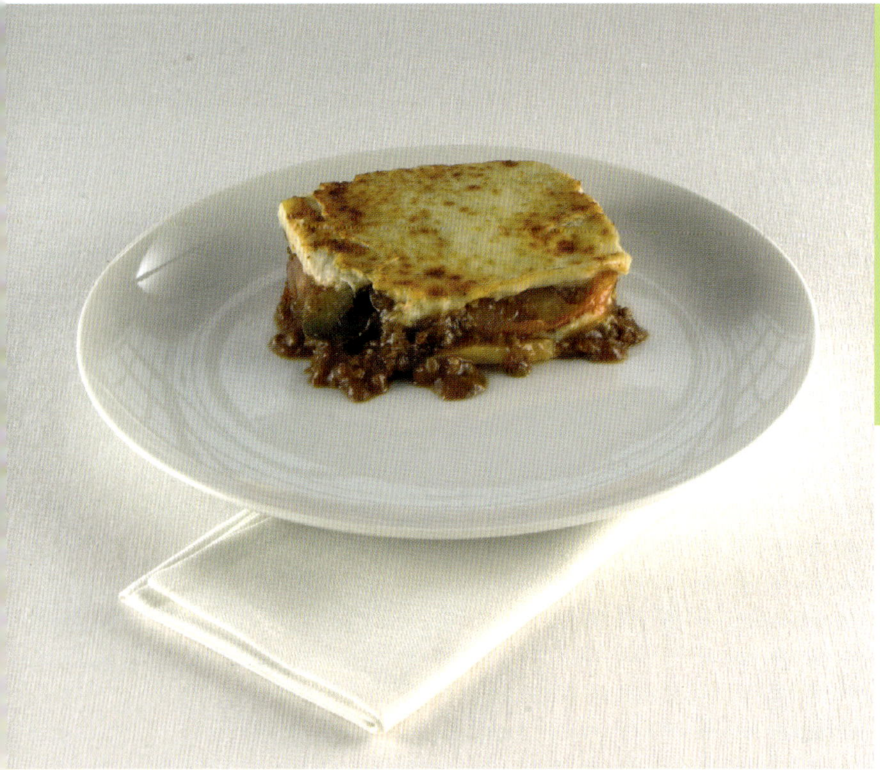

tranche de moussaka (350 g)

560 calories

ou

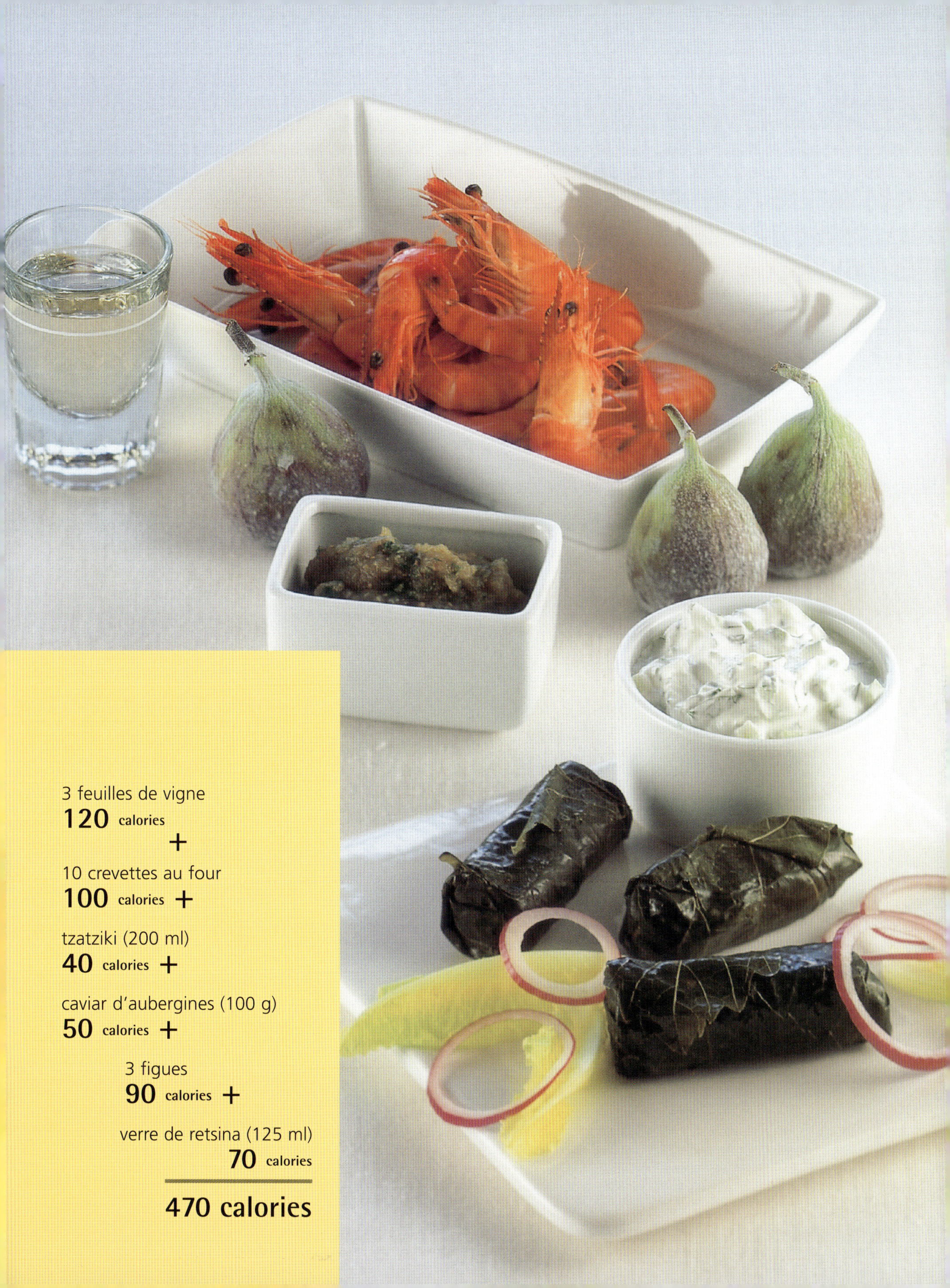

3 feuilles de vigne
120 calories +

10 crevettes au four
100 calories +

tzatziki (200 ml)
40 calories +

caviar d'aubergines (100 g)
50 calories +

3 figues
90 calories +

verre de retsina (125 ml)
70 calories

470 calories

LA CUISINE CHINOISE

Si vous mangiez tout le repas ci-contre, vous sortiriez de table repu. Et pourtant, il totalise moins de calories que l'une des entrées ci-dessous – les nems ou les quelques travers de porc.

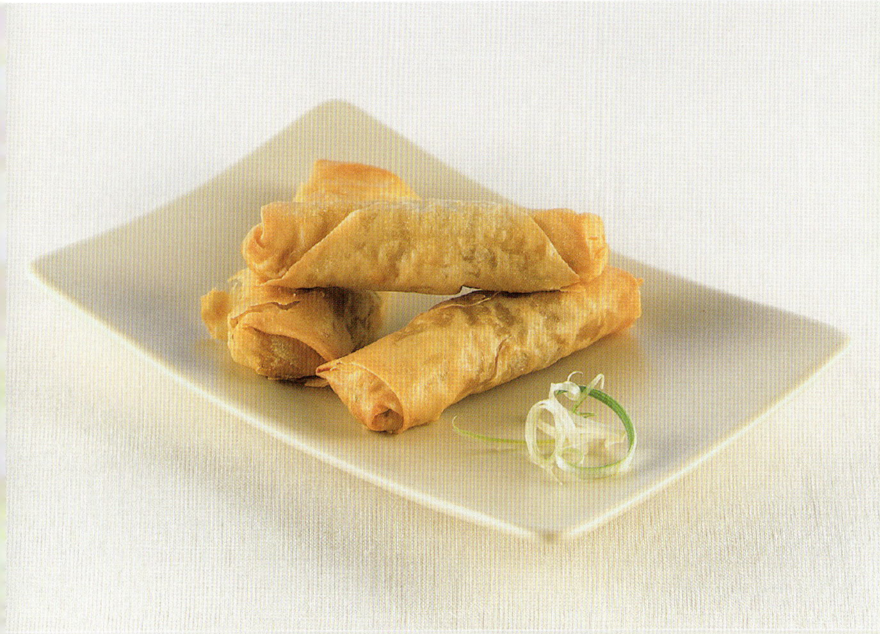

3 rouleaux de printemps (60 g chacun)

500 calories

ou

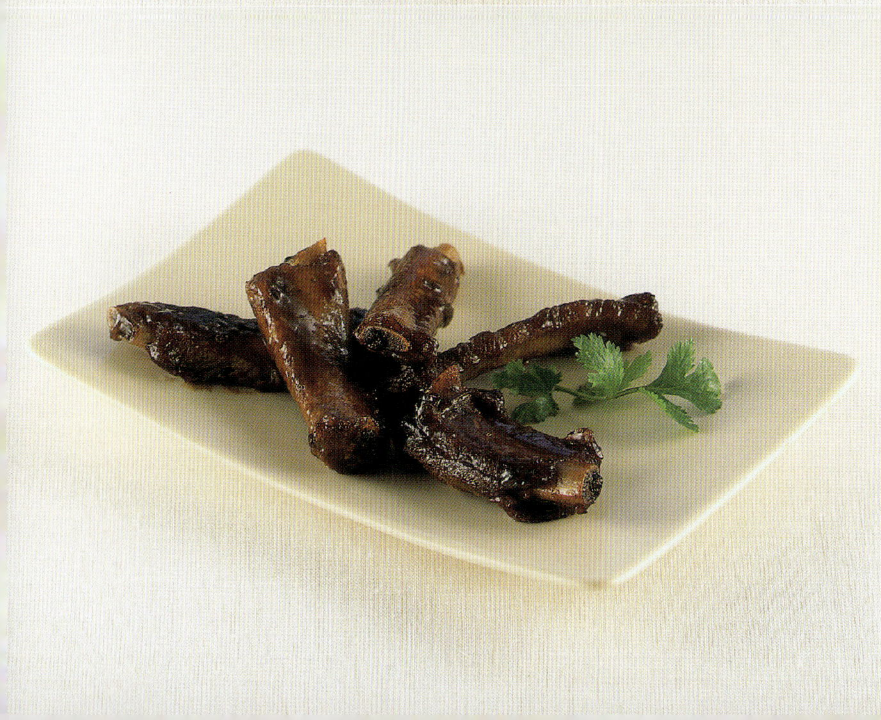

travers de porc (200 g)

500 calories

ou

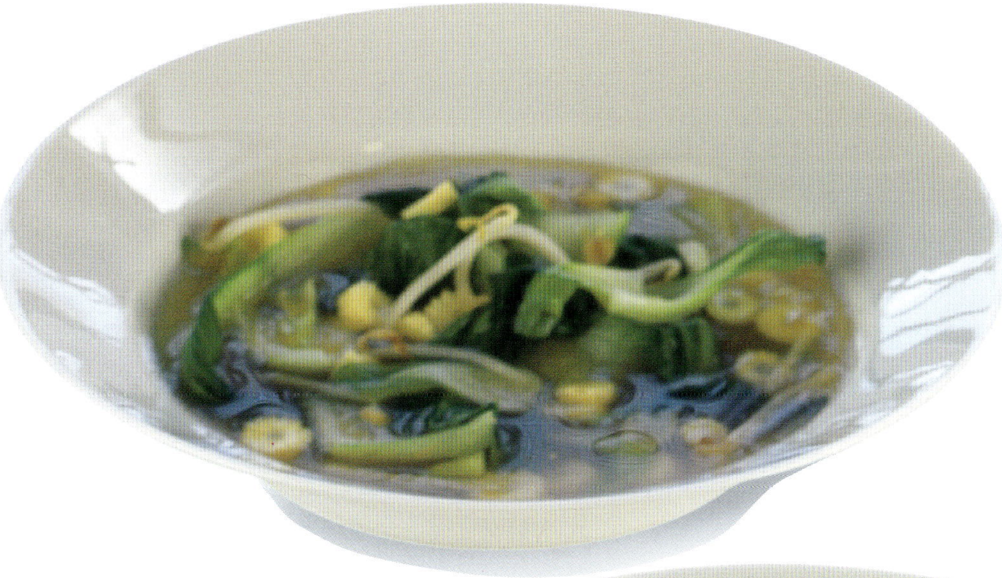

« Prendrez-vous
une entrée
ou un repas
complet ? »

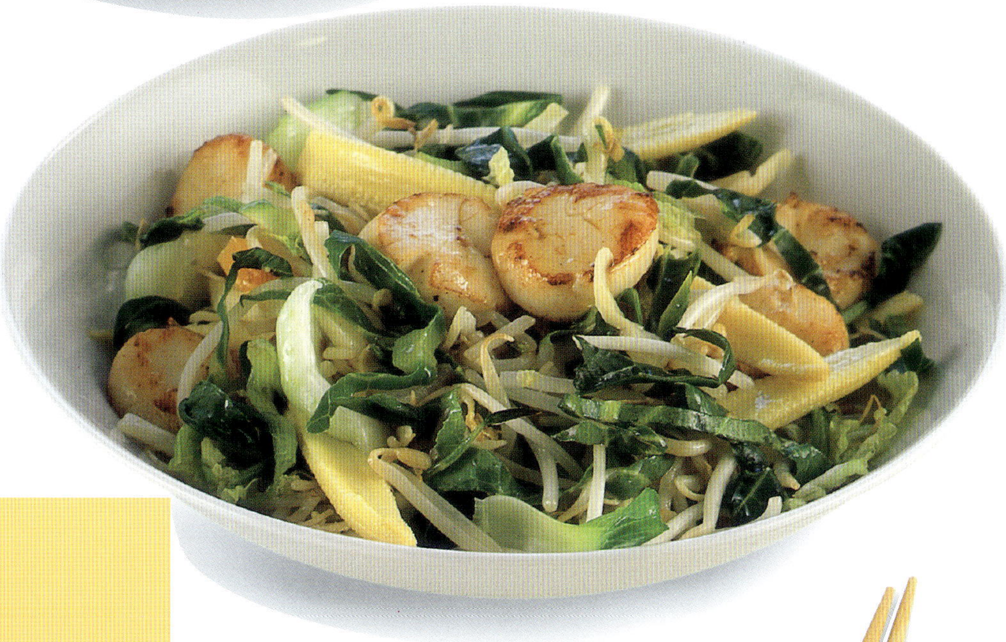

noix de Saint-Jacques sautées
et légumes chinois (350 g)
320 calories
\+
riz nature (70 g)
100 calories
\+
soupe de légumes chinois
40 calories

---

460 calories

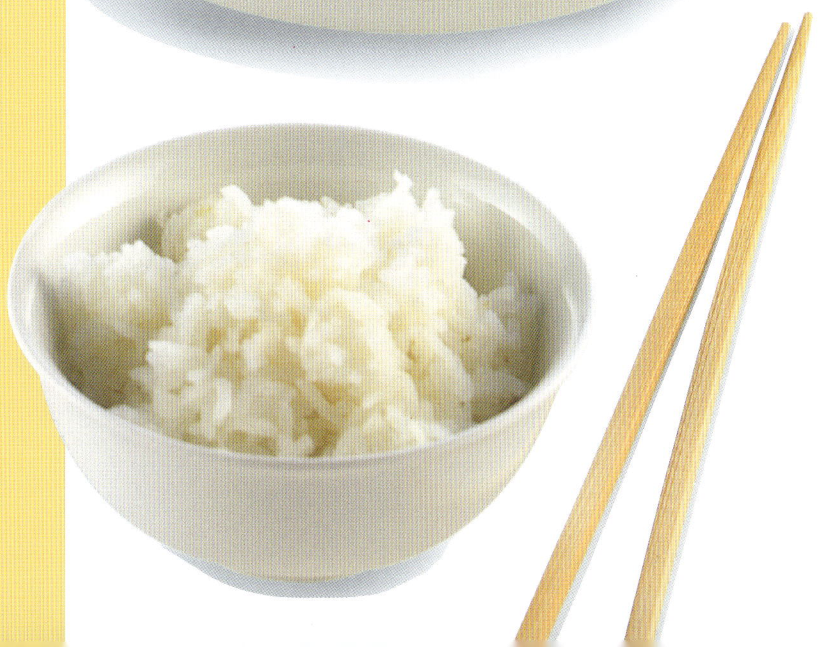

LES PÂTES

Comment rester sur sa faim après une délicieuse assiette de pâtes aux champignons et au bacon ?

Avant que vous disiez que ça ne suffit pas, jetez un coup d'œil aux mets appétissants de la page suivante – puis reconsidérez votre choix. L'assiette de pâtes à la tomate et aux olives est accompagnée d'une salade verte croquante et suivie d'une salade de fruits frais et d'une boule de sorbet, le tout pour moins de calories que l'assiette de pâtes à la crème. Que choisirez-vous ?

« Pas besoin de se priver d'accompagnement ou de dessert si vous choisissez soigneusement votre plat de résistance. »

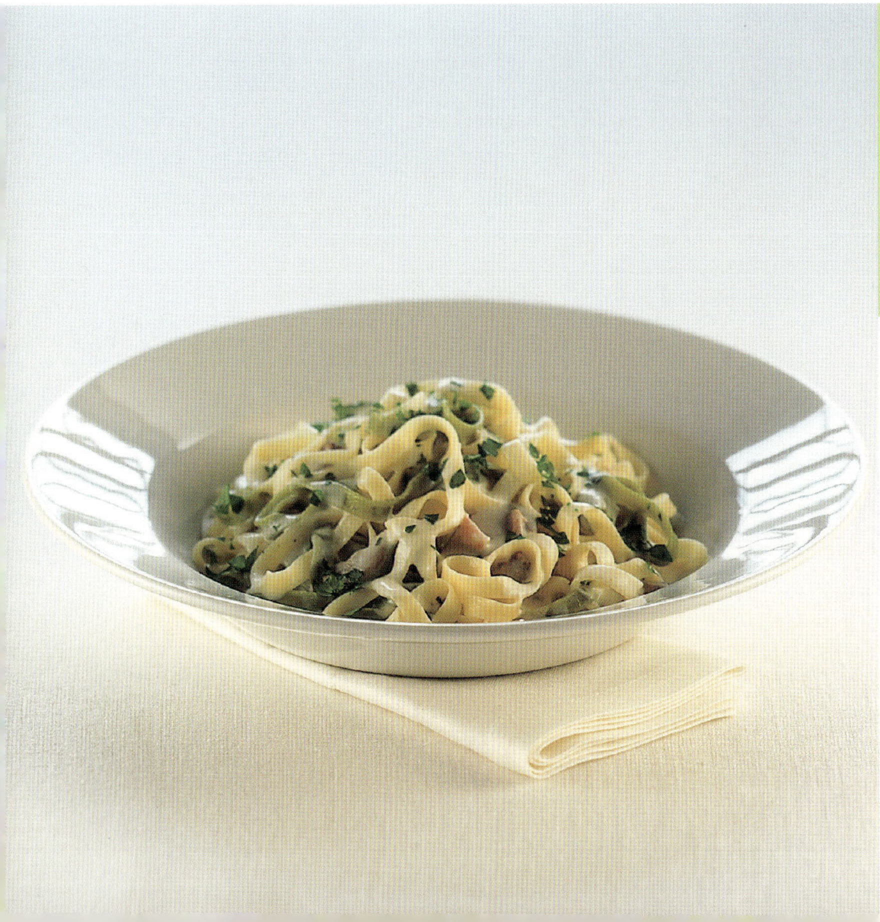

tagliatelles à la crème,
aux champignons et au bacon
(400 g)

600 calories

ou

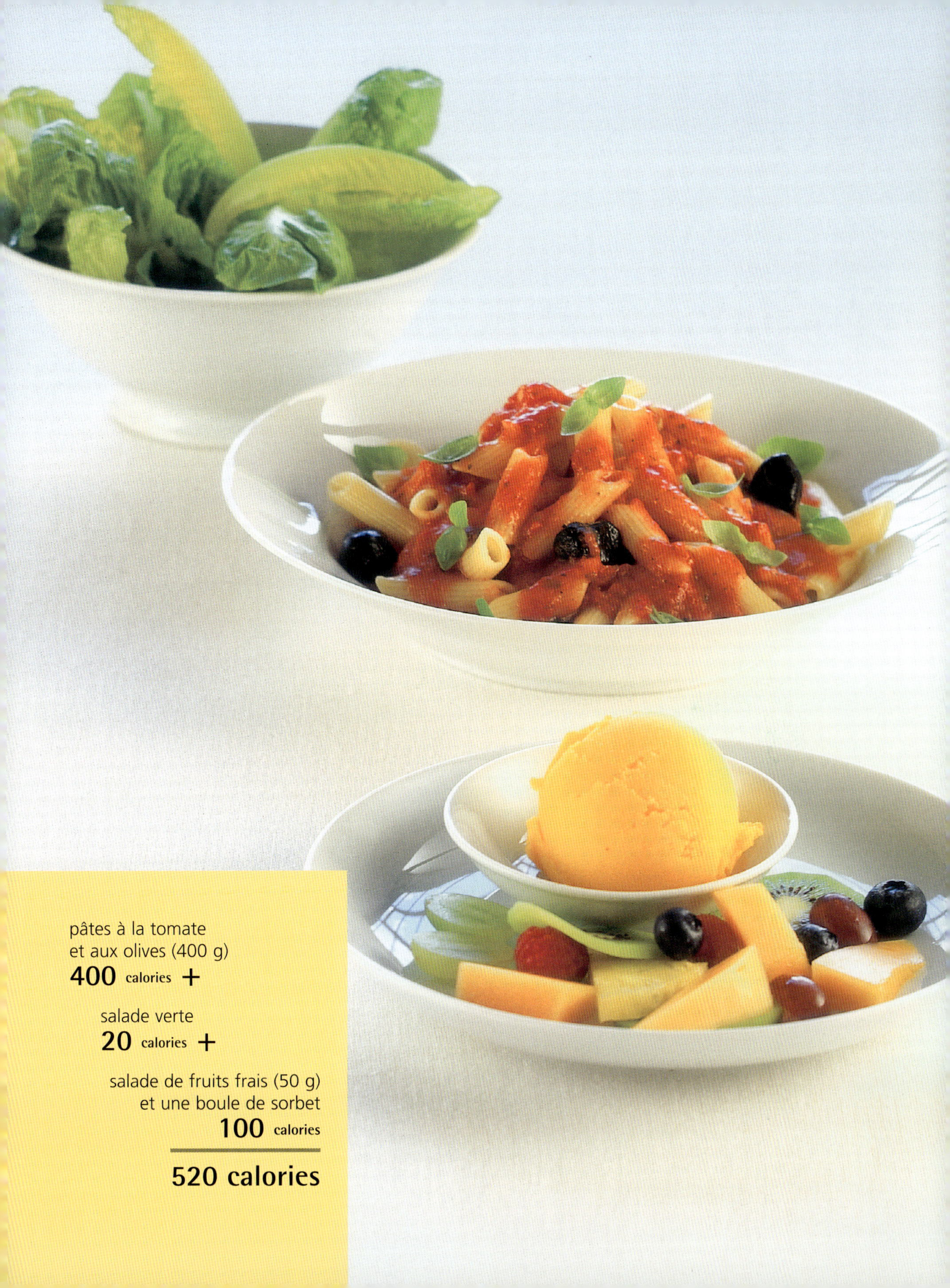

pâtes à la tomate
et aux olives (400 g)
400 calories +

salade verte
20 calories +

salade de fruits frais (50 g)
et une boule de sorbet
100 calories

520 calories

LES PIZZAS

Vous reprenez de la pizza ? La prochaine fois, avant de commander la seconde part, rappelez-vous la photo de droite.

Au lieu de deux tranches de pizza, vous préférerez peut-être n'en prendre qu'une et l'accompagner d'une copieuse salade et d'un verre de vin blanc. Pour moins de calories, vous couvrirez la presque totalité de vos besoins quotidiens en vitamines, en minéraux et en fibres.

« Mieux vaut manger plus pour moins de calories, surtout si c'est également plus nourrissant et plus copieux. »

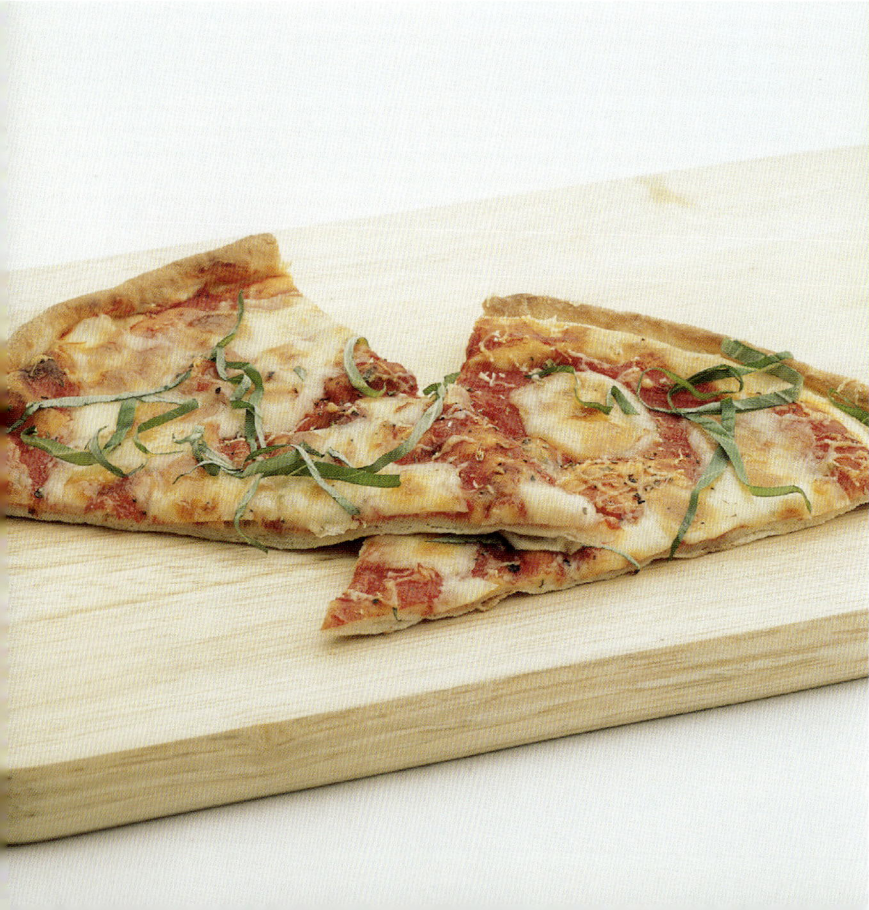

2 parts de pizza tomate-fromage (200 g chacune)

900 calories

ou

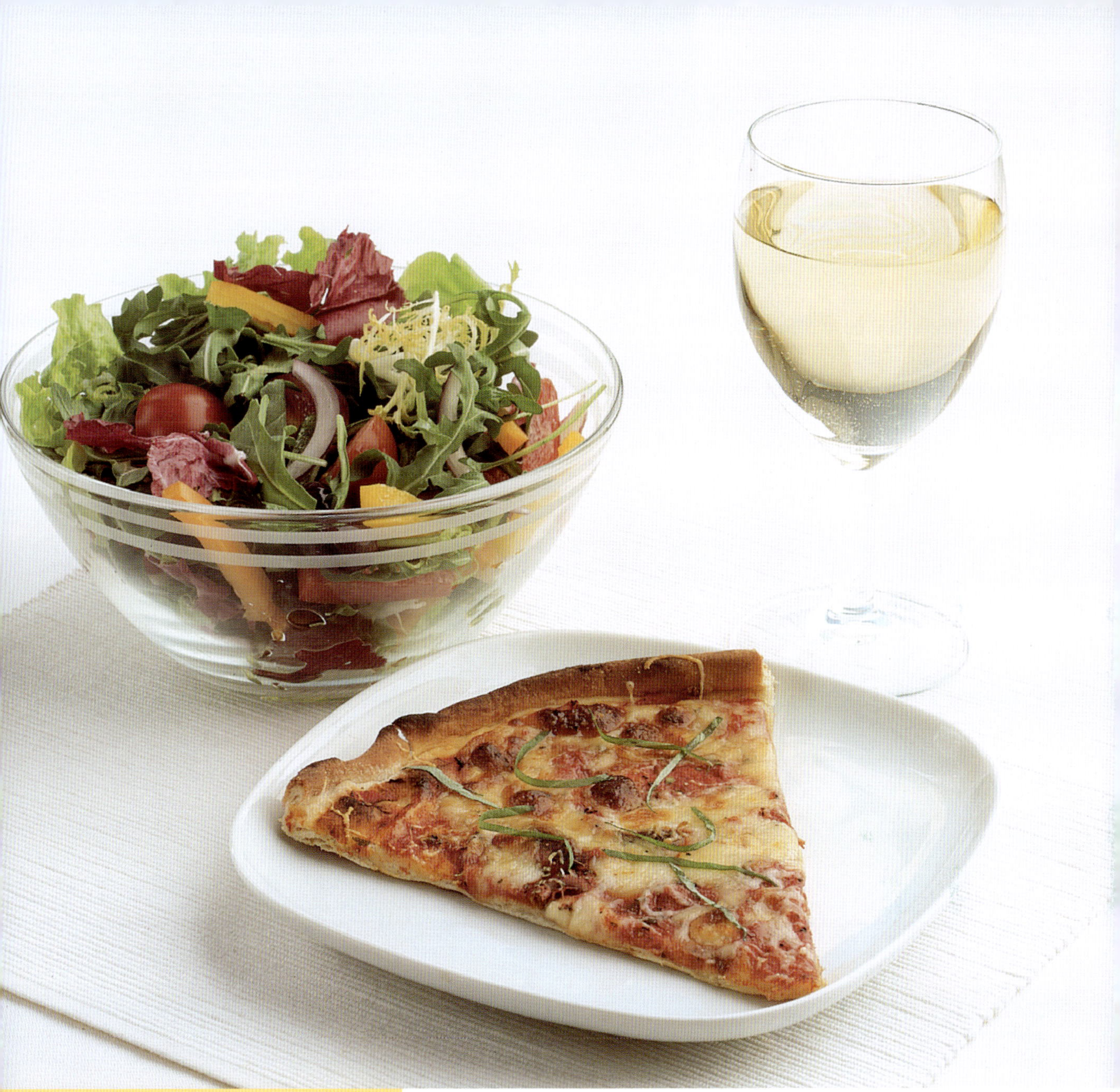

1 part de pizza tomate-fromage (200 g)

450 calories +

salade

30 calories +

verre de vin blanc (125 ml)

100 calories

580 calories

« L'équivalent d'une collation légère peut se transformer en un repas satisfaisant. »

LES SALADES

Si vous avez un faible pour le fromage, comparez ces deux salades. Après la petite salade au chèvre, vous risquez d'avoir encore faim. Pourquoi ne pas lui préférer la grande salade au crabe ? Elle devrait suffire. Et en plus, pensez à tous les bons nutriments que vous apportent les fruits de mer.

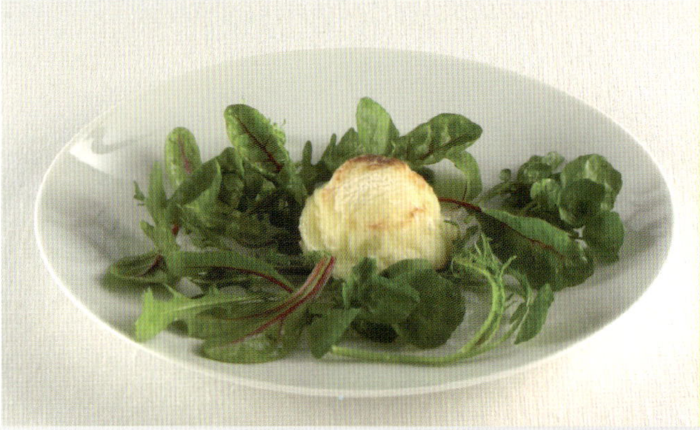

petite salade de chèvre chaud (100 g)

300 calories

ou

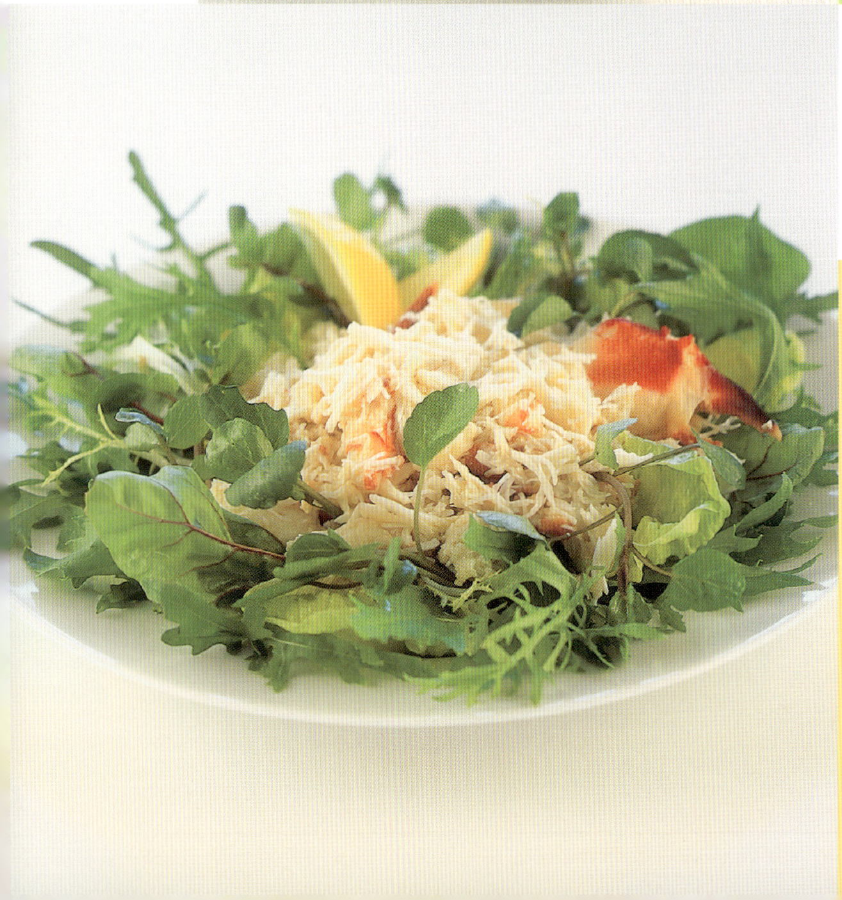

grande salade de crabe (200 g)

200 calories

LE DÎNER

Cette omelette au fromage est facile et rapide à préparer, mais pour quelques efforts de plus, vous pourriez manger un délicieux plat de poulet accompagné de plein de légumes bons pour la santé qui non seulement vous procurera toutes sortes de saveurs, de textures et de nutriments, mais qui en plus vous apportera moins de calories.

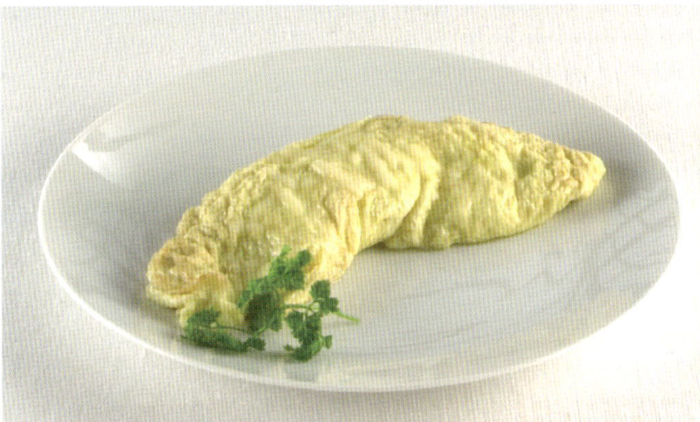

omelette au fromage

490 calories

ou

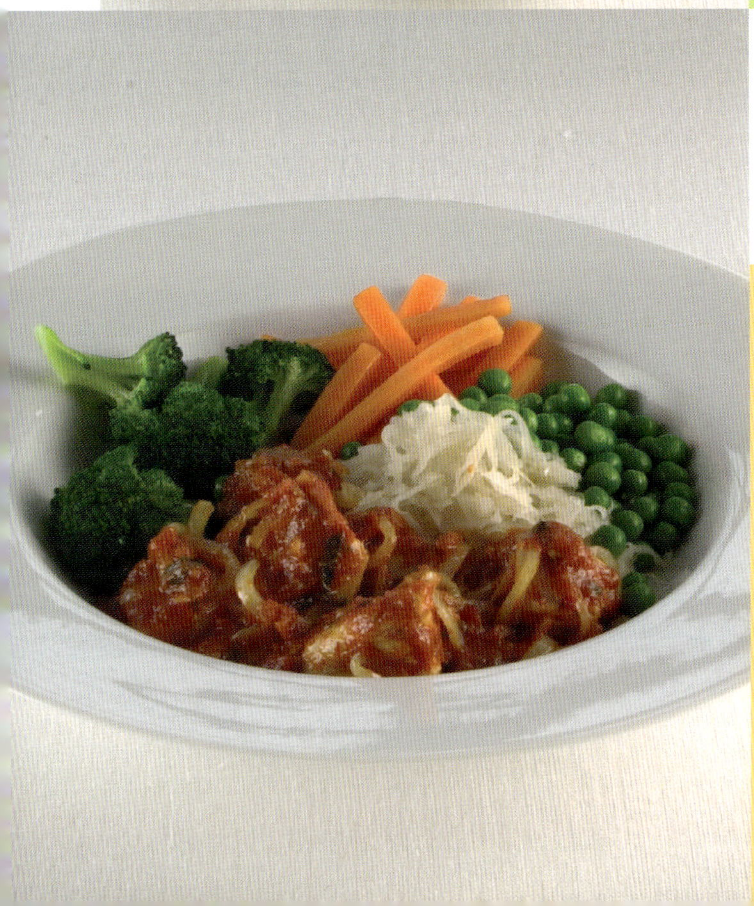

blanc de poulet à la sauce tomate (120 g)
260 calories +
choucroute (50 g)
10 calories +
petits pois (60 g)
40 calories +
carottes (50 g)
20 calories +
brocolis (50 g)
20 calories

350 calories

ENTRÉE OU PLAT ?

Cette petite assiette de melon et de jambon de Parme, ou même cette part plus consistante de bruschetta – pain garni de tomate et arrosé d'huile d'olive – sauront tout juste calmer votre appétit.

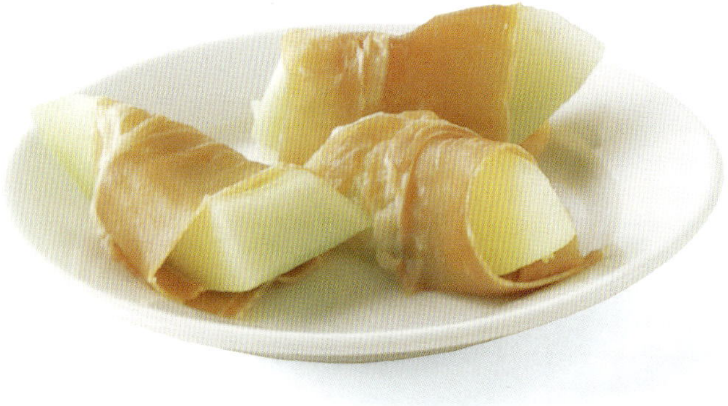

melon et jambon de Parme (120 g)

330 calories

Et pourtant, si vous optez pour l'une ou l'autre, vous aurez absorbé 330 calories avant même d'avoir attaqué le plat de résistance.

ou

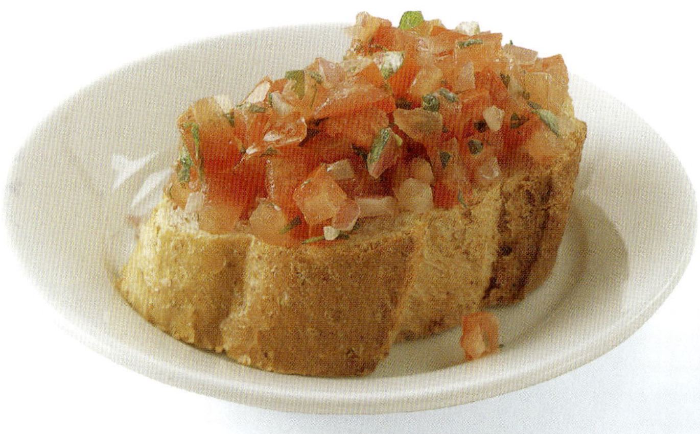

bruschetta à la tomate (90 g)

330 calories

ou

Voici de quoi vous faire réfléchir. Comparez ces petites entrées et ce solide saladier de moules marinières.

Cette portion est copieuse, et pourtant elle ne contient que 250 calories. Et en plus, les moules vous apportent beaucoup plus de nutriments.

« Les moules sont une formidable source de protéines et de minéraux pauvre en graisses. »

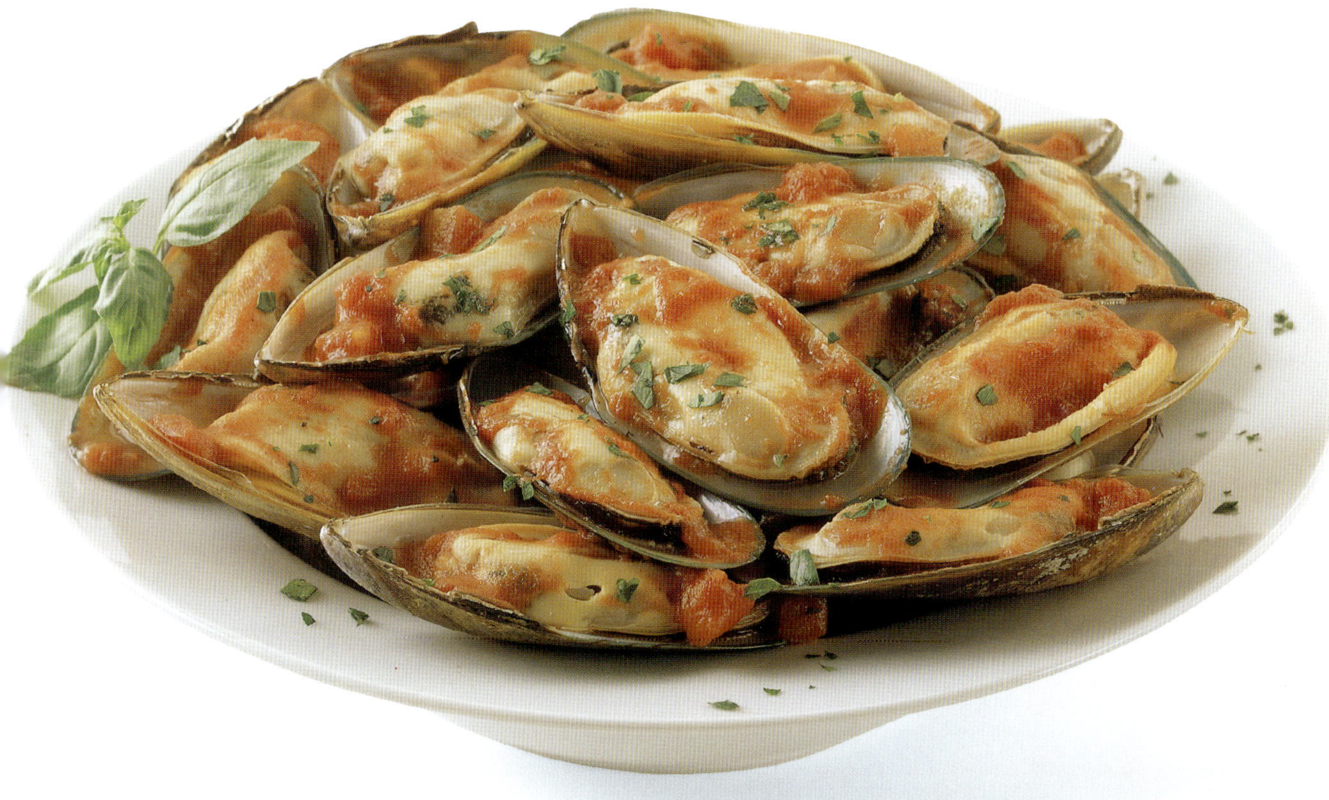

moules marinières (300 g)

250 calories

UNE PÂTISSERIE ?

Quand on essaie de maigrir, il est toujours difficile de décider si on veut une entrée ou si on y renonce au profit d'un dessert. On a ainsi l'impression de faire attention à sa ligne, n'est-ce pas ? Alors, qu'est-ce que vous prendrez ? Une part de quiche lorraine pour commencer ?

« Les pâtisseries sont un choix hypercalorique. »

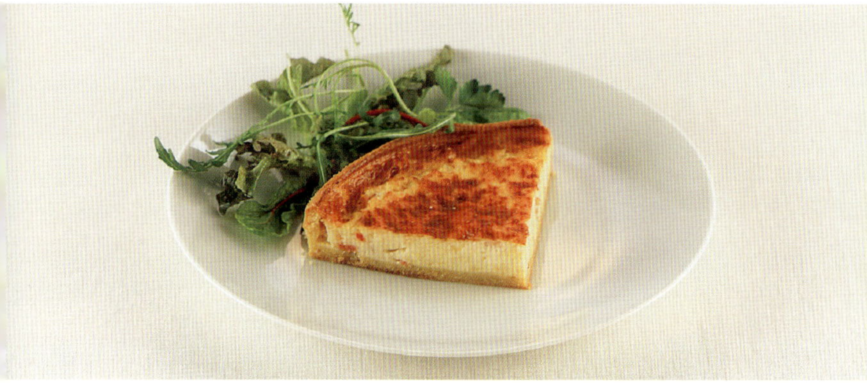

part de quiche lorraine (200 g)

600 calories

Ou une part de tarte Tatin en dessert ? Attention, chacun de ces choix dépasse les 500 calories.

ou

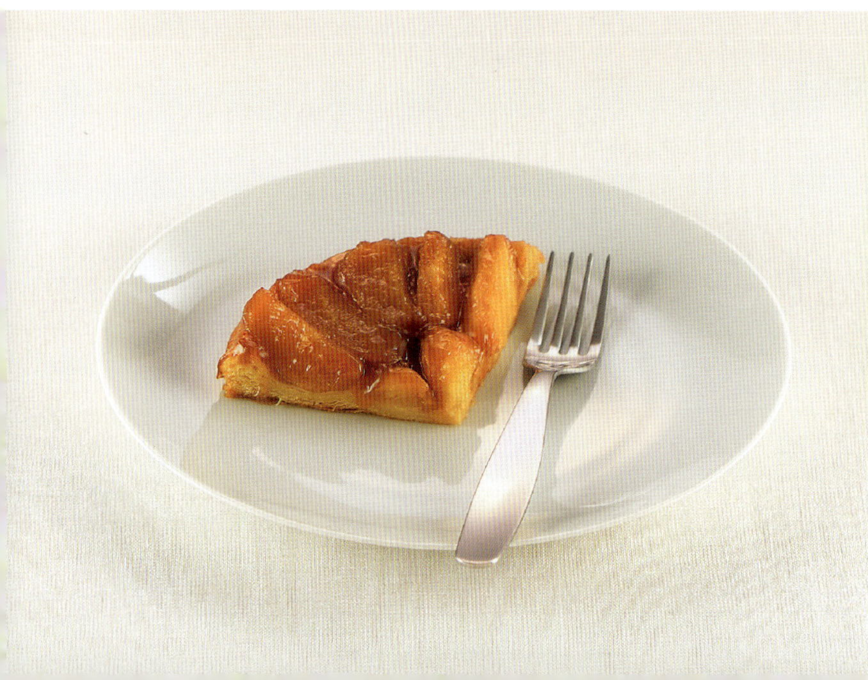

part de tarte Tatin (150 g)

530 calories

ou

Et si vous preniez plutôt deux plats pour moins de calories ? Vous pourriez manger par exemple cette assiette de saumon grillé accompagné de haricots verts et de couscous, suivi d'une délicieuse poire pochée. La prochaine fois que vous vous débattrez devant un menu au restaurant, repensez à ces photos.

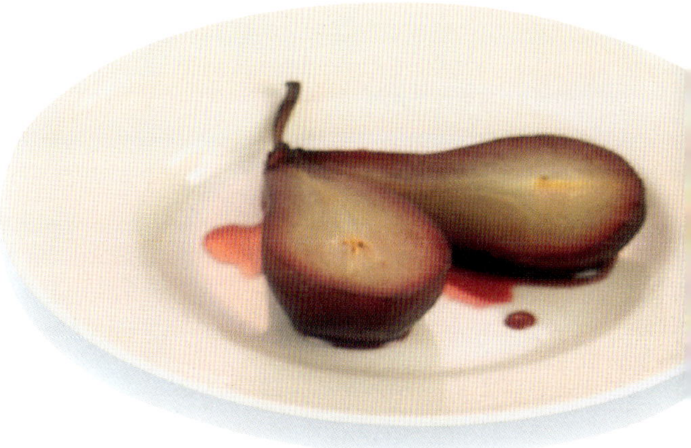

« Inutile de s'abstenir d'entrée ou de dessert pour limiter les apports caloriques. »

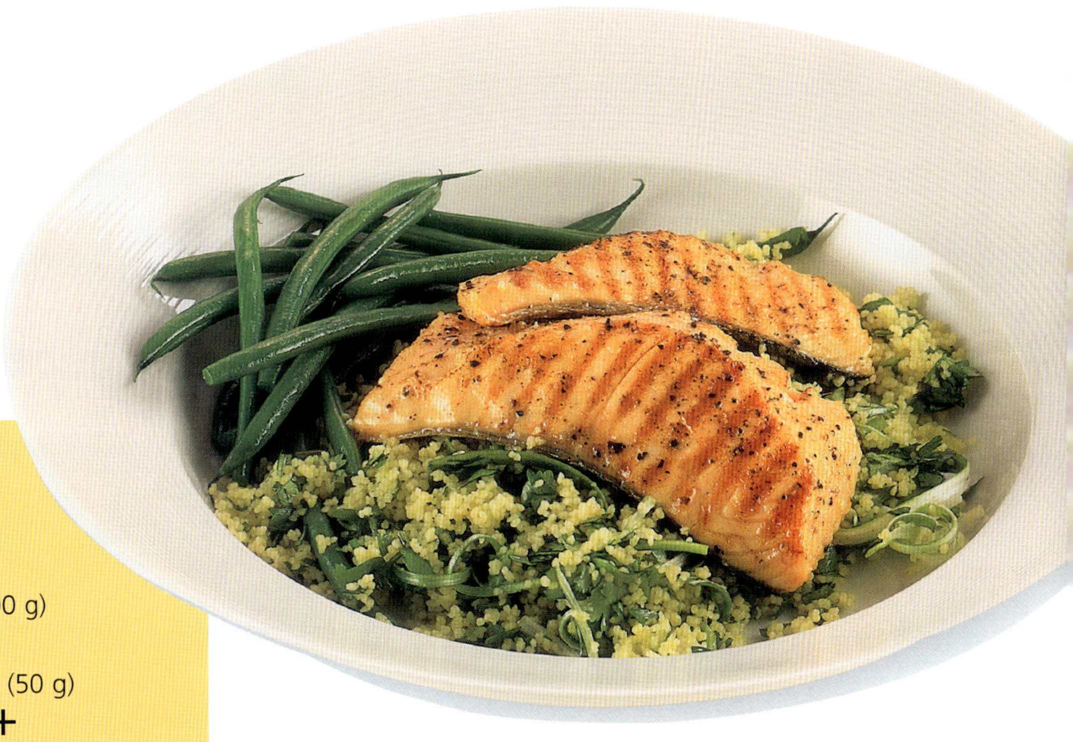

saumon grillé (100 g)
210 calories +
haricots verts (50 g)
50 calories +
couscous (100 g)
100 calories +
poire pochée au vin rouge
100 calories

460 calories

APÉRITIF OU DÎNER ?

Vous prendrez bien un apéritif avant de dîner ? Et quelques cacahuètes avec votre verre ?

Voyez plutôt : le cocktail et les cacahuètes ci-dessous contiennent plus de calories que le repas complet de la page de droite. Mangez la soupe, les noix de Saint-Jacques, les légumes, la salade, le petit pain et le dessert, et vous serez encore loin du nombre de calories de l'apéritif, même si vous accompagnez votre repas d'un verre de vin. Vous êtes étonné, n'est-ce pas ?

« Ce bol tristement petit de cacahuètes et ce cocktail rafraîchissant contiennent à eux seuls plus de calories que votre repas. »

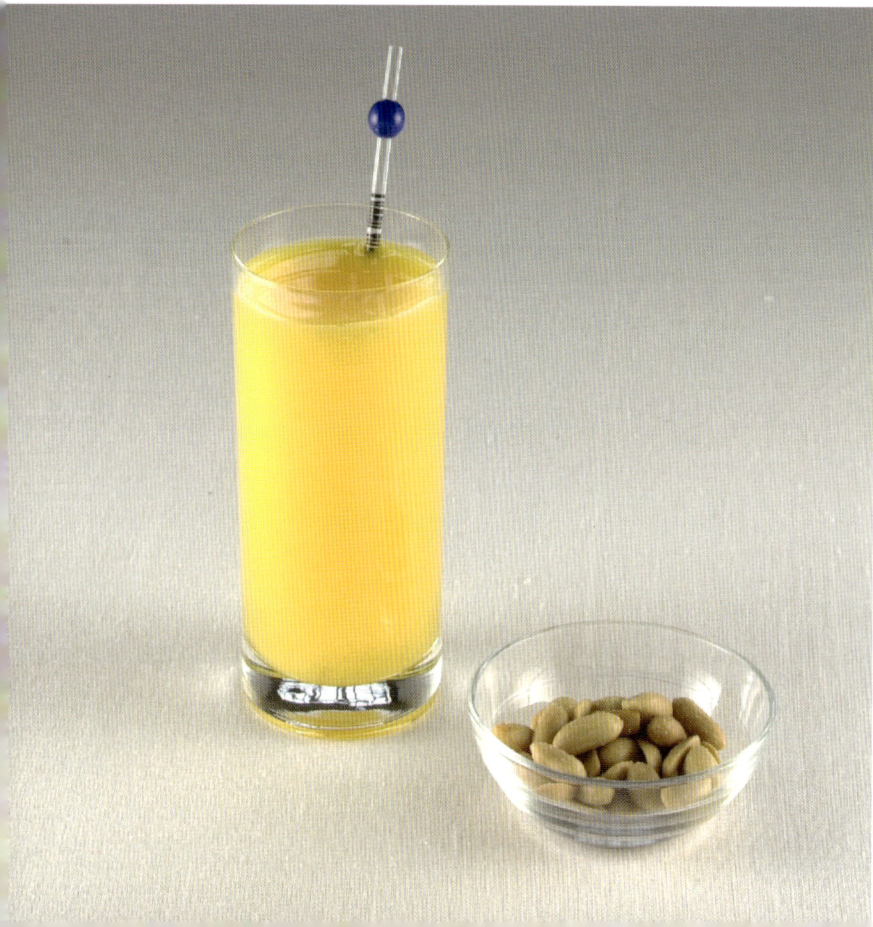

vodka (50 ml)
100 calories +
jus d'orange (200 ml)
100 calories +
cacahuètes (50 g)
300 calories

500 calories

ou

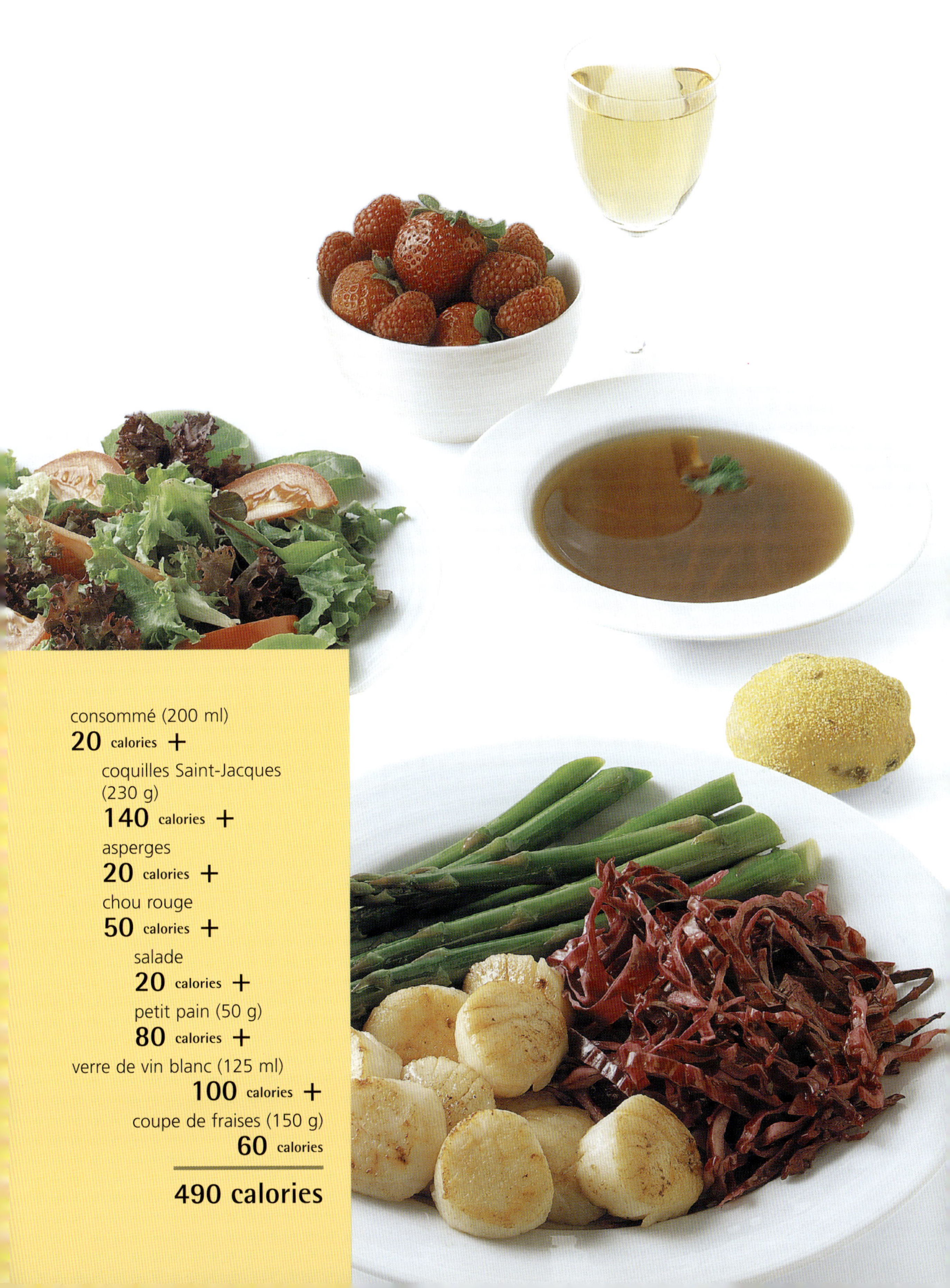

consommé (200 ml)
20 calories +
coquilles Saint-Jacques (230 g)
140 calories +
asperges
20 calories +
chou rouge
50 calories +
salade
20 calories +
petit pain (50 g)
80 calories +
verre de vin blanc (125 ml)
100 calories +
coupe de fraises (150 g)
60 calories

---

490 calories

LE CAFÉ

À l'heure du café, il est tentant de préférer un café au lait à un café noir. Pourtant, voyez les calories. Un grand café au lait – même au lait écrémé et sans sucre – contient 180 calories, alors qu'un café avec un nuage de lait et deux biscuits n'en contient que 130. La prochaine fois, vous y réfléchirez peut-être à deux fois !

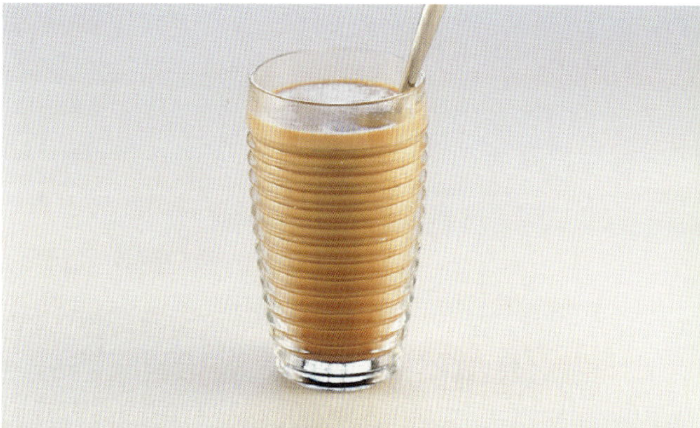

café au lait écrémé
(500 ml)

180 calories

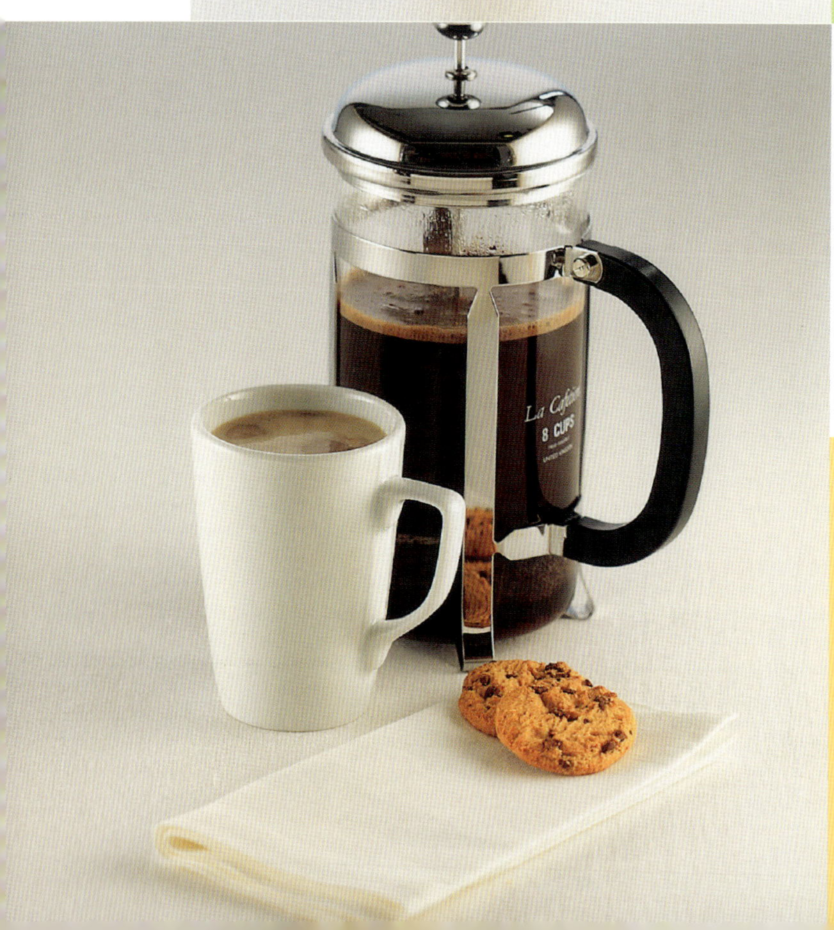

ou

café (500 ml)
avec un nuage de lait entier
30 calories

+

2 biscuits aux pépites de chocolat (14 g chacun)
100 calories

130 calories

LES CONFISERIES

Les truffes au chocolat, si délicieuses qu'elles en deviennent criminelles, font exploser tous les compteurs caloriques. Pourquoi ne pas trouver autre chose pour les fêtes ? Et offrir à votre bien-aimé(e) une ou deux truffes et de magnifiques fraises enrobées de chocolat.

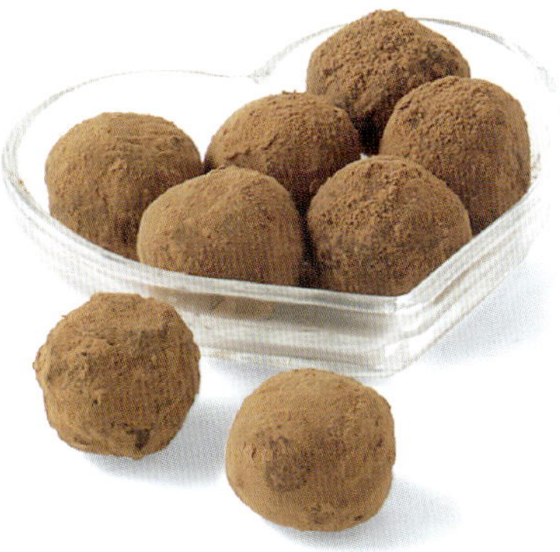

8 truffes au chocolat

560 calories

ou

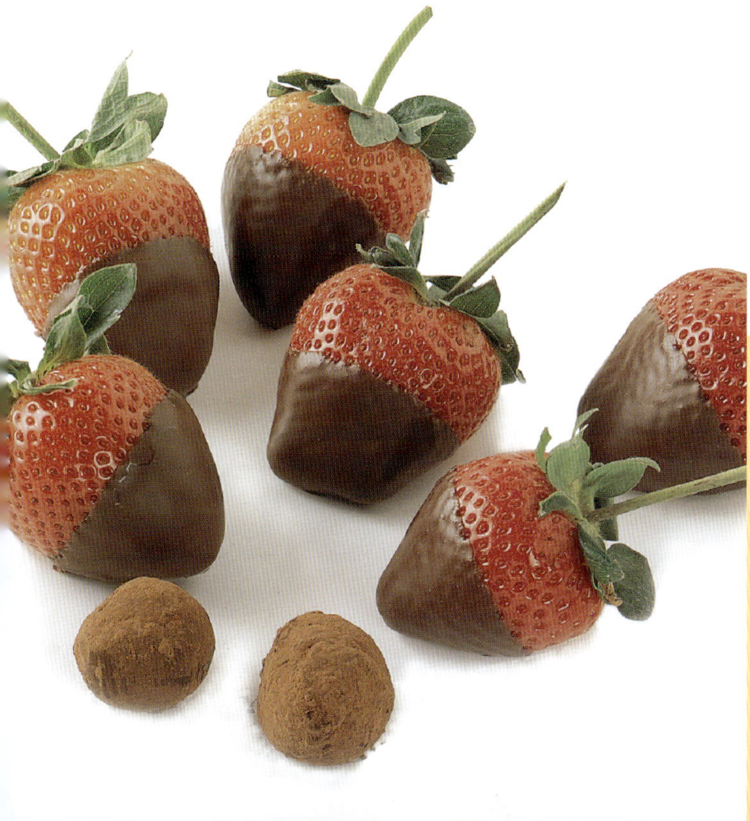

6 fraises
enrobées de chocolat
180 calories
+
2 truffes au chocolat
140 calories

320 calories

UNE ENVIE DE SUCRÉ ?

Cette petite part de tiramisu n'a l'air de rien. Et même si c'est précisément ce dont vous avez envie, vous risquez de rester sur votre faim.

« Cette part de tiramisu est assez petite, mais ne vous méprenez pas, elle contient 500 calories. C'est un choix hypercalorique. »

La photo de droite devrait vous faire réfléchir. Pour beaucoup moins de calories que cette petite part de tiramisu, vous pouvez manger une délicieuse et nourrissante assiette de fruits frais accompagnés de yaourt glacé et de biscuits.

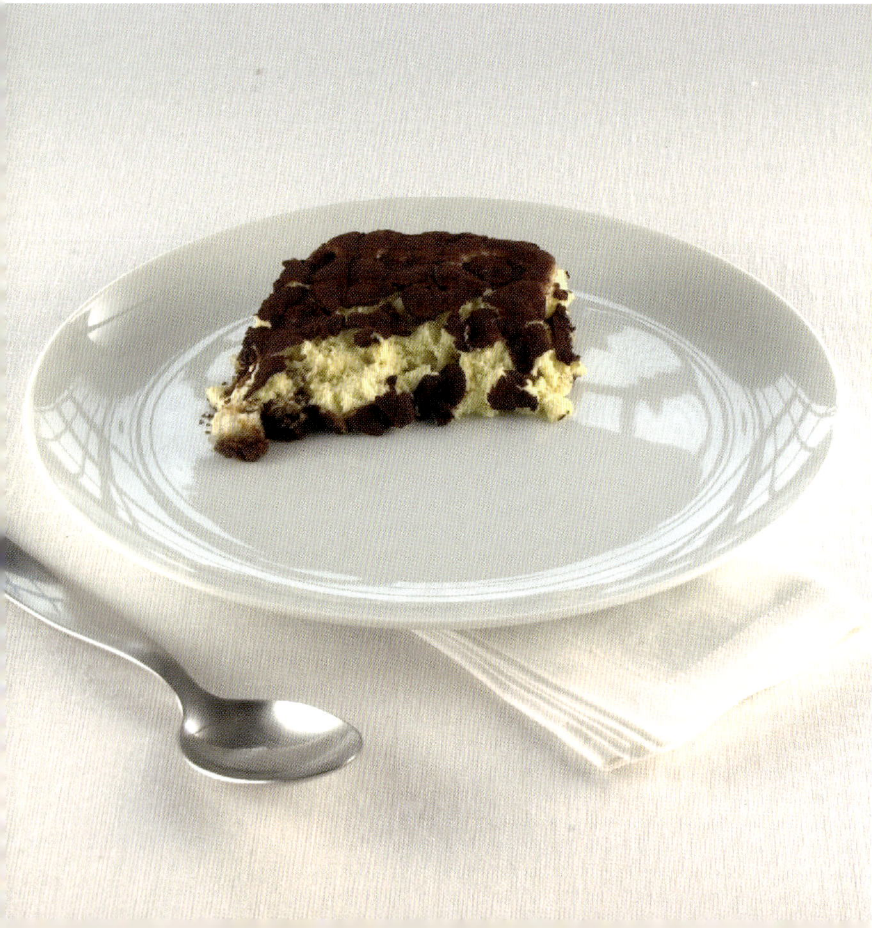

part de tiramisu (150 g)

500 calories

ou

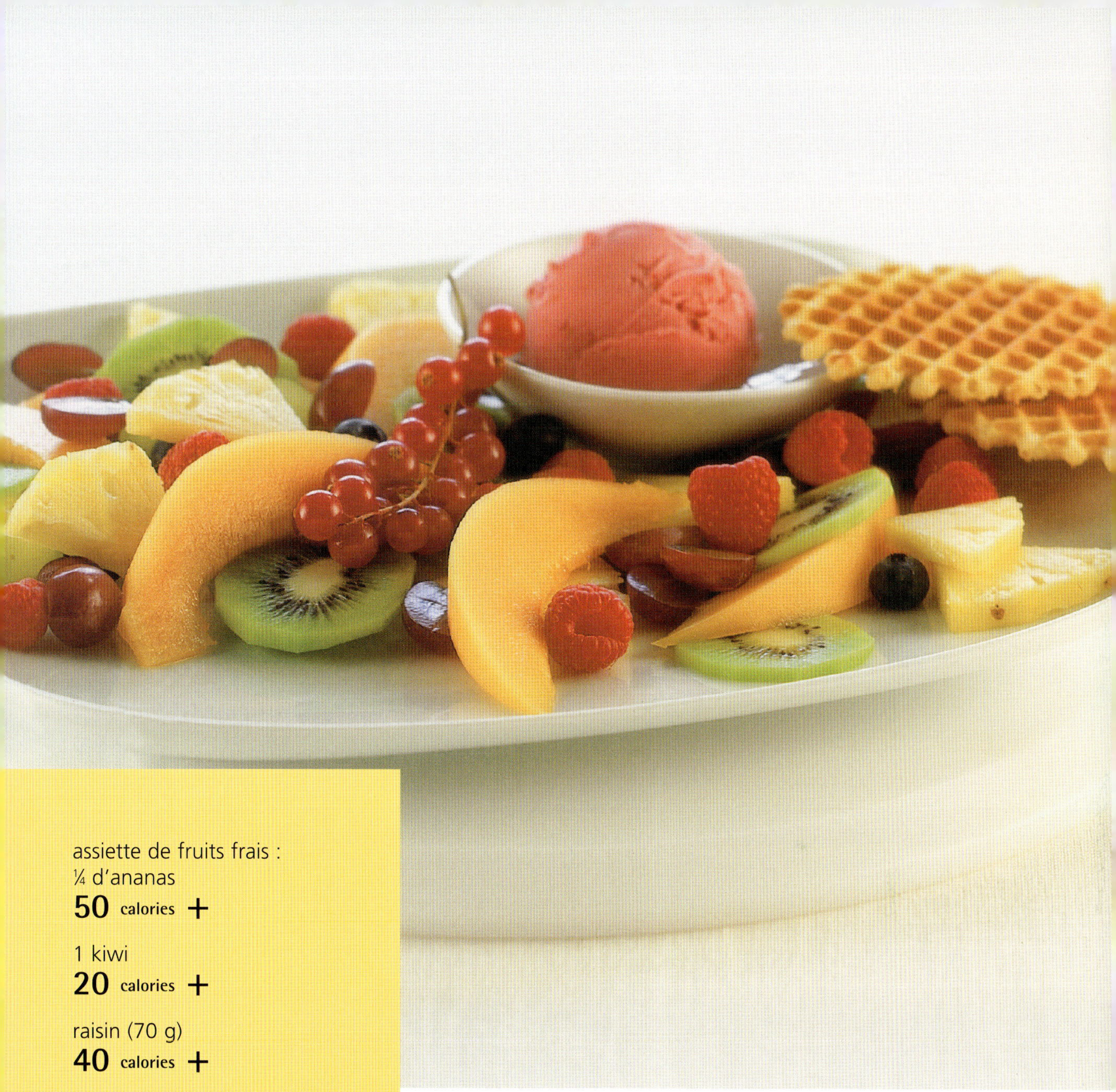

assiette de fruits frais :
¼ d'ananas
50 calories +

1 kiwi
20 calories +

raisin (70 g)
40 calories +

fruits rouges (70 g)
20 calories +

¼ de melon
20 calories +

boule de yaourt glacé
80 calories +

2 biscuits
70 calories

300 calories

« Cette superbe assiette de fruits
et sa garniture satisferaient
les envies de sucré de n'importe qui. »

SHOPPING BASSE CALORIE

Lorsque votre rapport à la nourriture commencera à changer, vous verrez que vous ferez presque automatiquement plus de choix hypocaloriques. Mais vous modifierez également vos achats alimentaires. Que vous soyez un cordon-bleu ou que vous sachiez tout juste allumer le four, vous voudrez avoir un nouveau genre d'aliments dans vos placards. En faisant des provisions de denrées hypocaloriques, vous décidez de faire des choix basse calorie avant même de vous mettre à table. Quand vous ouvrez un placard ou le réfrigérateur, vous vous êtes déjà assuré que vous prendrez une option basse calorie.

LES PLATS CUISINÉS SONT-ILS MAUVAIS ?

Je rencontre beaucoup de personnes qui, dans leur quête du 100 % naturel, en sont venus à se méfier des plats cuisinés. Mais il faut se rappeler que la plupart des produits chimiques utilisés dans l'alimentation ne sont là que pour améliorer la conservation, la saveur et la texture. Je n'ai rien contre les aliments en conserve, sous vide ou surgelés. Vous préférez peut-être la saveur des aliments frais, mais inutile d'éviter les aliments emballés par crainte des conservateurs et autres additifs.

De même pour le sodium – oui, certaines personnes doivent limiter leur consommation de sodium pour des raisons médicales. (Si vous pensez qu'un régime pauvre en sodium vous est nécessaire, parlez-en à votre médecin.) Mais en dehors de ces raisons médicales, rien ne vous oblige à fuir le sel. Il n'intervient pas dans la perte de graisse.

On pense également à tort que les conserves, la mise sous vide et la congélation détruisent les nutriments essentiels des aliments. Il est vrai que de très petites quantités de nutriments disparaissent au cours du traitement, mais certainement pas assez pour vous dissuader de manger ces aliments.

Quant au traitement, sachez que les aliments surgelés sont généralement d'excellente qualité. Ils ont été congelés au sommet de leur fraîcheur. Vous ne perdez rien en termes nutritionnels avec des aliments surgelés, et vous avez tous les avantages de la variété, de la saveur et de la facilité.

Prenons quelques exemples. Une boîte de haricots blancs est une formidable source de protéines, mais aussi de nutriments tels que folates, fibres, magnésium, fer, cuivre et potassium. Lorsque vous l'ouvrez, vous avez tout cela sans vous donner la peine de faire tremper et de faire cuire des haricots secs.

Que dire aussi de la soupe de légumes ? C'est un bon moyen de manger des légumes. C'est un repas à part entière, nourrissant et goûteux.

En fait, les techniques de conservation des aliments nous ont apporté d'énormes avantages. Où que vous viviez, vous pouvez manger des fruits et des légumes toute l'année – des tomates en décembre et des baies en février. Vous pouvez faire des achats pour plusieurs jours – et certains se gardent pendant des semaines ou des mois. Vous pouvez préparer un repas en vous contentant de faire bouillir de l'eau ou en glissant un plat surgelé dans le four.

Pour tous ceux qui font des choix basse calorie toute leur vie, la diversité et l'aspect pratique des aliments en conserve peuvent leur éviter l'ennui. Et en évitant l'ennui, vous êtes sûr de ne pas vous sentir privé. N'évitez pas ces aliments – remerciez-les !

LE JARGON DES ÉTIQUETTES

Les étiquettes nutritionnelles sont une formidable source d'information. Elles nous en disent long sur les aliments que nous mangeons. On les trouve désormais sur la plupart des emballages alimentaires.

Savoir ce que dit une étiquette n'est pas très utile en soi, surtout pour ceux qui suivent le PPCA, puisqu'il n'est pas nécessaire de compter les calories, de peser les quantités ou de mesurer les nutriments. Le PPCA n'indique pas un nombre magique de calories à manger ou à ne pas manger chaque jour, ni une ration particulière qui vous permettra de maigrir.

En revanche, cet étiquetage donne des informations utiles. Vous saurez tout de suite la quantité de certains nutriments que contient un aliment – vous pourrez ainsi faire particulièrement attention à ces graisses saturées qui vous veulent du mal.

Pour bien comprendre l'étiquetage alimentaire, il faut le lire correctement. Commencez par la quantité, qui détermine toutes les autres informations et chiffres donnés. Une fois que vous connaissez la quantité, prenez le temps de réfléchir à ce que cela représente et comparez à ce que vous mangez. Sur un bocal d'olives, par exemple, l'étiquette indique peut-être les teneurs pour 3 olives. Si vous en mangez 6, vous devez doubler le nombre de calories et de nutriments pour savoir exactement ce que vous consommez quand vous mangez ces 6 olives.

La réglementation de l'étiquetage alimentaire varie d'un pays à l'autre. Dans certains cas, seule la valeur énergétique, la quantité de protéines, de glucides et de lipides pour 100 g ou 100 ml est obligatoire. Dans d'autres, la teneur en graisses saturées, en sucre, en fibres alimentaires et en sodium est elle aussi obligatoire. Si le produit prétend avoir certaines propriétés – si, par exemple, il se dit allégé ou riche en certaines vitamines ou certains minéraux –, les quantités doivent être précisées sur l'étiquette.

Voici quelques règles concernant l'utilisation de certaines allégations nutritionnelles :

- Un aliment basse calorie doit contenir moins de 40 calories (167 kJ) par ration, et une boisson basse calorie moins de 10 calories (42 kJ) pour 100 ml.
- Un aliment pauvre en matière grasse doit contenir moins de 3 g de graisse pour 100 g ou 100 ml.
- Un aliment pauvre en graisses saturées contient moins de 1,5 g de graisses saturées pour 100 g ou 100 ml.
- Les aliments pauvres en sodium doivent avoir moins de 40 mg de sodium pour 100 g ou 100 ml.
- Les aliments pauvres en cholestérol doivent avoir moins de 0,005 % de cholestérol, ou spécifier comment la teneur en a été réduite.
- Un aliment hypocalorique ne doit pas avoir plus des trois quarts de la valeur énergétique d'un aliment comparable.

Toutefois, dans de nombreuses régions, ce ne sont que des recommandations. Le mieux est donc de regarder l'étiquette, de la comparer à celle d'autres produits et de faire le meilleur choix.

Un homme averti en vaut deux. Comprendre l'étiquetage alimentaire fera de vous un acheteur mieux informé et un consommateur plus réfléchi.

LISEZ AVANT D'ACHETER

Caveat emptor ! L'acheteur achète à ses risques et périls ! Il faut se méfier des informations sur l'emballage. Les slogans publicitaires servent à faire vendre un produit et sont assez peu réglementés. En général, ils sont écrits en caractères beaucoup plus gros et plus visibles que l'étiquetage alimentaire, ce qui nous incite parfois à les croire. Mais ces affirmations ne sont pas forcément soumises à des réglementations gouvernementales.

Voyons le type de slogans qui a le plus de chances d'attirer votre attention dans les rayons. « cholestérol ! », proclame ce paquet de chips aux couleurs vives. Bien entendu, aucune chips n'a de cholestérol, puisque le cholestérol ne se trouve dans aucun aliment provenant d'un légume. Mais ces chips contiennent probablement des graisses hydrogénées et beaucoup de calories provenant des graisses.

Et les produits sans sucre ? Il est vrai que les bonbons sans sucre ne contiennent probablement pas de sucre, mais que dire des autres édulcorants ? Ils peuvent contenir du miel, du sirop de maïs, du fructose, du sorbitol et du mannitol. Pour le savoir, vous devez lire les petits caractères dans la liste des ingrédients. Souvent, les bonbons sans sucre ont le même nombre de calories que les « vrais » bonbons. Alors pourquoi prendre la version sans sucre ? Pour le goût et pour éviter un sentiment de privation, mieux vaut préférer l'original.

D'AHURISSANTES ALLÉGATIONS

Certaines tactiques publicitaires peuvent être trompeuses. J'aime bien citer le cas de ces raisins secs enrobés de chocolat annonçant « 70 pour cent de matières grasses en moins ». En y regardant de plus près, vous verrez que le paquet contient 480 calories. Mieux vaut manger une vraie barre de chocolat, qui vous apporte 200 calories.

Les chips aux pommes sont un autre bel exemple. Vous pouvez penser qu'elles ne sont qu'une version déshydratée du fruit sur l'arbre – impression souvent renforcée par leur présentation au rayon des produits frais. Après tout, le paquet annonce « 30 pour cent de matière grasse en moins que les chips aux pommes de terre ».

Mais les chips aux pommes n'ont rien à voir avec leurs voisines les pommes fraîches, qui sont non seulement faciles à manger, mais qui

À LA PÊCHE AUX CLIENTS

Ce n'est pas un hasard si les caractères sont en jaune. Le jaune est réputé attirer l'attention. C'est la couleur que le cerveau traite le plus vite. C'est ce que disent les chercheurs qui ont étudié l'impact des couleurs sur l'humeur, le comportement et les attitudes d'achat.

Autre chose. Le jaune est gai. Si vous voyez un produit dans un emballage jaune vif – ou portant un bandeau jaune vif –, vous savez pourquoi. Les consommateurs seront heureux de l'acheter.

Tout est dans l'art du marketing. Les spécialistes de la consommation ont étudié en détail nos réactions aux couleurs et s'en servent pour habiller leurs produits. Voici ce que leurs études montrent de nos réactions :

Le **rouge** augmente la tension et stimule l'appétit.

Le **vert** suggère des produits alimentaires bons pour l'environnement et équilibrés.

L'orange est facile à trouver, et les consommateurs paient plus volontiers quand les emballages sont orange, disent les experts.

Le **blanc** symbolise la pureté, mais signifie aussi pauvre en calories.

Le **marron** est une couleur de fond riche. (Il est peu probable que vous la trouviez en avant-plan sur une promotion au supermarché.)

Le **bleu** est synonyme de plaisir.

Faites attention aux couleurs la prochaine fois que vous irez au supermarché. Vous prendrez conscience des produits et des emballages qui attirent votre attention. Et vous comprendrez pourquoi.

sont en plus dénuées de sucre ajouté et de matières grasses. Les chips sont pleines de sucre

Le mot « naturel » n'est rien de plus qu'un outil de marketing

ajouté et de graisse hydrogénée, et contiennent jusqu'à 140 calories la portion.

Je crois toutefois que mon argument marketing préféré est l'utilisation du terme « naturel ». J'ai bien peur qu'il signifie tout ce que les services marketing veulent qu'il signifie. Certes, beaucoup d'aliments naturels sont équilibrés et nutritifs. Une pomme fraîche, par exemple, a des nutriments en abondance. Mais ce qui est étiqueté naturel n'est pas forcément bon pour nous. Après tout, le sucre est naturel. Le cholestérol est naturel. Les graisses saturées sont naturelles. Le tabac et l'alcool aussi. Rien n'indique qu'un aliment à base d'« ingrédients naturels » soit le meilleur choix pour la ligne. Une boisson ou un biscuit « au sucre naturel » affiche le même nombre de calories qu'une boisson ou un biscuit au sucre raffiné.

DES AMÉNAGEMENTS PIÈGES

L'anarchie des aménagements des supermarchés n'est qu'apparente. Premièrement, la dispersion des rayons vous oblige à passer devant toutes sortes de produits alimentaires joliment emballés et magnifiquement présentés avant d'arriver au produit que vous êtes venu chercher.

Les articles en tête de gondole ne sont pas nécessairement en promotion, contrairement à ce que l'on pense. Les gérants savent que les clients les remarquent plus que ceux qui sont en rayon et y placent les produits offrant la meilleure marge.

La hauteur des étagères compte aussi. Vous voyez en premier ce qui se trouve à la hauteur de vos yeux. Pour les enfants, c'est plus bas. Remarquez où sont situés les bonbons et les goûters des enfants : au niveau de votre taille – et des yeux des enfants.

TOUJOURS PLUS

Puisque nous parlons d'étiquetage et de publicité, laissez-moi vous donner une autre astuce de supermarché qui risque de freiner votre perte de poids. Je veux parler des incitations à acheter plus. Si un produit porte la mention « deux pour le prix d'un », pourquoi ne pas en prendre deux ? Vous économisez de l'argent, et vous faites une bonne affaire. Après tout, vous pouvez très bien acheter deux paquets de brioche et en congeler un. Mais vous n'avez peut-être pas besoin d'avoir une brioche qui attend dans le congélateur que vous la mangiez. Remplir vos placards de produits indésirables n'a rien d'économique.

SUPPRIMER LA TENTATION

N'y voyez aucune conspiration satanique. Les fabricants alimentaires espèrent que vous

Prenez conscience des incitations à acheter

mangerez plus parce qu'ils veulent que vous achetiez plus. C'est aussi simple que cela. Mais sachez ce qu'ont montré de nombreuses études : plus il y a à manger, plus vous mangez. Si vous achetez des chips en paquet familial, vous en mangerez plus que si vous achetez un petit paquet. Une étude récente a montré que l'on mange près de 50 pour cent d'« aliments hédonistes » en plus – pop-corn, chips, bonbons – quand ils sont en gros paquets.

Quelle leçon tirer de tout cela ? Sachez lire et décrypter les étiquettes. Un acheteur avisé a plus de chances d'être un mangeur avisé.

QUE FAUT-IL ACHETER ?

Nous avons presque tous accès aux supermarchés. Leur qualité et leur taille varient, mais tous – des immenses chaînes nationales aux petits établissements régionaux – proposent une certaine diversité. Si vous vivez dans une grande zone urbaine où vous trouvez des épiceries fines et des magasins de diététique, c'est encore mieux.

Choisissez tout ce qui ajoute de la saveur ou de la diversité à votre alimentation

Voyons rapidement quelques-uns de vos choix. La base de vos achats sera ce que j'appelle la liste des indispensables de la page 138. Elle comporte les produits qu'il faut toujours avoir sous la main, soit pour les goûters, soit pour les repas, tels que légumes, fruits et desserts glacés et bonbons les moins caloriques possible. Faites-en la base de votre alimentation, et vous aurez toutes les chances de rester mince toute votre vie.

Remplissez votre chariot de condiments allégés de toutes sortes pour donner plus de saveur à vos plats. Il est essentiel d'apprécier ce que l'on mange pour perdre du poids et surveiller sa ligne toute sa vie. Puis rendez-vous au rayon des surgelés. Si vous avez occasionnellement besoin de repas rapides, vous pouvez vouloir quelques plats complets allégés surgelés, ainsi que beaucoup de légumes et de fruits surgelés. Et surtout, n'oubliez pas les fruits de mer surgelés.

Prévoyez un grand choix de boissons que vous aimez. Il existe toutes sortes de chocolats chauds allégés. La plupart totalisent 20 à 50 calories le paquet (mieux vaut éviter les boissons qui en ont plus). Lisez les étiquettes – évitez les breuvages qui annoncent « au sucre naturel » ou « au fructose », car ils ont tendance à être bourrés de calories. Une fois vos placards et votre congélateur pleins de ces aliments de base, il ne vous reste plus qu'à acheter les produits frais qui compléteront vos repas.

LES FRUITS ET LES LÉGUMES

Au rayon frais, vous ne trouverez presque que des produits moins caloriques – et pleins de fibres – pour une même quantité. Plus les légumes frais seront à la base de votre alimentation, plus vous serez mince et en bonne santé.

Si votre idée des légumes se limite à la laitue et aux épinards que vous faisait manger votre mère quand vous étiez enfant, repensez-y. Vous avez maintenant à votre disposition des légumes venus du monde entier. Pourquoi ne pas essayer de nouvelles sensations gustatives ? Goûtez les cristophines d'Amérique latine – légume en forme de poire qui se mange à la vapeur, sauté, cuit au four ou cru – ou le daikon, radis blanc du Japon – délicieux en salade, en assaisonnement ou en soupe. Ou ajoutez du bok choy (légume chinois) à vos fritures : ses feuilles croustillantes ont un goût très doux.

Bien sûr, vous pouvez aussi vous en tenir aux vieux classiques si vous préférez. Les haricots verts, poivrons, carottes, courgettes, aubergines, petits pois, choux, champignons, brocolis, panais, concombres... la liste des saveurs est impressionnante.

Les fruits, comme les légumes, sont riches en fibres et en nutriments et pauvres en calories. Et comme eux, ils se sont mondialisés.

Le marché mondial offre beaucoup de nouvelles possibilités

En fait, les noms des fruits les plus riches en nutriments pourraient bien vous surprendre. Ce sont, dans l'ordre, le kiwi, la papaye, la mangue et l'orange. Le kiwi est bourré de vitamine C – deux fois plus que l'orange. Il est également riche en potassium et en magnésium. D'autres

ÉLOGE DES LÉGUMES SECS

Les légumes secs offrent un double avantage à la personne qui cherche à perdre du poids. Premièrement, ils sont pauvres en matière grasse et riches en nutriments : fibres, phytonutriments, folates, protéines, magnésium, potassium, zinc, cuivre, fer et vitamines. Deuxièmement, leur potentiel de créativité culinaire est aussi stupéfiant que leur diversité. Des haricots noirs accompagnés de riz dans la cuisine cubaine au daal indien (lentilles), en passant par l'houmos israélien (pois chiche) et le foole égyptien (fèves), vous pouvez manger un plat de légumes secs différent tous les jours de la semaine.

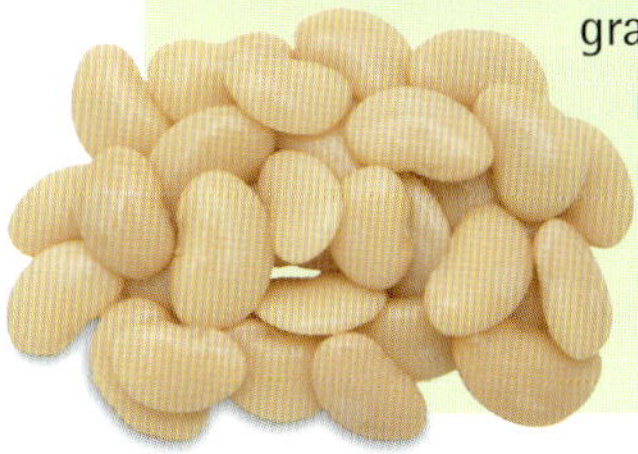

fruits tropicaux tels que la goyave et le kumquat sont également riches en fibres et en nutriments. Jadis rares, la plupart des fruits tropicaux sont désormais en vente dans presque tous les supermarchés.

N'oublions pas les fruits secs. Les abricots, figues, dattes et raisins non sucrés n'ont pas plus de calories secs que frais. (Vérifiez toutefois l'étiquette, car les papayes et les ananas secs contiennent généralement beaucoup de sucre et plus de calories que les fruits frais.)

ILS SONT BONS POUR VOUS

En matière de fruits et légumes, mon conseil est simple : plus vous en mangez, mieux c'est. C'est ce qu'il y a de mieux pour votre ligne et pour votre santé. Tous les fruits et les légumes sont pleins de toutes les vitamines, de tous les minéraux et de tous les phytonutriments qui nous maintiennent en bonne santé et nous protègent des maladies.

La teneur en fibres est particulièrement utile pour surveiller son poids. Les aliments riches en fibres vous aident à maîtriser votre appétit. Les fibres ne sont ni digérées ni absorbées – elles occupent de l'espace dans l'intestin, contribuant ainsi à une sensation de satiété. Manger beaucoup de fruits et de légumes diminue donc les apports caloriques et la faim.

LES CÉRÉALES

Les pains, les pâtes, les céréales et les crackers complets ont tous d'excellents atouts nutritionnels. Ils sont riches en fer, en fibres et en vitamines B. Du point de vue de la perte de poids, ils sont également très nourrissants – ce sont de bons « aliments de confort ».

Mais ils ont également tendance à être riches en glucides. Je conseille donc de ne pas privilégier les féculents – et de leur préférer les fruits, les légumes et les poissons.

Je vous recommande d'ailleurs de préférer les pains allégés que l'on trouve désormais dans certains magasins. Ils contiennent environ 40 à 50 calories par tranche. Qui plus est, les tranches ont une taille normale et ne se transforment pas en bouillie dès que l'on essaie d'en faire des sandwichs.

Quant aux céréales du petit déjeuner, essayez d'en trouver qui affichent un bon rapport fibres/calories. Les meilleures sont généralement à base de son.

Si vous aimez les produits à base de blé raffiné comme le riz blanc, le couscous, les pâtes blanches, la polenta et autres, consommez-les avec modération. Contentez-vous, par exemple, d'un petit bol de pâtes ou d'une petite portion de riz. Et ajoutez-y autant de légumes que vous le souhaitez.

LA LISTE DES INDISPENSABLES DU DR SHAPIRO

Voici la liste des meilleurs choix à faire tout au long de l'année. Si vous avez ces aliments sous la main, ce seront les premiers que vous prendrez quand vous aurez faim. Les voici :

LÉGUMES

Sous toutes leurs formes – crus, cuits, frais, surgelés, en conserve ou en soupe.

FRUITS

Tous les fruits – crus, cuits, frais, surgelés ou en conserve. (Évitez tous les fruits préparés avec du sucre ajouté.)

BOISSONS

Optez pour les boissons allégées. Quelques exemples :

Café et thé : thés fruités et tisanes, thé et café glacés
Boissons gazeuses allégées : tous les parfums de votre choix
Chocolat chaud : recherchez les préparations contenant entre 20 et 50 calories par ration et évitez les mélanges à plus de 60 calories
Lait aromatisé : choisissez ceux qui affichent moins de 70 calories par ration

GLACES

Tous les yaourts glacés sans matière grasse, les sorbets et les sucettes glacées sont bons à avoir dans le congélateur. Dans le choix des marques, comparez le nombre de calories.

BONBONS

Chewing-gum
Bonbons aux fruits, sucettes

CONDIMENTS ET ASSAISONNEMENTS

Tous les produits savoureux énumérés ci-dessous sont pauvres en calories. Faites preuve d'imagination pour relever tous vos plats, notamment vos légumes.

Sauces de salade sans huile ou allégées : mayonnaise sans gras ou allégée, crème fraîche 0 %, yaourt 0 % (nature ou sucré à l'aspartame)
Moutardes : de Dijon ou autres
Tomate : en purée, en sauce ou en jus
Jus de citron ou de citron vert
Antiadhésifs culinaires en aérosol au goût de beurre ou d'huile
Vinaigres : balsamique, de cidre, d'estragon, de vin ou autres
Raifort : rouge ou blanc
Sauces : barbecue, chutney, ketchup, achards, piment, soja, Worcestershire, hoisin, miso, haricots noirs et huître
Oignon : frais, en flocons ou en poudre
Ail : frais, en purée, en flocons ou en poudre
Aromates : tous, notamment basilic, laurier, ciboulette, aneth, origan, romarin, sauge, estragon et thym
Épices : toutes, notamment cannelle, clou de girofle, coriandre, cumin, curry, gingembre, noix de muscade, paprika et poivre
Extraits : notamment de noix de coco, d'érable, de menthe poivrée et de vanille
Poudre de cacao
Bouillon Kub

POUR OU CONTRE LES LAITAGES

Côté laitages, vous entendez peut-être la voix de votre mère qui, quand vous étiez enfant, vous répétait sans cesse : « Le lait, c'est bon pour la santé. » Eh bien, ce n'est peut-être pas le cas. Les recherches récentes ont montré que le lait et autres produits laitiers peuvent augmenter les risques de cancer du sein et des ovaires, et même de diabète – et que l'on ne supprime pas ce risque en y substituant des produits laitiers allégés.

En outre, le lait pourrait bien être moins utile à la prévention des carences osseuses qu'on ne le pense. Certes, les produits laitiers sont riches en calcium. Les médecins ont longtemps pensé qu'ils pouvaient contribuer à prévenir l'ostéoporose. Mais les récentes découvertes prouvent le contraire : les protéines animales (dont font partie les produits laitiers) stimulent en réalité l'élimination du calcium par les reins, accélérant ainsi l'ostéoporose.

L'autre problème des produits laitiers est leur teneur en matière grasse. Lorsqu'ils ne sont pas sans gras (comme le lait écrémé), les produits laitiers contiennent des graisses très saturées, les pires de toutes. Toutefois, beaucoup de laitages, notamment le lait, le yaourt et le fromage, existent en version allégée, ce qui fait une grande différence. Le cheddar allégé affiche 120 calories pour 100 grammes, contre plus de trois fois plus pour la version normale – près de 400 calories pour 100 g. Hélas, beaucoup de laitages 0 % laissent à désirer côté saveur et texture.

Si vous choisissez de manger des laitages en surveillant la teneur en matières grasses, lisez attentivement les étiquettes. Certains fromages allégés sont à peine allégés. Le terme est trompeur. Un fromage allégé peut contenir 40 calories et 6 grammes de matière grasse pour 100 grammes, ou 270 calories et 24 g pour 100 g – l'équivalent d'un très bon brie.

MANGEZ DU POISSON !

Le poisson se compose d'une quantité considérable de muscle sur un petit squelette chétif. C'est donc une source exceptionnelle de protéines. Il est également riche en fer et autres minéraux. Vous pouvez le manger sous toutes ses formes – en filet, entier, frais, fumé, surgelé ou en conserve. Ou encore cru en sushi.

Le poisson est également riche en vitamines. Et il contient des acides gras essentiels – les oméga-3 et oméga-6 – dont votre corps a besoin pour transformer les aliments en énergie (le métabolisme). Le poisson est en fait le seul animal porteur de ces bonnes graisses. Et plus le poisson est gras, plus il en possède.

Et pour couronner le tout, le poisson est peu calorique. C'est donc presque l'aliment idéal pour la ligne.

LES SUCRES CACHÉS

On sait que l'on trouve du sucre dans des aliments tels que le chocolat et le cola. Mais vous doutiez-vous qu'il y en avait, et même beaucoup, dans les jus de fruits et la plupart des yaourts parfumés ?

En plus du sucre qu'ils contiennent naturellement, beaucoup en a été rajouté. Par exemple, un verre de jus d'orange peut contenir 22 grammes de sucre – le double de la quantité présente naturellement dans une orange. Un pot de yaourt allégé à la vanille et aux framboises peut atteindre 51 grammes de sucre.

L'étiquetage n'est pas toujours très clair. Le sucre se présente sous de nombreuses formes. Cherchez le sirop de maïs, le fructose, le miel, la mélasse, le sorgho et même le concentré de jus de fruits. Il est parfaitement vrai que les aliments riches en sucre et pauvres en calories ne sont pas exclus de notre programme de perte de poids – pensez aux sorbets et aux bonbons aux fruits – mais attention aux aliments qui contiennent des sucres cachés.

LIMITER LES VIANDES ET LES VOLAILLES

Le régime végétarien est certainement un mode d'alimentation très sain. Aussi vais-je essayer de vous faire découvrir quelques délicieux substituts de la viande. De plus en plus de produits du soja remplacent aujourd'hui des aliments tels que hot dogs, hamburgers, saucisses, boulettes de viande et même salade de dinde. On trouve également du lait de soja, du tofu, du tempeh, du miso et, bien sûr, de la sauce de soja. En fait, si vous voulez manger du soja, vous en trouverez pour tous les goûts et toutes les occasions. Il est étonnamment goûteux. Même la viande ou la volaille la plus maigre ne peuvent concurrencer ces produits en termes de calories et de bienfaits pour la santé.

La viande rouge et la volaille ne sont pas les meilleures sources de protéines et de fer. Alors consommez-les avec modération. Et quand vous en mangez, préférez les morceaux maigres. La volaille dépecée est moins grasse que la viande rouge, mais j'hésite à donner tout mon aval pour le poulet en raison de sa forte concentration en certaines substances cancérigènes. Là encore, le soja est un substitut intéressant.

LA VIANDE ET SES INCONVÉNIENTS

Si nous savons depuis longtemps que la viande saignante peut contenir la dangereuse bactérie E. coli ou une forme virulente de salmonelle résistant aux antibiotiques, on sait maintenant que la viande cuite peut elle aussi poser des problèmes. Des substances cancérigènes produites lors de la cuisson peuvent provoquer le cancer du côlon et du sein. Des études menées en Finlande et aux États-Unis confirment que ce sont ces substances cancérigènes et non les matières grasses de la viande qui augmentent le risque de cancer du sein. D'autres études ont montré que le risque de cancer colorectal est supérieur chez les grands consommateurs de viande, et que chez les hommes qui mangent de la viande en plat principal cinq ou six fois par semaine le risque de cancer de la prostate est 2,5 fois plus élevé que chez ceux qui mangent peu voire pas de viande.

Beaucoup pensaient que ces substances ne se trouvaient que dans la viande rouge. On sait maintenant que le poulet présente le même risque – en plus fort. Que vous le faisiez griller, frire ou rôtir, les risques augmentent avec le temps de cuisson.

En règle générale, les dépenses médicales des personnes qui mangent de la viande sont supérieures à celles des végétariens, voire des semi-végétariens. C'est une donnée à méditer.

POURQUOI LE SOJA ?

Je suis un ardent défenseur du soja – et particulièrement pour tous ceux qui veulent maigrir. Mon enthousiasme s'appuie sur un certain nombre de raisons.

Dans une étude menée sur des individus de 59 pays, des chercheurs ont montré que plus ils mangeaient de soja, plus le taux de cancer de la prostate était bas. Le soja a quatre fois plus de chances de vous faire éviter le cancer de la prostate que n'importe quel autre aliment.

En Asie, où le soja est depuis longtemps un aliment de base, la fréquence des cancers du sein et de la prostate est nettement inférieure à ce qu'elle est dans les pays occidentaux. De récentes études menées aux États-Unis, au Japon et en Chine confirment qu'une seule ration de soja par jour suffit à diminuer le risque de cancer du côlon, du rectum, du poumon et du sein, et peut aussi protéger contre l'ostéoporose.

Parmi ses autres vertus, le soja est aussi une source nutritionnelle sensationnelle. Pour les protéines, il est comparable à la viande et aux œufs. Il contient également du fer, des vitamines B, du calcium et du zinc. Le soja est un concentré de bonne santé. Et presque tous les produits au soja considérés comme des « substituts » ont moins de calories que les aliments et les ingrédients qu'ils remplacent.

LE GOURMET QUI SOMMEILLE EN VOUS

Ceci n'est pas un livre de cuisine, mais voici malgré tout quelques conseils culinaires.

Premièrement, faites griller, cuire à la vapeur, rôtir, pocher ou sauter vos aliments. Ne les faites pas frire. La friture est, par définition, un mode de cuisson hypercalorique. Elle est mauvaise pour la santé et pour la ligne. (Notez comme les deux vont souvent de pair !)

Deuxièmement, assaisonnez. Ouvrez une bouteille de sauce Worcestershire et versez sans modération. Badigeonnez vos légumes de marinade maison avant de les faire griller. Relevez vos sauces à la tomate de Tabasco et de jus de citron au lieu d'arroser votre burger au soja de ketchup. Faites preuve d'imagination. Vous vous découvrirez peut-être un talent caché pour créer des chutneys ou un penchant spécial pour les choux de Bruxelles. Le tout est de ne pas se sentir privé et de ne pas s'ennuyer.

Avec des placards et un réfrigérateur garnis de tout ce qui se trouve sur la liste des indispensables, vous pourrez préparer des repas goûteux, hypocaloriques et équilibrés. Manger est un plaisir autant qu'une nécessité.

CONSEILS POUR MANGER AU RESTAURANT

Si vous êtes au régime, rien n'est plus terrifiant que d'aller au restaurant. Soit vous avez peur de ne pas pouvoir résister à la tentation et de faire une entorse à votre régime, soit vous craignez que si vous choisissez un repas typique de régime – poisson à la vapeur et salade... sans sauce –, tout le monde saura que vous êtes au régime.

L'autre solution est de rester chez soi. Mais l'un des plaisirs de la vie est de profiter de l'immense variété des saveurs, des traditions et des innovations culinaires qui s'offrent à nous sans avoir à préparer le repas ni à faire la vaisselle. Vous voici donc au restaurant. L'enjeu est de manger sans se faire piéger.

Heureusement, les restaurants proposent un grand choix de possibilités. Le tout est d'identifier et de commander des plats équilibrés et pauvres en calories.

1. Vous cherchez l'option la moins calorique. Les écrevisses, par exemple, sont généralement sautées dans du beurre. C'est peut-être le meilleur choix si ce sont les seuls crustacés, mais pas si des plats de poisson moins caloriques figurent à la carte.
2. Ne tenez pas compte uniquement de la quantité de matière grasse d'un plat, mais aussi du type de matière grasse. Une sauce au pesto peut être grasse, mais les graisses sont d'origine végétale – pignons et huile d'olive. Ce sont de « bonnes » graisses, par opposition aux « mauvaises » graisses saturées d'origine animale d'une sauce à la crème.
3. Les protéines du poisson et des crustacés, les produits du soja et les légumes secs sont préférables aux protéines de la viande, de la volaille et des laitages.
4. Les fruits et les légumes sont le meilleur choix calorique. Ils vous apportent également le plus de vitamines, de minéraux et de fibres nécessaires.
5. La plupart des desserts sont riches en calories. Si vous êtes là parce que vous avez décidé de vous empiffrer, allez-y. Mais si vous mangez souvent au restaurant, réfléchissez-y à deux fois.

L'EXERCICE PHYSIQUE

Tout professionnel de la santé vous dira qu'il est important de faire de l'exercice. Toutes les nouvelles recherches le confirment. Tous ceux qui lisent les journaux en sont conscients.

L'exercice physique vous aide à prévenir les maladies en renforçant votre système immunitaire. Il vous permet de vous sentir mieux, de mieux dormir et de mieux travailler. Votre silhouette s'affine. Vous êtes plus dynamique. Vous êtes même de meilleure humeur. Et il est prouvé que l'exercice vous aide à maigrir et à stabiliser votre poids.

Le lien entre l'exercice physique et le poids est aussi simple qu'il est évident : l'exercice brûle des calories. Plus spécifiquement, il construit et renforce les muscles, et les cellules musculaires brûlent les calories plus efficacement que les cellules adipeuses. Et puisque maigrir consiste à brûler plus de calories qu'on n'en consomme, l'exercice est un élément important de la lutte contre les kilos.

Mais ce n'est pas tout – l'exercice physique possède certaines vertus cachées mais prouvées qui jouent un grand rôle. Il peut en fait réduire l'appétit. Et, tout aussi important, il peut diminuer le stress qui donne si souvent faim.

Tout exercice est bénéfique

En réalité, la grande équation de la perte de poids dans ce livre peut se résumer ainsi : des choix alimentaires hypocaloriques plus de la marche ou tout autre exercice = des kilos en moins et un poids sous contrôle toute la vie.

Les recherches confirment de plus en plus que même de petits exercices répartis dans la journée améliorent votre forme générale et contribuent à stabiliser votre poids. Monter et descendre rapidement l'escalier, 10 minutes d'haltères ou un quart d'heure de vélo d'appartement tonifient l'organisme. Et, d'après les chercheurs, ce qui compte, c'est le temps d'entraînement cumulé sur 24 heures. En d'autres termes, tout exercice compte.

DÉMARRER DU BON PIED

Si vous commencez le programme de perte de poids avec ce livre et si vous ne faites pas encore régulièrement de l'exercice, il est temps de démarrer un plan d'entraînement. À eux deux, l'exercice physique et les choix alimentaires équilibrés et hypocaloriques vous aideront à surveiller votre poids tout le restant de votre vie, et à rester en forme, mince et vigoureux – en somme, à rester en bonne santé.

Rassurez-vous, je ne veux pas faire de vous un athlète professionnel. Ce serait à la fois irréaliste et inutile.

En fait, pour le type d'exercice que je préconise, inutile de vous inscrire à un cours ou d'acheter un équipement spécial. Inutile même de choisir un sport. C'est une bonne idée, mais si vous n'aimez pas particulièrement le sport, si vous n'aimez ni le coût ni l'ambiance des clubs de gym, ou si vous ne voulez pas investir dans du matériel, il vous reste malgré tout beaucoup de possibilités. En fait, vous n'avez même pas besoin de sortir de chez vous si vous ne le voulez pas. Un seul enjeu : en faire suffisamment.

Je veux que vous abordiez l'activité physique avec la même prise de conscience que pour vos choix alimentaires. Les informations et les photographies du livre vous aident à comprendre les options alimentaires hypocaloriques. De la même manière, si vous êtes mieux informé des choix en matière d'exercice physique, vous pourrez choisir les options les plus toniques et les plus physiques.

Inutile de changer de style de vie pour faire plus d'exercice

BOUGER

Nous vivons une époque sédentaire. Nos ancêtres devaient lutter pour survivre. Pour manger, ils devaient chasser et cueillir tous les jours. Pour manger suffisamment, ils devaient marcher, courir et grimper. Pour se chauffer et s'éclairer, ils devaient ramasser du bois, ce qui les obligeait à marcher encore, sans parler de la nécessité de frotter deux bâtons l'un contre l'autre avec énergie – le premier appareil d'entraînement de l'histoire de l'humanité.

On brûle moins de calories en prenant sa voiture pour aller au supermarché qu'en chassant l'ours sauvage. Nous payons le prix de notre indolence. Nous sommes également loin de l'époque de nos grands-parents. Eux, au moins, devaient se lever pour changer de chaîne à la télévision. Bientôt, selon James Levine, chercheur de Mayo Clinic, Rochester, Minnesota, « nous n'aurons même plus besoin de dépenser de l'énergie pour appuyer sur un bouton. Nous aurons juste à dire : "apporte-moi mon repas" à des ordinateurs à reconnaissance vocale. Nous deviendrons des flaques immobiles. »

La pratique régulière d'une activité physique peut vous aider à échapper à ce destin de « flaque immobile ». Mais le réel antidote n'est pas de faire un effort démesuré. C'est

EXERCICE PHYSIQUE ET MALADIE CARDIAQUE

Certaines études récentes mettent en lumière l'impact de l'exercice sur les triglycérides, lipides sanguins responsables des maladies cardio-vasculaires. On soupçonne depuis longtemps que l'afflux de ces graisses dans le sang après le repas – en particulier après un bon repas – endommage les vaisseaux sanguins. Par conséquent, plus les triglycérides sont éliminés rapidement du sang, plus le risque de maladie cardiaque est faible.

Il a été montré que l'exercice physique augmente l'enzyme de l'organisme qui décompose les triglycérides et les élimine donc rapidement du sang.

Dans une étude menée en Angleterre, les chercheurs ont mesuré les taux de triglycérides chez deux groupes de femmes avant et après une marche. Le premier groupe devait marcher à une allure modérée pendant 1 heure, le second groupe pendant 2 heures. Le lendemain, toutes les femmes prirent un repas riche en matières grasses. Chez celles qui avaient marché une heure, le taux de triglycérides avait baissé de 12 pour cent, contre 23 pour cent chez celles qui avaient marché deux heures.

L'équation est simple : plus de marche égale une décomposition plus rapide des triglycérides, égale un risque coronarien réduit.

d'intégrer plus d'activité physique dans notre style de vie. En d'autres termes : bouger et intégrer le mouvement dans tout ce que nous faisons.

Un style de vie actif est une question de prise de conscience et de choix, tout comme l'alimentation. Cela signifie se garer le plus loin possible du supermarché et finir à pied, prendre l'escalier quand c'est possible, tondre ou ratisser la pelouse au lieu d'embaucher le fils du voisin, ou aller acheter le journal à pied au lieu de se le faire livrer.

Préférez l'escalier à l'ascenseur

Je recommande également quelques exercices faciles à faire chez soi pour prolonger les bienfaits de l'activité physique. Changer votre rapport à l'activité physique, comme changer votre rapport à la nourriture, ce n'est pas bouleverser votre style de vie. L'idée est au contraire d'intégrer l'exercice à vos activités quotidiennes. Certaines formes d'exercice peuvent devenir une habitude, au même titre que des choix alimentaires hypocaloriques.

Quand vous choisirez automatiquement les bons aliments et les bonnes activités physiques – en somme, quand vous irez à pied faire un déjeuner hypocalorique –, vous saurez que vous contrôlerez votre poids toute votre vie.

LES EXERCICES DE BASE

Les spécialistes divisent l'exercice en trois catégories : l'endurance, la musculation et l'assouplissement.

L'endurance – marche, jogging, danse, vélo, et même les escaliers – fait travailler vos grands groupes musculaires et mobilise votre cœur, vos poumons et votre système circulatoire. L'endurance libère de l'énergie par l'utilisation de l'oxygène et requiert de la résistance plutôt que de la puissance.

La musculation consolide le tissu musculaire. Plus les muscles sont gros, plus ils brûlent de calories. En plus, comme nous perdons de la masse musculaire avec l'âge – environ 30 pour cent du nombre total des cellules musculaires entre 20 et 70 ans –, tout ce qui peut venir contrecarrer cette perte contrecarre également les effets du vieillissement. Et malgré son nom, la musculation ne consiste pas uniquement à soulever des poids. Toute activité où vos muscles travaillent contre une résistance compte – jouer au football et apprendre à danser le tango, entre autres.

Enfin, l'assouplissement – ou stretching – aide non seulement à « lubrifier » l'organisme

ASSOUPLISSEMENTS EN VOITURE

Pour combattre le stress automobile tout en brûlant des calories, voici quelques exercices à pratiquer aux feux rouges ou dans les embouteillages.

- Appuyez le bas du dos dans votre siège et contractez vos muscles abdominaux pendant quelques secondes. Et contractez vos fessiers.
- Étirez votre cou vers l'épaule gauche, puis vers l'épaule droite.
- Serrez le volant. Relâchez. Serrez.
- Posez vos mains à 9 h et à 3 h sur le volant. Et serrez vos coudes l'un contre l'autre.
- Levez les épaules. Maintenez. Puis relâchez.
- Penchez-vous en avant sur votre siège et serrez vos omoplates l'une contre l'autre.
- Penchez la tête en avant et de chaque côté.
- Contractez tous les muscles de votre corps. Relâchez.

Tous ces exercices sont également parfaits en avion.

pour faire de l'exercice efficacement et éviter les blessures, mais améliore également l'équilibre et la coordination tout en améliorant vos performances physiques. Vos muscles sont comme des ressorts. S'ils sont courts et tendus, ils ont peu de marge de manœuvre lorsqu'ils sont contractés. Si vous les étirez – lentement, doucement –, ils gagneront en puissance. Des muscles plus souples et plus puissants vous offrent une plus grande liberté de mouvement, ce qui peut être très utile en vieillissant. Un entraînement de stretching régulier peut aider à pallier quelques-uns des effets de l'âge les plus handicapants.

En outre, des assouplissements lents et précis sont une formidable technique de relaxation. Ils combattent l'anxiété et la tension musculaire et diminuent la tension et le rythme respiratoire.

L'entraînement idéal associe ces trois types de mouvement – endurance, musculation et assouplissement. Une séance idéale commence par un simple échauffement – 5 minutes de mouvements doux –, se poursuit par des étirements, puis quelques exercices d'endurance et de musculation, et se termine par de la relaxation et quelques étirements. Une activité réunit presque tout cela : la marche à pied.

LA MARCHE À PIED

Le parfait entraînement est à vos pieds. Plus nous découvrons les bienfaits de la marche, plus ils s'avèrent importants.

La marche est excellente pour le cœur et pour la masse musculaire. Elle a un faible impact. Elle renforce notre ossature sans la brutaliser. Elle peut vous faire perdre du poids. Elle sculpte et affine les cuisses et les fesses. Elle

MUSCULATION ET PERTE DE POIDS

Notre métabolisme ralentit avec l'âge. On estime que tous les dix ans, les besoins quotidiens de l'organisme diminuent de 100 calories. Nous devrions donc consommer moins de calories en vieillissant. Mais il y a un autre moyen de compenser la diminution des besoins en calories qui accompagne le vieillissement. Comme l'exercice stimule le métabolisme, nous brûlons plus de calories si nous pratiquons une activité physique plus intense.

Avec l'âge, toutefois, il devient plus difficile de faire plus d'exercice pour brûler des calories. Après tout, en vieillissant, nous sommes plus enclins à « ralentir » qu'à « accélérer ». N'est-ce pas ?

Alors, que faire ? Comment « brûler » plus ? Je propose la musculation. En freinant la perte musculaire, la musculation contribue à stimuler le métabolisme – de près de 10 à 15 pour cent selon certaines estimations. Deux ou trois séances hebdomadaires de musculation peuvent aider. Je ne veux pas faire de vous un haltérophile avec un physique de culturiste. Il s'agit juste de soulever des poids de manière très lente et maîtrisée pour accroître votre tonus musculaire et brûler des calories.

En plus, la musculation peut vous aider à vous sentir plus jeune. Rien ne peut arrêter le vieillissement et ses effets sur le poids, mais la musculation semble ralentir le processus et atténuer ses effets.

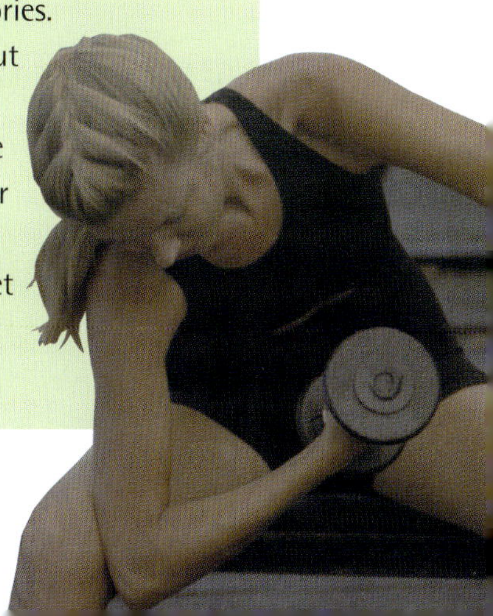

vous donne aussi des joues roses, elle vous éclaircit les idées et elle vous procure un sommeil profond et, très probablement, des rêves agréables.

Et ce n'est pas tout. Nous savons aussi que la marche participe à la prévention contre le cancer du côlon et de la prostate et contre les problèmes de vésicule biliaire. Elle stimule le métabolisme. Elle contribue à la prévention contre l'ostéoporose.

Il a été prouvé qu'elle protège contre le diabète de l'âge adulte – le diabète de type 2. Une récente étude des American National Institutes of Health a montré que la marche

La marche améliore la coordination, la rapidité et l'agilité

rapide contribue à prévenir le diabète et/ou à atténuer ses effets. L'étude portait sur 1 500 personnes et les résultats se confirmaient, que les personnes aient du diabète, y soient prédisposées ou ne l'aient pas. Le tout avec seulement une marche rapide d'une demi-heure plusieurs fois par semaine.

Nous apprenons également qu'il n'est pas nécessaire que ce soit une longue « marche forcée » ni une journée de randonnée en montagne. De courtes marches intermittentes – disons trois promenades de 10 minutes dans la journée – peuvent faire une différence énorme sur votre santé générale et sur vos efforts d'amaigrissement.

Pendant un temps, il était courant de porter des haltères ou de s'attacher des poids aux chevilles pour brûler plus de calories et prendre plus de force. Je le déconseille. Porter des poids en marchant apporte peu en termes d'endurance et risque même de déformer votre démarche, créer des tensions dans le cou et les épaules et même vous faire risquer une blessure. Pour intensifier l'effort d'endurance, montez des côtes, accélérez le pas ou parcourez une plus grande distance.

NE VOUS LAISSEZ PAS ABATTRE

Comment vous lancer ? Enfilez tout simplement une paire de chaussures confortables, ouvrez la porte, mettez un pied dehors et allez-y.

Pour marcher, pas besoin d'un équipement spécial. Vous pouvez le faire partout, seul ou accompagné, et les voisins ne se poseront pas de question en vous voyant passer rapidement sous leurs fenêtres. Après tout, vous êtes juste sorti vous promener. Et surtout, c'est un exercice que vous savez déjà faire. Comme pour tout exercice, commencez en douceur. Avancez à un rythme facile et agréable pendant au moins 10 minutes – ou

UNE PARTIE DE PING-PONG ?

Le ping-pong - seul jeu de raquette qui se pratique à la maison - est excellent pour brûler les calories (près de 300 à l'heure). C'est l'équivalent d'une marche rapide. Et il fait travailler un bras en plus du cœur et des jambes. En plus, c'est amusant et l'aspect compétitif pimente le jeu. Vous pouvez même organiser des tournois familiaux. Vous ferez des heures d'exercice sans même vous en apercevoir !

jusqu'à ce que vous vous sentiez prêt à accélérer.

S'il fait froid, superposez plusieurs couches de vêtements – caleçon long (s'il fait vraiment froid), tee-shirt et survêtement, sweat-shirt ou veste de sport. En marchant, vous vous réchaufferez et vous pourrez enlever les couches supérieures – et nouer votre sweat ou votre veste autour de votre taille.

Vous aurez soif. N'oubliez pas de glisser une bouteille d'eau dans votre poche ou votre sac à dos.

Pour le reste... eh bien, détendez-vous. Balancez les bras. Étirez les jambes. Relâchez les épaules. Regardez le paysage. Il change avec les saisons. Fredonnez, sifflez, chantez. Et de retour à la maison, étirez-vous. Sentez comme vous êtes détendu et fort.

Deux ou trois promenades par semaine suffisent. Si vous vous lassez de votre quartier, partez dans un autre ou à la campagne. Changez de rythme. Accélérez pendant 2 minutes, puis ralentissez et flânez. Faites de longues foulées, puis reprenez de petites foulées rapides. Variez les distances que vous parcourez. Ou escaladez des collines. Au sommet, étirez vos bras, et gardez les genoux pliés à la descente.

Emportez un baladeur et écoutez vos airs préférés

S'il pleut ou s'il neige, ou si le temps est désagréablement chaud et humide, rendez-vous au centre commercial le plus proche et joignez-vous à la clientèle matinale. Le moment qui précède l'ouverture des magasins est parfait pour marcher – et les conditions climatiques sont toujours idéales. Bien sûr, rien ne vous empêche de marcher sous la pluie. Ce n'est que de l'eau, après tout. Prévoyez juste un bon vêtement de pluie pour ne pas prendre froid.

RISQUE RÉDUIT POUR LES HOMMES

Une récente étude portant sur 51 000 hommes, tous professionnels de la santé, a démontré que l'activité physique peut diminuer le risque d'hyperplasie prostatique bénigne (HPB) - dilatation de la prostate qui provoque des envies fréquentes d'uriner et qui est particulièrement courante chez les hommes d'un certain âge. Marcher deux ou trois heures par semaine diminue le risque de 25 pour cent - sans parler des bienfaits sur la perte de poids et la forme générale.

TRAVAIL ET MARCHE À PIED

Beaucoup de personnes prennent leur voiture ou les transports en commun pour aller travailler. Mais rien ne vous empêche de marcher un peu plus.

Si vous empruntez les transports en commun, vous pouvez descendre un arrêt plus tôt ou quelques rues plus loin et finir le trajet à pied.

Si vous allez en voiture, vous cherchez sûrement le stationnement le plus proche du bureau. Pourquoi ne pas faire l'inverse, vous garer le plus loin possible du bureau et marcher ? Vous aurez les idées claires pour la journée et vous serez en forme et mince.

Une fois sur place, pouvez-vous prendre l'escalier pour aller à votre réunion ? Ou au moins marcher à vive allure pour aller d'un bureau à l'autre ?

Que faites-vous pendant les pauses ? Si vous avez une heure le midi, pourquoi ne pas prendre une demi-heure pour déjeuner léger et faire une marche rapide l'autre demi-heure ? Vous pouvez même rendre service à vos collègues en leur proposant de leur faire une course – et en profiter pour faire de l'exercice.

LES EXERCICES À LA MAISON

Outre la marche à pied, de nombreux exercices peuvent être pratiqués à la maison à peu voire pas de frais.

Dans la même étude des National Institutes of Health où les médecins observèrent les effets de la marche à pied, ils ont également découvert les bienfaits des simples tâches et activités ménagères. Des « exercices » aussi légers que le jardinage ou le nettoyage de la salle de bains apportent certains des bienfaits de la marche à pied.

L'exercice à la maison est une bonne option si vous avez des enfants

Outre les activités courantes, faites de simples exercices d'haltérophilie. Ils développent votre force et peuvent également vous aider à sculpter vos muscles des bras et des jambes.

Il vous suffit d'avoir des poids de 1 ou 2 kilos. On en trouve dans la plupart des magasins de sport. Sinon, remplissez une paire de chaussettes de haricots secs ou même de pièces de monnaie. Ou remplissez des bouteilles en plastique de 1 litre de sable ou d'eau.

Pour la musculation, les magasins de sport vendent des bandes élastiques pour quelques euros. Elles sont généralement accompagnées d'un mode d'emploi illustré. Ces bandes ont différents niveaux de résistance. Une demi-douzaine d'exercices avec ces bandes renforce et tonifie chaque muscle. Vous pouvez les emporter partout avec vous. Pensez simplement à les glisser dans votre serviette ou votre valise quand vous partez.

LE SAUT À LA CORDE

Avez-vous jamais sauté à la corde dans la cour de l'école quand vous étiez enfant ? C'est peut-être le moment de réessayer. C'est excellent pour l'endurance cardio-vasculaire, pour faire travailler les muscles du torse et des jambes, et pour brûler beaucoup de calories. C'est également une activité qui peut se pratiquer au plus fort de l'hiver.

Le saut à la corde n'est pas aussi mauvais pour les genoux que certains le pensent. Simplement, il ne faut pas trop décoller du sol. C'est donc un exercice à assez faible impact. En plus, une corde suffit.

LA BICYCLETTE

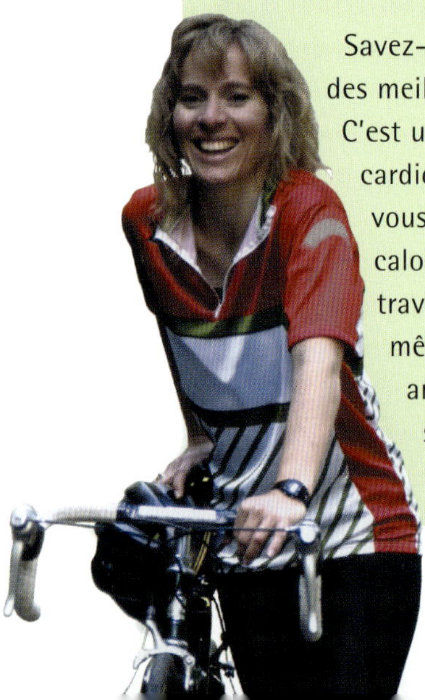

Savez-vous que le vélo est l'un des meilleurs exercices qui existe ? C'est un excellent entraînement cardio-vasculaire. En pédalant, vous perdez entre 400 et 700 calories à l'heure et vous faites travailler vos quadriceps et même vos abdominaux. Vos articulations sont peu sollicitées, sauf les genoux. Et encore, vous pouvez les soulager en réglant la selle haute.

Quant aux vélos, vous avez le choix. On en trouve de toutes les tailles et de tous les styles, des VTT aux vélos de course. Assurez-vous de choisir un modèle qui vous convient dans un bon magasin de cycles – et prévoyez également un bon casque. Une fois équipé, vous pouvez pratiquer presque partout, presque toute l'année.

LA NATATION

La natation – ou tout autre sport aquatique – est le parfait sport d'endurance à faible impact. Elle fait travailler les quadriceps, les muscles tendineux, les biceps, les triceps, les abdominaux et les muscles fessiers, mais aussi l'endurance.

La natation est souvent une bonne solution pour les personnes souffrant de douleurs chroniques. Dans l'eau, le corps ne subit ni secousse ni choc. Il flotte. L'eau supporte son poids. Vos articulations et vos tendons sont libérés de toute tension. Et qui plus est, inutile de savoir très bien nager – même un entraînement là où vous avez pied peut être bénéfique.

LES CASSETTES VIDÉO

Si vous n'avez pas encore testé la collection de vidéos sportives de votre vidéothèque, c'est le moment. Le nombre et la diversité des cassettes de programmes d'aérobic sont surprenants. L'aérobic, ce n'est plus seulement sauter sur place en agitant les bras. Vous trouverez des séances inspirées de tout, de la danse africaine aux arts martiaux en passant par les discothèques, la danse du ventre et l'entraînement militaire.

Même avec des horaires décalés, vous pouvez trouver le temps de faire de l'exercice

Si vous pensez qu'une même cassette va finir par vous ennuyer (et c'est possible), allumez la télévision. Si vous avez le câble, vous trouverez toujours une émission sur le sujet.

Les vidéos de stretching et/ou de yoga ne manquent pas non plus. Vous trouverez également des cassettes et des livres sur le sujet dans votre bibliothèque ou votre librairie.

Une précaution s'impose. Pensez toujours à vous échauffer et à vous étirer avant tout exercice, puis à vous relaxer et à vous étirer après. Souvent, les échauffements et les étirements sont inclus dans la cassette, mais s'ils ne le sont pas, pensez-y pour éviter les blessures et pour tirer le meilleur profit de votre entraînement.

Le stretching statique est le plus prudent. Étirez vos muscles jusqu'à ce que vous ressentiez une résistance – un tiraillement ou même les premiers frissons d'inconfort. Maintenez la position pendant au moins 10 secondes, puis relâchez. N'allez jamais au-delà du point de douleur ou d'inconfort.

VOS ESCALIERS SONT VOS AMIS

Si vous vivez dans une maison à étages, vous avez un club de remise en forme à domicile. Montez les marches. Puis descendez-les, puis remontez-les. Montez et descendez de plus en plus souvent, puis de plus en plus vite. Si vous vivez en appartement, montez autant d'étages que vous le pouvez. Vous constaterez que le nombre de marches que vous montez sans forcer augmente à mesure que vous vous sentez de plus en plus en forme.

Si vous vivez dans une maison de plain-pied, achetez un step dans un magasin de sport. Monter et descendre une seule marche peut paraître simple – mais si vous gardez le rythme, vous en tirerez les mêmes bienfaits qu'avec les escaliers.

LES SALLES DE SPORT

Si vous voulez faire plus que ces exercices à la maison, vous avez bien sûr un grand choix d'activités à votre portée, dont beaucoup exigent plus de rigueur. S'inscrire dans une salle de gym, c'est bien – si vous y allez régulièrement. Apprendre un sport, c'est formidable – si vous trouvez des partenaires et que vous y prenez plaisir. Et acheter des équipements tels que tapis de jogging, vélo d'appartement et autres peut être très utile – si vous les utilisez.

Surtout, ne vous cantonnez pas aux activités traditionnelles les plus courantes. Il existe toutes sortes d'activités intéressantes qui sont amusantes, qui libèrent l'esprit autant que le corps et qui ressemblent plus à une aventure qu'à de l'entraînement.

Prenons l'exemple de la méthode Pilates. Il s'agit d'un programme d'entraînement à base de mouvements précis et maîtrisés qui renforcent votre tonus et votre souplesse sans alourdir votre corps. Jadis jardin quasi secret des danseurs, les centres Pilates se sont récemment ouverts au grand public. Les exercices doux et les étirements, souvent réalisés sur des appareils, reposent sur la théorie selon laquelle l'abdomen est la tour de contrôle de l'organisme et que les muscles abdominaux sont le point d'ancrage des exercices de tonicité musculaire.

VÉRIFIER LE COMPTEUR

Si vous avez l'habitude de vous voir - littéralement – brûler des calories sur le compteur de votre appareil, sachez que les chiffres qui s'affichent ne sont pas vraiment exacts. Même si vous entrez votre âge et votre poids, beaucoup d'autres paramètres déterminent le nombre de calories que vous brûlez. Le compteur ne peut vous donner un chiffre exact.

Ce qu'il affiche, c'est une estimation relative du nombre de calories brûlées. En d'autres termes, si vous utilisez toujours le même appareil, vous pourrez comparer vos résultats d'une semaine ou d'un mois à l'autre. Vous pourrez ainsi suivre vos progrès au fil du temps.

Il existe forcément une activité qui vous convient

Il existe également le contact yoga. Cette variante du yoga traditionnel – lui-même un magnifique exercice d'équilibre, d'assouplissement et de relaxation – se pratique à deux. Nateshvar, l'inventeur du contact yoga, commence à faire des émules. La résistance vient du corps de votre partenaire. Vous êtes soulevé, poussé et tiré dans diverses positions d'étirement, de tonicité et de relaxation. Les stars de la mode et du cinéma qui l'ont pratiqué disent que cela ressemble à un massage en profondeur. À l'heure où j'écris, Nateshvar forme des yogis qui iront pratiquer le contact yoga dans les salles de sport.

Si vous préférez les disciplines musclées au New Age, essayez donc les camps d'entraînement. Oui, c'est bien cela : un entraînement qui reprend les activités généralement réservées aux nouvelles recrues de l'armée, avec course d'obstacles, pompes, saut à la corde et course de vitesse. C'est excellent pour le cœur et pour ceux qui aiment les défis et la diversité.

En d'autres termes, l'exercice, qui est si indispensable à la perte et à la stabilisation du poids, ne se limite plus à une gymnastique ennuyeuse ou à 20 minutes de vélo d'appartement.

Avec toutes ces nouvelles possibilités, vous n'avez vraiment plus d'excuse pour ne pas faire d'exercice.

ET POURQUOI PAS LA DANSE ?

Vous voulez faire travailler votre cœur, vos poumons et votre système circulatoire tout en apprenant des mouvements gracieux, à faible impact, en vous amusant ? Essayez donc la danse.

Voici quelques-unes des danses proposées actuellement dans les salles de sport : salsa, danse africaine, danse afro-cubaine, jazz, tango, danse orientale, danse du ventre ou reggae. Toutes vous font brûler des calories en même temps qu'elles usent les semelles de vos chaussures, et toutes sont bonnes pour le moral. C'est un bon moyen de faire des rencontres tout en apprenant quelque chose de nouveau. Vous n'aurez donc pas l'impression d'y aller uniquement pour brûler des calories. En outre, danser sur les rythmes d'une autre culture vous fera voyager un peu.

LES ARTS MARTIAUX TRADITIONNELS ET LEURS VARIATIONS CONTEMPORAINES

La plupart des arts martiaux – nés il y a des milliers d'années en Orient – évoquent des images de coups de poing et de pied. Mais ce n'est que la partie émergée de l'iceberg.

En réalité, pour une bonne pratique des arts martiaux, il faut s'entraîner à maîtriser des mouvements contrôlés. Même le judo, art martial par excellence, signifie « voie de la douceur ». Malgré les gestes de lutte, le judo enseigne en réalité l'art de l'équilibre, de l'effet de levier et du mouvement en souplesse et développe le contrôle de soi, la puissance, la souplesse et la coordination, tout en stimulant la confiance en soi et la concentration.

Le karaté, très en vogue chez les jeunes de banlieue, est un excellent entraînement cardio-vasculaire en plus d'être un apprentissage des techniques d'autodéfense. Il stimule la coordination et la puissance et développe un sens du fair-play chez les jeunes. Après chaque affrontement, les participants se saluent en signe de respect mutuel.

Le tae kwon do enseigne à lutter avec les pieds plutôt que de se défendre avec les mains. C'est un entraînement musculaire intensif excellent pour le système cardio-vasculaire et la souplesse. Comme tous les arts martiaux, le tae kwon do libère les tensions tout en améliorant l'équilibre et la coordination.

Le tai chi est apparu il y a des siècles en Chine. Cette technique d'autodéfense – également rituel religieux – est devenue le parfait exercice doux pour tous les âges. Moitié mouvements gracieux de danse, moitié mouvements lents de karaté, le tai chi est aussi appelé méditation en mouvement. Comme son nom l'indique, c'est un formidable apaisement pour l'esprit, mais il fait aussi travailler le bas du corps et, bien sûr, le système cardio-vasculaire.

Une séance de tai chi sollicite les articulations, stimule la coordination et l'équilibre, tonifie les muscles, améliore votre posture, réduit les tensions et vous détend.

Des variations contemporaines autour des arts martiaux existent. Certains programmes associent plusieurs techniques. D'autres combinent arts martiaux et exercices d'endurance tels que danse, course à pied et boxe. Citons le taebo et le cardiokickboxing. Renseignez-vous auprès de votre salle de sport.

LA THALASSOTHÉRAPIE

Je crois que nous sommes tous d'accord sur le fait que les vacances sont un moment où l'on doit se faire plaisir. Vous voulez vous détendre. Vous voulez revenir en pleine forme. Vous voulez rompre avec le quotidien.

Ce qui ne veut pas dire que les vacances doivent être totalement sédentaires, n'est-ce pas ? Les activités agréables, amusantes et peu fatigantes à pratiquer en vacances ne manquent pas. Loin de vous stresser, c'est le type d'exercice qui peut vous faire vous sentir totalement détendu et bien.

Si vous avez les moyens, une cure de thalassothérapie peut faire des merveilles. Aujourd'hui, de nombreuses destinations dans le monde entier proposent ce type de prestation. Vous avez le choix entre des programmes de beauté, de bien-être et de relaxation à l'heure ou à la journée, un programme « à la carte » dans un club, ou – le fin du fin de la thalassothérapie – des formules de plusieurs jours ou semaines totalement consacrées à la diététique, à la remise en forme, à la lutte contre le stress et au bien-être.

Une thalassothérapie peut durer de quelques heures à quelques semaines

Mais pourquoi une thalassothérapie ? Premièrement, le temps passé dans un établissement de thalassothérapie peut être l'occasion d'entamer un programme d'entraînement. Deuxièmement, la thalassothérapie est une formule de vacances formidable. Vous faites autant d'activités que vous le souhaitez, avec le conseil de spécialistes si vous le désirez.

Et la nourriture ? Les établissements de thalassothérapie proposent des repas équilibrés, nutritifs et délicieux. Si vous aimez cuisiner, profitez-en pour prendre des cours, ou rapportez un livre de recettes à faire chez vous.

L'autre plus est bien sûr que les établissements de thalassothérapie ont la réputation de bichonner leur clientèle. Faites-vous faire un massage des tissus en profondeur. Un massage facial. Ou prenez un bain d'aromathérapie ?

La thalassothérapie est aussi un bon moyen de vous habituer à intégrer l'exercice à votre style de vie. Même si ce sont vraiment des vacances – coupées de la « vraie vie » – vous pouvez prendre l'habitude de faire de l'activité physique une partie intégrante de votre mode de vie. En fait, le véritable but de la thalasso est de vous faire prendre de bonnes habitudes dans votre vie quotidienne. La différence entre les établissements de thalassothérapie est leur

COMPTER LES CALORIES

Vous voulez savoir combien de calories vous brûlez en ratissant les feuilles ? Ou en jouant au tennis ? Si le nombre de calories brûlées varie d'un individu à l'autre – et dépend d'un certain nombre de facteurs –, le tableau qui suit vous donne au moins une idée de l'impact relatif de différentes activités sur les calories.

Activité	Calories à l'heure
Vélo	400-700
Course à 10 km/h	700
Ski de fond	490
Tennis	490
Tondre le gazon	420
Natation	420
Haltères	420
Jardinage	350
Aérobic à faible impact	350
Marche à 6 km/h	315
Ratisser les feuilles	280
Tai chi	280
Yoga	280

manière d'aborder et de présenter les choses, et le style ou les priorités de chacun.

Vu le nombre d'établissements de thalassothérapie, la diversité des styles et leur diversité géographique, il est impossible de ne pas en trouver un qui réponde exactement à vos besoins. À ceux qui surveillent leur ligne, je recommande un établissement qui met l'accent non seulement sur l'exercice physique, mais aussi sur les activités de plein air.

NE PAS BAISSER LES BRAS

Quel que soit l'exercice que vous choisissiez, que ce soit une promenade dans le quartier ou une séance quotidienne avec un entraîneur privé, l'important est de s'y tenir. Pas besoin d'y consacrer beaucoup de temps, de transpirer beaucoup ou d'être essoufflé. Bien au contraire. La recherche montre de plus en plus que de courtes périodes d'activité physique d'intensité faible à modérée sont bénéfiques.

Faites de l'exercice une partie intégrante de votre mode de vie au quotidien

On peut toujours trouver des raisons de ne pas faire d'exercice. Vous aimez peut-être faire du jogging, mais pas sous la pluie. Le club de gym du quartier vient juste d'augmenter ses tarifs et vous avez annulé votre abonnement parce que vous ne « l'utilisez pas assez ». Ou peut-être que votre plaisir des longues marches baisse brutalement dès qu'il faut enfiler des vêtements chauds.

Après tout, l'exercice est généralement contraignant. Il faut des tenues spéciales, ou du moins il faut se changer. Il faut souvent un équipement - une raquette, des genouillères ou des lunettes. Parfois, il faut être plusieurs. Et l'exercice prend du temps. Si vous consacrez beaucoup de temps à votre travail ou si vos obligations familiales se sont sérieusement accrues, les journées semblent déjà suffisamment longues. Quand l'agenda est déjà bien rempli, l'exercice physique est juste « une contrainte de plus ».

HEUREUX GRÂCE À L'EXERCICE

Les recherches confirment ce que les personnes qui font régulièrement de l'exercice soupçonnent depuis longtemps : l'activité physique peut vous rendre heureux. Des études suggèrent que les personnes en bonne forme physique et actives sont moins sujettes à la dépression, et que l'exercice physique peut être un moyen de soigner la dépression.

Les études ont également montré que les personnes qui font de l'exercice ont une vision plus positive de la vie et un meilleur bien-être au jour le jour. En effet, comment ne pas être heureux en pratiquant une activité physique qui nous permet à la fois de surveiller notre ligne, d'avoir de l'énergie et de nous sentir bien dans notre peau ?

Mais souvenez-vous que l'exercice est nécessaire. Faites tout ce que vous pouvez pour rester motivé. Variez les programmes pour susciter votre intérêt. Ou incorporez l'exercice dans votre mode de vie, comme je l'ai suggéré précédemment, en tondant vous-même votre pelouse, en entretenant vous-même votre jardin, et ainsi de suite. Pourquoi ne pas tenir un journal de bord de vos entraînements : comme pour vos choix alimentaires, vous prendrez mieux conscience des choix que vous avez faits (aller à pied plutôt qu'en voiture, par exemple). Et vous verrez à quel point l'exercice physique et la perte de poids sont liés.

Pour maigrir, il faut faire de l'exercice

LE FACTEUR PSYCHOLOGIQUE

POURQUOI MANGEONS-NOUS ?

Tout le monde connaît la réponse à cette question : nous mangeons pour survivre, pour alimenter notre organisme, pour avoir de l'énergie et pour préserver notre santé.

Nous mangeons également pour toutes sortes d'autres raisons. Il y a la raison sociale – le déjeuner ou le dîner entre amis, par exemple. Il y a des raisons culturelles – les repas peuvent être au cœur d'une pratique religieuse, comme le repas rituel de la Pâque juive ou le repas de Noël. Nous mangeons aussi pour fêter certains événements – qu'est-ce qu'un gâteau d'anniversaire, après tout ? – et même lorsque nous pleurons la mort de quelqu'un, après un enterrement. Manger joue aussi un rôle dans la relation amoureuse – le dîner d'amoureux et, bien sûr, le petit déjeuner au lit.

Mais pourquoi certains d'entre nous mangent-ils trop ? Mangent sans avoir faim ? Mangent mal ? Ou mangent sans besoin ni raison évidente ? La réponse à ces questions n'est pas si simple. C'est une affaire d'émotions, de psychologie.

LES NOURRITURES AFFECTIVES

Bien sûr, il nous arrive à tous de manger pour des raisons affectives. Vous vous disputez avec votre conjoint ? Vous vous précipitez dans la cuisine pour vous faire un sandwich. Votre patron vous humilie ? Vous faites un déjeuner copieux – vous l'avez bien mérité.Vous attendez un ami toujours en retard dans un restaurant mexicain et les minutes s'écoulent telles des heures ? Quand il arrive, vous avez mangé un bol de chips et bu deux bières. Colère, humiliation et ennui – chacun semble tour à tour une bonne raison pour manger, comme si la nourriture pouvait « réparer » les blessures.

Mais pour certains d'entre nous, le facteur psychologique influence l'intégralité de nos rapports avec la nourriture. C'est pourquoi, dans mon cabinet, la psychologie joue souvent un rôle important dans le programme d'amaigrissement. En fait, quand un nouveau patient passe ma porte, il rencontre trois personnes : un médecin, qui examine ce problème de surpoids sous l'angle médical ; un nutritionniste, qui analyse les habitudes alimentaires et le rapport à la nourriture du patient ; et un psychothérapeute, qui peut l'aider à identifier les facteurs psychologiques en partie responsables de ce problème de poids.

Souvent, tout notre schéma alimentaire repose sur nos émotions

Aucun livre ne peut diagnostiquer vos problèmes psychologiques, mais savoir comment ils peuvent influencer vos choix alimentaires est une composante de la prise de conscience qui est au cœur de ce livre. Pour faire des choix alimentaires sensés, il est utile de ne pas regarder que vers l'extérieur les options alimentaires qui s'offrent à vous, mais aussi de regarder vers l'intérieur les facteurs susceptibles de vous pousser vers telle ou telle option.

Dans mon cabinet, les patients peuvent suivre des séances de psychothérapie qui les aident à identifier les causes profondes de leurs habitudes alimentaires et à les traiter une fois pour toutes dans un cadre de soutien dénué de tout jugement. Mais même sans cela, vous pouvez prendre conscience des facteurs psychologiques qui peuvent influencer vos habitudes alimentaires.

PRENDRE CONSCIENCE POUR AGIR

La prise de conscience n'est qu'un début. Une fois conscient d'un problème affectif qui détermine vos habitudes alimentaires, vous pouvez transformer cette prise de conscience en action pour y remédier. Toute introspection ouvre des perspectives de choix réfléchis, qui sont la clé de la perte de poids et de la stabilisation.

Il est extrêmement utile de prendre conscience des influences externes

Par exemple, la nourriture ne peut certainement pas « réparer » une querelle conjugale. Seule une discussion honnête et ouverte peut le faire. Et si vous aviez fait demi-tour devant la porte de la cuisine et que vous étiez retourné essayer de régler le problème ? Ou au moins si vous étiez allé faire le tour du pâté de maisons le temps de vous calmer ? Ce sont deux autres possibilités – à privilégier si vous surveillez votre ligne.

Manger ne changera rien non plus à l'humiliation que l'on subit quand un supérieur nous sermonne. La seule solution est de faire mieux la prochaine fois – ou de trouver un supérieur qui n'utilise pas l'humiliation comme outil de management. En attendant, pourquoi ne pas choisir de passer l'heure du déjeuner dans une salle de gym pour vous débarrasser de vos frustrations ?

Et enfin, manger un bol de chips et commander une deuxième bière ne fera pas arriver votre ami ni passer le temps plus vite. Il serait préférable de demander au serveur s'il a un journal ou d'en profiter pour dresser la liste de ce que vous avez à faire pour la semaine. Et la prochaine fois, pensez à emporter un livre, adaptez l'heure à laquelle vous donnez rendez-vous à votre ami, ou arrivez vous-même en retard.

Faire des choix réfléchis, ce n'est pas seulement choisir parmi plusieurs options alimentaires. C'est aussi être suffisamment à l'écoute de vos sensations pour savoir pourquoi vous faites tel ou tel choix – et renoncer et choisir de ne pas choisir.

CHERCHER DU RÉCONFORT, ET TROUVER DU STRESS

Dans les cas que je viens de citer, la vraie raison de manger était la recherche d'un réconfort. Le conjoint en colère, l'employé humilié et l'ami qui s'ennuie se sentent tous frustrés, fâchés et stressés. Ils veulent se changer les idées et cherchent un substitut susceptible de les apaiser. Et tout ce qu'ils trouvent, c'est la nourriture – familière et disponible à portée de main.

Mais pour ceux qui surveillent leur ligne, chercher du réconfort en mangeant, c'est comme frotter une plaie avec du sel. Vous êtes déjà énervé, stressé ou blessé, et manger inconsidérément ne fait que vous enfoncer davantage en aggravant votre surpoids et, par conséquent, votre culpabilité.

Manger sans réfléchir ne résout pas les problèmes

L'effet apaisant de la nourriture est si éphémère qu'il est illusoire. C'est une gratification dans l'instant, pas une satisfaction sur la durée. Manger ne résoudra pas le problème qui est à l'origine de votre stress. Ce problème est toujours présent, et en plus vous y avez ajouté de mauvais choix alimentaires et le fardeau de la culpabilité.

La nourriture ne va pas vous rassurer. Comment le pourrait-elle ? Si vous voulez maigrir, utiliser la nourriture comme réconfort ne fera que vous angoisser un peu plus.

TROUVER D'AUTRES MOYENS

Il existe d'autres moyens de trouver du réconfort que de manger des aliments hypercaloriques – d'autres activités, d'autres stratégies et, toujours, d'autres aliments.

Commencez par essayer de substituer une autre activité qui vous apporte une gratification équivalente en attendant que votre colère ou votre peine s'atténuent.

J'ai déjà évoqué le tour du pâté de maisons, la séance de gym, le livre ou le carnet de notes toujours glissés dans le sac à main ou la serviette. Pratiquez assez souvent ce type d'activité de réconfort de substitution et il deviendra aussi familier et spontané que les ruées vers la cuisine, la cafétéria d'entreprise ou le distributeur.

Souvenez-vous que vous avez toujours le choix

Vous pouvez aussi mettre au point une stratégie pour traiter la cause du stress – surtout le type de stress qui, d'après votre expérience, risque le plus de vous pousser à vous précipiter sur un paquet de chips ou un plat de pâtes au basilic. Quoi que vous fassiez, cette stratégie doit travailler pour vous, pas contre vous. Alors, la prochaine fois peut-être, armé de cette stratégie et conscient du facteur psychologique, vous aurez la force de préférer la salade de fruits – ou même une promenade dans le parc - aux chips à l'oignon et au fromage.

D'un point de vue pratique, il est très utile d'avoir les bons aliments à portée de main. Si vous avez ceux énumérés dans ma liste des indispensables de la page 138, quand vous vous ruez dans la cuisine après une dispute conjugale, vous trouverez des aliments qui vous procureront du réconfort à peu de calories.

Quant à cet ami qui est toujours en retard, il est peut-être temps de ne plus lui donner rendez-vous au restaurant, ou du moins de lui dire que s'il est en retard cette fois-ci, vous ne l'attendrez pas. Puis tenez bon. Votre temps est trop précieux pour le gaspiller bêtement en avalant des apéritifs hypercaloriques.

ÉTABLIR UNE STRATÉGIE

Avoir du temps à perdre pousse très souvent à manger sans réfléchir, à manger trop et à faire des choix alimentaires hypercaloriques. Comme le dit l'un de mes patients : « Quand je n'ai rien à faire, je mange pour passer le temps entre les repas. »

De même pour cet avocat qui prend sa retraite après avoir travaillé 12 heures par jour pendant 40 ans et qui se retrouve à la maison sans rien d'autre à faire que des allers et retours entre le réfrigérateur et le salon... ou cette jeune mère dont les trois enfants sont enfin scolarisés et dont les journées s'éternisent... ou cet athlète à la jambe cassée qui doit arrêter l'entraînement pendant 3 mois.

Comprendre la cause de leur stress permet à chacun d'eux de mettre au point une stratégie pour y remédier – et les tient à l'écart des placards de la cuisine.

Établir une stratégie peut vous maintenir à flot

D'où vient leur stress ? Dans les trois cas, tout ce qui a jusque-là donné un sens et un but à leur vie a disparu. Ils doivent trouver un substitut autre que la nourriture.

L'ancien avocat peut peut-être mettre son temps et ses compétences au service d'une association de bénévoles qui ne peut pas s'offrir les services d'un juriste. La jeune mère peut voir ses « journées vides » comme une page blanche sur laquelle elle va pouvoir écrire un nouveau chapitre de sa vie – en suivant une formation ou en faisant du bénévolat dans un hôpital.

Quant à l'athlète qui ne peut pas utiliser ses jambes, il peut certainement faire fonctionner sa tête. L'équipe locale de football des moins de 12 ans a peut-être besoin d'un entraîneur, à moins qu'il ne soit temps de muscler ses bras, ses épaules et ses pectoraux en faisant des haltères.

En fin de compte, laissez la prise de conscience du mode de fonctionnement de vos émotions devenir partie intégrante de votre réflexion globale sur la nourriture. Après tout, il n'y a aucun mal à manger un paquet de chips ou de délicieuses pâtes carbonara quand vous êtes à l'écoute de ce que vous ressentez en les mangeant. Le simple fait de savoir pourquoi vous avez fait ce choix peut vous conduire à faire un autre choix la fois suivante. Comme toujours, je ne vous dis pas de ne pas manger et je ne vous demande pas de vous priver d'un quelconque aliment. Bien au contraire. Je vous demande d'être conscient d'un ensemble de facteurs lorsque vous faites vos choix alimentaires. Et l'un de ces facteurs est psychologique.

EST-IL IMPOSSIBLE DE MANGER ÉQUILIBRÉ ?

Au fil des ans, j'ai entendu toutes les raisons de manger possibles et imaginables. Voici quelques-uns des prétextes classiques à ne pas manger équilibré – et les réponses qui les accompagnent :

Excuse n° 1 : la nourriture équilibrée – et même les aliments frais – coûtent trop cher.

Réponse : en réalité, d'après les experts d'un certain nombre d'instituts de recherche, cela coûte moins cher. Une expérience menée auprès de personnes ayant un taux de cholestérol élevé a montré que manger une alimentation bonne pour le cœur pendant 9 mois réduit les dépenses alimentaires quotidiennes de plus de 1,5 euro. Pour une famille de 4 personnes, les économies annuelles s'élèvent à 1 500 euros – auxquels il faut ajouter une baisse importante du taux de cholestérol et du poids et un meilleur état de santé général.

Excuse n° 2 : je n'ai pas le temps de manger convenablement, et j'ai encore moins le temps de cuisiner.

Réponse : combien de temps passez-vous devant la télévision ? Des heures, certainement, et on peut dire sans trop se tromper que toutes ces heures ne sont ni instructives ni même intéressantes. En plus, préparer des repas équilibrés n'est pas nécessairement désagréable ni très long. Rendez-vous page 138 pour quelques suggestions d'achat. Par ailleurs, il est de plus en plus facile de manger équilibré au restaurant. Lisez nos conseils page 141.

Excuse n° 3 : à mon travail, je vais trop au fast-food pour bien manger le midi.

Réponse : il est probable que le restaurant rapide du quartier propose désormais des sandwichs et des salades peu caloriques et allégés. Sinon, essayez de mélanger un plat de restauration rapide avec un accompagnement plus équilibré que des frites : une salade chez le traiteur du coin, ou même quelque chose que vous emportez le matin de chez vous.

LES SABOTEURS PSYCHOLOGIQUES

Le facteur psychologique peut jouer un autre rôle dans votre programme de perte de poids. De la même manière que certains aliments peuvent saboter vos efforts d'amaigrissement et de stabilisation, il existe des saboteurs émotionnels. Parfois, ce sont la famille ou les amis, mais parfois, c'est aussi nous-mêmes.

L'exemple classique de l'auto-sabotage est le syndrome : « La journée est fichue, alors autant aller jusqu'au bout. » Vous essayez de perdre du poids et, un midi, vous ne pouvez résister à la tentation et vous mangez une part de gâteau au chocolat. Votre journée est un échec. Alors autant oublier le régime et manger ce gâteau à la noix de pécan dont vous croyez avoir envie au dîner. Et comme toute la journée est un fiasco, autant oublier la semaine. Et au bout d'un moment, vous abandonnez l'idée de maigrir.

On est loin du simple gâteau au chocolat. Pourquoi ne pas l'accepter et continuer à aller de l'avant ? Ce n'est pas un échec. Vous avez juste mangé un délicieux dessert. Il n'y a rien de mal à cela.

L'anxiété est naturelle – mais ne la laissez pas vous empêcher de faire des choix

Imaginez que vous essayez de pousser une voiture en haut d'une colline. Si elle redescend un peu et que vous la rattrapez, vous n'avez pas perdu beaucoup de terrain. En revanche, si vous la laissez glisser, elle redescendra jusqu'au pied de la colline et vous devrez recommencer à zéro. Tous vos efforts auront été réduits à néant.

C'est la même chose ici. Si vous mangez le gâteau au chocolat à midi et si vous continuez à pousser, vous n'aurez pas perdu grand-chose. Mais si vous laissez le gâteau au chocolat vous gâcher la journée, vous vous retrouverez à votre point de départ. Pourquoi remonter la même pente deux fois ? Acceptez cette minuscule glissade et continuez à pousser.

En outre, pourquoi se presser ? Ce n'est pas une course. Vous avez entrepris un effort de toute une vie en vue d'instaurer un rapport nouveau avec la nourriture. Vous pouvez vous permettre de prendre votre temps pour maigrir. Si la situation devient difficile, faites une pause – et attendez de vous sentir bien à nouveau.

SI LE SABOTEUR EST UN ÊTRE CHER

C'est plus fréquent que vous ne le pensez. Le mari qui a longtemps harcelé sa femme pour qu'elle maigrisse se retrouve soudain face à un séduisant papillon. Sa femme aborde le monde de manière radicalement différente et ses rapports avec ses amis, ses partenaires et son conjoint ont changé. Nul besoin d'être psychologue pour savoir qu'un tel changement peut être angoissant – surtout pour le mari qui vit avec le papillon.

Consciemment ou non, il commence à se comporter d'une manière qui mine réellement les efforts de sa femme. Il lui ramène son dessert préféré ou insiste pour l'emmener dans de bons restaurants. Il veut peut-être juste « fêter » sa perte de poids et ne réalise pas que ces festivités menacent sa réussite. Mais il est plus probable qu'il ne comprenne tout simplement pas les raisons de ses efforts. Il ne comprend pas que si elle maigrit, c'est pour elle-même – pour sa santé et son bien-être, pour son estime de soi, pour des raisons très personnelles.

Elle doit le lui dire et expliquer exactement pourquoi elle fait ce qu'elle fait. Elle doit lui assurer qu'elle ne maigrit pas pour plaire à un autre homme, que c'est lui qu'elle aime, qu'elle comprend son malaise mais qu'il se fait des idées.

Voilà un cas où une personne peut faire preuve de psychologie pour surmonter un problème psychologique, où la prise de conscience par la femme de ce qui se passe va lui faire faire un geste qui va en fait resserrer les liens dans son couple. Lorsque mari et femme communiquent clairement, ils peuvent œuvrer ensemble vers un objectif commun d'alimentation équilibrée, nutritive et hypocalorique.

PRISE DE CONSCIENCE ET ACTION

Avez-vous remarqué combien de personnes extrêmement accomplies sont en surpoids ? Moi oui. Parmi mes patients, je compte quelques-unes des personnes les plus talentueuses, cultivées et admirées que l'on peut espérer rencontrer dans sa vie. Je ne doute pas une seconde que chacune d'entre elles – et chacun d'entre vous, lecteurs – soit capable de perdre du poids sans le reprendre. En comprenant les choix qui s'offrent à vous, vous aurez le pouvoir de choisir différemment.

Vous y serez aidé par une prise de conscience des raisons de vos choix et de la manière dont vos choix passés vous ont conduits à avoir les habitudes alimentaires que vous avez. Une fois que vous en aurez pris conscience, vous serez encore mieux armé pour manger suffisamment, intelligemment et équilibré toute votre vie.

Savoir comment vous fonctionnez vous rend plus fort

Après tout, l'alimentation n'est pas coupable. Au contraire. C'est – et cela devrait être – un plaisir. Un dîner romantique aux chandelles... un repas de Noël en famille... les mûres que vous et votre meilleur ami cueilliez dans votre enfance... un repas gastronomique dans un restaurant raffiné. Vous voulez pouvoir jouir pleinement de toutes les raisons de manger que ce monde peut offrir. Et vous le pouvez.

LA PRESSION POUR MANGER

Dans la plupart des cultures, la nourriture joue un rôle social. Elle est au cœur des fêtes familiales, voire des fêtes nationales. La nourriture peut également avoir une signification personnelle. Pour certains, c'est leur meilleur ami. Lorsqu'ils se sentent seuls, la nourriture les réconforte. Résultat, beaucoup sont pressés de se retrouver seuls le soir avec leur nourriture, qui offre le réconfort et l'assurance qu'ils ne trouvent pas auprès d'autrui.

En plus, des milliards de dollars sont dépensés en publicité pour vous pousser à manger à tout moment de la journée – toute la journée. La télévision, les affiches et les magazines diffusent constamment des images de nourritures alléchantes. Souvent, il n'y a aucune « raison » de manger. Mais les publicitaires aimeraient que nous pensions constamment à la nourriture – chez soi, au cinéma, au stade de foot... Impossible d'y échapper. La seule solution est d'être conscient de ces pressions et de penser soigneusement à leurs effets sur nous. Ne vous laissez pas commander par un hot dog !

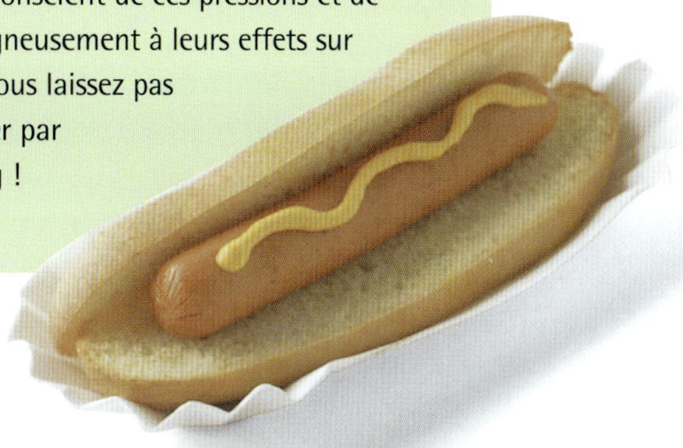

RENCONTRER UN OBSTACLE ET LE SURMONTER

Vous stagnez ? Que se passe-t-il quand vous voyez que vous ne perdez plus de poids ? Vous avanciez tranquillement, perdant des kilos à un rythme constant et prudent. Puis plus rien. Ni la semaine dernière, ni l'avant-dernière, ni celle-ci. Que s'est-il passé ? Votre avancée s'est arrêtée. Que faire ?

La première chose à faire est de reconnaître qu'un ralentissement de la perte de poids – voire un arrêt complet – est normal, naturel et prévisible. La raison est en partie physique. Quand on maigrit, l'appétit finit par augmenter. Les cellules adipeuses de votre organisme envoient des SOS à votre cerveau : « Au secours ! Nous maigrissons ! Envoyez des matières grasses ! » Comment réagit le cerveau ? En augmentant votre envie de manger plus ou plus d'aliments plus caloriques. Ou les deux. Vous répondez à vos envies – souvent sans même en être conscient –, ce qui peut ralentir ou stopper votre perte de poids.

Votre organisme lutte contre toute rupture de son équilibre

Mais il peut y avoir d'autres raisons. Ce peut être un changement subtil et presque imperceptible du type d'aliments que vous choisissez, ou de vos schémas alimentaires. Vous êtes peut-être lassé des aliments que vous mangiez avec plaisir au début. Ou peut-être, pour une « très bonne raison » – il y a toujours une très bonne raison –, vous faites moins d'exercice qu'avant. Peut-être qu'un projet professionnel vous retient au bureau du matin au soir, trop tôt et trop tard pour aller faire du sport. Ou peut-être que vous avez arrêté de jouer au tennis parce que c'est l'hiver et que vous n'avez pas trouvé de court couvert.

Quoi qu'il en soit, quelque chose a changé et ce changement a ralenti ou stoppé votre perte de poids. Dans ce cas, il va falloir prendre du recul et réévaluer la dynamique de votre programme d'amaigrissement. Si vous pensez avoir quitté le droit chemin, vous devez retrouver quand – et pourquoi.

Vous ne pouvez résoudre un problème que si vous l'avez analysé

RÉÉVALUER SON RAPPORT À LA NOURRITURE

Est-ce que quelque chose a changé dans votre rapport à la nourriture ? C'est peut-être une influence extérieure, ou intérieure. Pour découvrir les raisons d'un arrêt de la perte de poids, j'ai conçu un journal de bord alimentaire spécial (voir page suivante). C'est une sorte de stratégie de crise pour vous aider à cerner les obstacles à la poursuite de votre perte de poids et à les surmonter quand vous les aurez découverts. Je l'ai appelé le journal de bord alimentaire d'urgence.

Comme dans votre premier journal de bord alimentaire, vous notez la date, l'heure et la quantité de ce que vous mangez. Puis vous évaluez votre faim sur une échelle de 0 à 4, 4 si vous avez très faim. Remplissez les trois premières colonnes pour tout ce que vous mangez. Dans les deux dernières colonnes, je veux que vous isoliez les aliments que vous jugez soit inadaptés soit plus caloriques que ce que vous mangez d'habitude. Pour ces aliments, et seulement pour eux, notez votre humeur ou les sentiments que vous éprouvez avant de manger et la raison pour laquelle vous mangez cela.

Tenez ce journal une semaine, puis analysez-le. Concentrez-vous sur les aliments que vous jugez inadaptés et rendez-vous à la dernière colonne. Posez-vous cette question : si c'était à refaire, est-ce que je remangerais ces aliments hypercaloriques ? Dans les mêmes circonstances, dans la même humeur, aurais-je pu faire un autre choix ? Qu'aurais-je pu manger ? Écrivez tout cela.

Le but de ce journal de bord alimentaire d'urgence est une fois de plus une meilleure prise de conscience pour pouvoir déterminer si vous pouvez faire des changements, et quels changements. Souvenez-vous que les choix les plus caloriques ne sont pas nécessairement mauvais. Ce qui compte, c'est la raison de votre choix, la réflexion qui précède la décision.

QUELQUES SCÉNARIOS

Supposons que vous dîniez chez des amis qui ont préparé des pâtes carbonara. En temps normal, vous ne choisiriez pas un plat aussi calorique, mais ce soir, vous êtes invité et vous ne voulez pas offenser vos amis en refusant ce qu'ils vous servent.

Puis vient le dessert, un tiramisu. Il a l'air délicieux. Comme il est probable que vous ayez déjà « raté » votre journée avec le plat de pâtes hypercaloriques, vous décidez de manger aussi le tiramisu.

En écrivant votre journal de bord alimentaire d'urgence ce soir-là, vous allez devoir remplir les cinq colonnes pour les pâtes et le tiramisu, deux plats plus caloriques que ce que vous auriez choisi normalement.

C'est lorsque vous analysez vos choix et que vous remplissez la rubrique n° 6 (« Aurais-je pu faire un autre choix ? ») que le journal de bord alimentaire d'urgence révèle tout son intérêt. En examinant vos choix, il apparaît rapidement que vous avez fait un bon choix et un choix moins bon. Étant donné les circonstances, le plat de pâtes, bien que riche en calories, était un choix logique et nécessaire. C'était le plat de résistance. Refuser de le manger aurait été vraiment insultant pour vos hôtes, qui auraient dû vous préparer un autre plat.

En revanche, la « raison » pour laquelle vous avez mangé le tiramisu était un prétexte. Vous auriez facilement pu dire que le dîner ayant été si délicieux et si copieux, vous n'aviez plus faim pour le tiramisu, aussi savoureux fût-il.

Il suffisait de dire :
« Non merci »

Et maintenant, supposons que vous dîniez dans votre restaurant préféré et qu'il y a du cheesecake au menu. C'est un dessert que vous aimez, c'est un restaurant qui est réputé pour son cheesecake, et vous avez pris des repas basse calorie toute la journée. Vous décidez alors de commander le cheesecake et vous en savourez chaque bouchée.

Plus tard, en remplissant votre journal de bord et en réfléchissant à ce choix, vous affirmez vos raisons – vous le vouliez et vous n'aviez mangé que des plats hypocaloriques toute la journée. C'était un choix logique, le bon choix, pas un mauvais choix.

JOURNAL DE BORD ALIMENTAIRE D'URGENCE

Date/Heure ______________________

Aliment ______________________

Appétit (de 0 à 4) ______________________

Humeur/Sentiments ______________________

____

____

Pourquoi ce choix maintenant ? ______________________

____

____

Aurais-je pu faire un autre choix ? ______________________

____

____

NOUVELLE PRISE DE CONSCIENCE

Ces quelques exemples suffisent à démontrer l'importance du journal de bord alimentaire d'urgence. En notant de simples faits – les repas et les goûters de la journée –, vous prendrez mieux conscience et vous comprendrez mieux vos choix. Prenez le temps de réfléchir à chaque fois que vous le remplissez. Cela pourra vous être utile. Souvent, la raison du changement des choix alimentaires se révèle très simple – c'est un manque d'attention. Ce qui semblait être un obstacle insurmontable n'en est plus un. Et vous recommencez à perdre du poids.

Vous réfléchirez différemment à vos choix

QU'EST-CE QUI A CHANGÉ ENCORE ?

D'autres facteurs peuvent intervenir. Le changement de vos choix alimentaires peut être dû à un changement dans votre vie personnelle ou professionnelle.

En cas de problème, nous trouvons différents moyens d'affronter notre tristesse, notre dépression ou notre sentiment de vide. Supposons que vous ayez rompu avec votre partenaire ou qu'il vous ait quitté et que vous affrontiez la tristesse de votre solitude, ou que vous ayez été rétrogradé dans votre travail et que votre train de vie s'en trouve tout à coup menacé.

L'un des moyens de faire face à ces types de pression est de manger. C'est trop simple. Inutile d'affronter les autres, ni de réfléchir à vos gestes. Il suffit d'ouvrir la bouche. Qui plus est, dans notre société, votre malheur est généralement considéré comme une raison de manger. La perte d'un emploi, un décès dans la famille, la maladie d'un conjoint – si l'un ou l'autre de ces malheurs vous affecte, vous êtes en droit de trouver du réconfort dans la nourriture.

C'est bien, tant que vous êtes à l'écoute des changements de votre alimentation. Ce n'est pas nécessairement un recours insouciant ou automatique à la nourriture : il peut être délibéré – donner et recevoir de la nourriture associe divers messages émotionnels, dont le partage, l'affection et le réconfort. Le tout, comme toujours, est de rester à l'écoute des sentiments à l'origine de la décision de manger.

En fait, tout changement, en bien ou en mal, peut provoquer des pressions qui vous font penser à la nourriture. Vous serez peut-être surpris d'apprendre que des changements positifs peuvent générer des pressions ou du stress – mais c'est ainsi. Vous vous mariez et vous fondez une famille. Vous vous trouvez tout d'un coup face à d'immenses nouvelles responsabilités. Ou vous avez une formidable promotion – et vous vous demandez si vous saurez y faire face. Ce sont des événements positifs, mais chacun s'accompagne de son lot de stress. Et l'un des moyens d'y faire face est de manger.

Lorsque l'aiguille de la balance cesse de descendre, il est important d'examiner sa vie, notamment ses relations, son travail et son mode de vie, pour cerner les causes de ce stress qui influe sur vos habitudes alimentaires. Il est intéressant d'évaluer les retombées que les événements stressants ont eues sur différents aspects de sa vie. Deux choses peuvent avoir beaucoup changé – la durée des exercices que vous pratiquez et votre niveau de motivation. Examinons-les de plus près.

En période de stress, vous pouvez manger sans y penser, sans même le remarquer

L'EXERCICE PHYSIQUE

Êtes-vous toujours aussi motivé pour faire de l'exercice. L'êtes-vous moins ? Vous exercez-vous moins souvent ? Moins vigoureusement ? Moins longtemps ?

Même si vous faites les bons choix alimentaires, une baisse de l'activité physique qui accompagnait votre régime alimentaire peut expliquer le ralentissement de la perte de poids. Il est inutile de faire beaucoup d'exercice. Mais il faut en faire quand même.

LA MOTIVATION

Vous étiez volontaire au début, mais il est difficile de conserver la même motivation. Fini l'attrait de la nouveauté. Au lieu de vous lever le matin en pleine forme, vous avez l'impression d'être à plat. Et le simple fait d'avoir déjà perdu du poids a diminué votre besoin de calories.

Techniquement, pour continuer à perdre du poids au même rythme, il faudrait que vous mangiez de moins en moins. Et même ainsi, vous finiriez par ne plus maigrir. Mais bien sûr, nous avons tendance à faire exactement le contraire et à manger plus. Toutes nos cellules affamées crient de plus en plus fort : « Nourris-moi ! » Votre corps veut manger plus – et manger des aliments plus caloriques.

Une baisse de motivation est naturelle. Personne ne peut rester très motivé indéfiniment. Il est probable qu'une fois que vous aurez identifié le changement de vos habitudes alimentaires et la cause de ce changement, une fois que vous ferez à nouveau les choix bons pour la ligne, une fois que vous verrez à nouveau des résultats, vous serez à nouveau motivé.

Mais il est possible que vous le soyez moins qu'au début. Et d'ailleurs, n'est-ce pas le but ? Votre objectif n'est-il pas que vous preniez l'habitude de surveiller votre ligne ? Que les choix hypocaloriques deviennent un réflexe absolu ? Ne désespérez pas ! Un ralentissement de la perte de poids n'est pas une catastrophe. Ne jugez pas votre réussite aux chiffres de la balance. Pensez aux kilos déjà perdus, songez à quel point votre silhouette s'est affinée, et félicitez-vous.

SAVOIR S'ARRÊTER

Si les recettes passées ne marchent plus, si vous avez perdu du poids régulièrement et que c'est fini, il faut peut-être se poser une question. N'êtes-vous pas arrivé aussi loin que votre régime peut vous emmener ? Vous avez peut-être atteint votre poids d'équilibre. Il est peut-être là.

Est-ce une bonne nouvelle ? Pas si vous désirez secrètement atteindre un poids que vous jugez idéal. Ce poids idéal est peut-être celui que vous pesiez il y a 5 ans, ou celui avec lequel vous rentreriez dans telle ou telle robe.

Vous aurez considérablement amélioré votre santé

Mais si vous avez perdu tous les kilos que vous pouviez raisonnablement perdre, eh bien félicitations ! Vous avez réussi à changer votre vie de manière extrêmement positive. Surtout, si votre poids vous exposait à un risque cardiaque, cancéreux ou diabétique, une perte de poids même relativement modeste aura réduit le risque de manière significative. Vous vous serez assuré une meilleure qualité de vie.

Vous avez fait des efforts formidables pour votre avenir. Maintenant, consolidez-les – et profitez du retour sur investissement : regain d'énergie, meilleure estime de soi et silhouette affinée. Vous avez accompli votre mission : perdre du poids et préserver votre santé en changeant votre rapport à la nourriture.

CE QUE VOUS PERDEZ, CE QUE VOUS GAGNEZ

J'ai dit au début de ce livre que la perte de poids doit arriver dans le cours normal de votre vie. Mais il est vrai qu'un nouveau rapport à la nourriture peut enrichir votre vie de différentes manières. Vous ne perdez pas que des kilos, mais aussi ce fardeau d'être tenu à un « régime », d'avoir le sentiment de devoir éviter certaines situations, ou de vous priver de choses que vous aimez.

À 26 ans, Mary était d'une grande timidité. Calme, modeste, embarrassée, elle participait à l'un des groupes de soutien du cabinet et ne disait presque jamais un mot. Elle commença par consulter un psychologue pour son poids et engagea un entraîneur personnel qui venait la faire travailler chez elle.

Lentement, à mesure que Mary changeait de nouveaux aspects de son rapport à la nourriture, elle commença à perdre de plus en plus de poids. L'exercice physique commença à produire ses effets en tonifiant et en sculptant ses muscles. La thérapie commença elle aussi à agir. Mary commença à sourire dans son groupe de soutien, puis à rire franchement. Et quand Mary commença à voir les résultats, son entourage commença à découvrir la vraie Mary. Cette personne jadis timide se mit à faire des commentaires à la fois drôles et perspicaces. En changeant d'apparence, elle commença à récolter des compliments, et elle renouvela sa garde-robe. Pour faire sa gymnastique, elle quitta l'intimité de son appartement pour l'arène d'une salle de sport, où elle se fit rapidement des amis ! Au travail, elle fut promue à un poste à plus hautes responsabilités et mieux rémunéré, et se mit à voyager vers des destinations lointaines.

Ce que vous gagnez, c'est très souvent votre véritable personnalité

Aujourd'hui, avec 15 kilos en moins, Mary se montre ouverte, écoute les autres, affronte les problèmes et trouve des solutions. De la même manière, elle a pris en main ses choix alimentaires et son mode d'alimentation.

UNE NOUVELLE VIE

Lorsque Philip vint me voir pour la première fois, il avait 76 ans et venait de perdre sa femme d'un cancer. Sa souffrance ébranlait son organisme. Philip était manifestement trop lourd pour se sentir bien. Il avait une mine de papier mâché, de bonnes joues, il se déplaçait difficilement, comme croulant sous sa peine. Qui plus est, il avait de la goutte, du diabète, une maladie cardiaque et beaucoup de cholestérol.

Philip n'avait qu'une requête : « Il ne me reste que deux ans à vivre, me dit-il, et je voudrais perdre 13 kilos d'ici là. » Philip était tellement convaincu de son verdict qu'il refusa tout examen médical. « C'est inutile, disait-il, je n'en ai plus que pour 2 ans. »

C'était il y a 10 ans. Aujourd'hui, Philip commence généralement la journée par une marche rapide – soit dehors, soit sur le tapis de jogging de son appartement. Puis, cet ancien homme d'affaires met bénévolement son savoir-faire à la disposition de petites start-up, et récemment, il a pris des cours d'informatique. Le soir, il est souvent dehors – au concert, au théâtre ou à un dîner entre amis. Naturellement,

Philip a perdu les 13 kilos prévus – il en a même perdu près de 26. Mais ce qu'il a surtout gagné, c'est rien de moins qu'un nouveau départ dans une nouvelle tranche de vie.

LE POIDS EST SUPERFLU

Je ne vous promets pas que vous vivrez plus longtemps, ni que vous allez vous découvrir une nouvelle personnalité amusante et fabuleuse. Ce que je promets, c'est que votre nouveau rapport à la nourriture apportera des bienfaits dans votre vie tout en vous faisant maigrir et en dissipant votre peur de les reprendre.

Savoir, c'est pouvoir, dit le dicton, et le savoir que vous tirez de ce livre peut vous donner le pouvoir dont vous avez besoin pour changer votre rapport à la nourriture. Vous devez désormais avoir un objectif réaliste et adapté à votre cas. Les prédispositions génétiques et même les facteurs psychologiques peuvent influer sur votre poids. Chacun d'entre nous a donc un poids approprié auquel il se sent le mieux. C'est l'objectif que vous voulez atteindre et consolider.

Ensuite, la connaissance nutritionnelle que vous avez glanée ici vous fournit les outils essentiels dont vous aurez besoin pour atteindre cet objectif et y rester. Je suis sûr que les présentations visuelles sont gravées dans votre mémoire. Désormais, quand vous voyez un type d'aliment que vous auriez mangé de manière impulsive, vous voyez également des images vivantes des autres choix moins caloriques.

ET APRÈS

Il est tout aussi important de savoir lire l'étiquetage nutritionnel que d'apprendre à regarder le nombre de calories qui se cachent derrière la mention « allégé ». De même que de prendre conscience du grand choix d'aliments qui, à votre grande surprise, ne sont finalement pas du tout « interdits ».

En outre, ce que vous avez appris ici ne se termine pas en refermant le livre. Ce sont des fondations. Quand de nouvelles études apporteront de nouvelles données en matière de nutrition, vous serez armé pour les comprendre. Et quand de nouveaux produits arriveront sur le marché, vous serez capable de déterminer si vous devez ou non les ajouter à votre propre liste de bons choix.

Si le souvenir s'estompe, les photos sont toujours là

En outre, une fois que vous avez entrepris le programme de ce livre, vous êtes armé pour la vie. Une fois que vous avez suivi le Programme de Prise de Conscience Alimentaire et que vous mangez intelligemment en restant aux commandes de vos choix alimentaires, vous possédez tous les outils dont vous avez besoin pour conserver un poids convenable pour la vie.

SAVOIR PERDRE POUR GAGNER

Je vous promets qu'un nouveau rapport à la nourriture – accompagné d'une activité physique régulière – vous assurera une meilleure santé. En outre, la santé et la forme qui en découlent vont toujours de pair avec une attitude plus gaie et plus positive, plus d'énergie, des idées plus claires et un fort sentiment de bien-être. La qualité de votre vie sera meilleure pour le restant de vos jours. C'est beaucoup.

Pour cela, inutile d'avoir faim, de paraître ou d'agir comme si vous étiez « au régime », de renoncer à vos plats préférés, de vous abstenir de boire de l'alcool, de vous inscrire dans une salle de sport ou d'avoir peur de reprendre les kilos perdus. N'est-il pas temps de commencer à changer votre rapport à la nourriture ? Après tout, qu'avez-vous à perdre ?

TABLE DE CONVERSION

KILOCALORIES ET KILOJOULES (kJ)

Nombre de kilocalories x 4,186 = nombre de kilojoules

CALORIES	KILOJOULES (KJ)
1	4,186
10	41,86
25	104,65
50	209,3
75	313,95
100	418,6
200	837,2
300	1255,8
400	1674,4
500	2093
600	2511,6
700	2930,2
800	3348,8
900	3767,4
1000	4186

INDEX

Les numéros de page en **caractères gras** renvoient à des encadrés, et les *italiques* à des photographies.

A

B

C

L

M

N

O

P

Q

R

S

T

V

Y

REMERCIEMENTS

En écrivant ce livre, j'ai appris que l'écriture ressemblait beaucoup à la médecine. Toutes deux sont un travail d'équipe. Je suis heureux de saisir cette occasion pour remercier les nombreuses personnes qui m'ont aidé à faire de ce livre une réalité.

Je tiens tout d'abord à exprimer toute ma gratitude à la nutritionniste Phyllis Roxland, amie et collègue depuis 20 ans, qui a non seulement formulé les principes de ce programme de perte de poids, mais m'a également aidé dans tous les aspects de ce livre, souvent au détriment de sa vie personnelle. Je la remercie pour les week-ends qu'elle y a sacrifiés et pour le dévouement qui m'a permis de rester concentré sur mon objectif. Ce livre n'aurait tout simplement pas vu le jour sans elle.

L'écrivain Susanna Margolis et Ed Claflin, mon éditeur chez Rodale, m'ont apporté leur intelligence et leur humour en plus de leurs formidables compétences professionnelles sur la version originale américaine. Ils m'ont aidé à exprimer mes idées – parfois même avant que mon esprit ne les formule. Travailler avec eux fut un plaisir. La créativité de Kay von Bergen stimula la mienne et donna naissance au titre original. Avec sa générosité d'âme, elle a soutenu l'ensemble du projet. Mes remerciements vont également à Abbie Claflin, dont je n'oublierai pas la participation, même brève, à la création de ce livre.

Mel Berger, mon agent de la William Morris Agency, a rapidement compris le concept du livre et a farouchement défendu l'utilisation de la photo couleur, que je considérais essentielle au message contenu dans le livre.

Diane Vezza, habilement assistée de Joan Parkin et Rose Holden, a brillamment conçu le stylisme des photographies dans la version originale américaine, merveilleusement mis en image par le photographe Kurt Wilson et son assistant Troy Schnyder – sous la superbe direction de James Gallucci, chargé de l'édition photographique chez Rodale. Je remercie le photographe Jeremy Hopley et son assistant Clare Miller pour leur travail sur cette nouvelle édition.

Lors de l'édition originale américaine, la conceptrice Christina Gaugler démontra non seulement un grand talent, mais aussi un formidable sens de l'organisation. Je tiens à remercier

Sharon Rudd, Amanda Lunn, Laura Watson et Briony Chappell pour leur aide sur la réalisation et la production de cette nouvelle édition.

Je remercie tout spécialement mon amie et styliste de mode Anne-Laure Lyon, dont le regard aiguisé et le sens du style font toute la différence.

Tous les incomparables professionnels de l'édition de chez Rodale m'ont chaleureusement accueilli et encouragé dans la réalisation de cette nouvelle édition. Côté édition et production, je suis reconnaissant à Maggie Ramsay, Laura Seber, Kate Hayward, Jane Baldock, Margaret Cornell, Aaron Brown, Elizabeth Mallard-Shaw, Anne Lawrance, Keith Bambury et Sara Granger pour tous leurs efforts. Je remercie particulièrement la spécialiste en économie domestique Annie Nichols et la diététicienne Sue Baic. Et je suis heureux de remercier tous ceux qui, chez Rodale, ont contribué à faire de ce livre une réalité : Tami Booth, Adrian Webster et Sean Moore.

Je remercie particulièrement Cindy Ratzlaff pour la grande confiance avec laquelle elle a organisé la publicité autour de la version américaine de ce livre. Elle fut en cela habilement assistée par une formidable équipe de marketing et de promotion du livre composée de Renee James, Shannon Gallagher et Mary Lengle. La campagne publicitaire contribua certainement au fabuleux succès de la version américaine, qui précipita cette nouvelle édition.

Les membres de mon cabinet new-yorkais méritent eux aussi mes plus sincères remerciements. Ils font face au quotidien à mes efforts parfois frénétiques d'être à la fois médecin et auteur. Ils ont toujours fait preuve de sérénité tout en m'apportant un soutien très concret. Je tiens à exprimer ma plus sincère gratitude à Gerri Pietrangolare, Alexandra Lotito, Shanette Vega et Catherine Fallon ; à la nutritionniste Marcia Cohen ; aux psychologues les Drs Stephanie Secolsky et Norman Wyloge et Linda Charnes, et au physiothérapeute Yuri Usher. Je remercie tout particulièrement Susan Amato pour sa contribution aux chapitres sur la psychologie de la perte de poids, pour son soutien permanent à ce projet et pour sa participation enthousiaste.

J'ai également trouvé beaucoup de soutien et d'enthousiasme auprès de mon frère Michael Shapiro et de ma sœur Marilyn McLaughlin. Je les en remercie. Merci aussi à mes chiens Willow et Barkley de s'être retenus, pour une fois, de manger le manuscrit de ce livre.

Et enfin, je tiens à remercier mes patients – tous ceux avec lesquels j'ai travaillé depuis 25 ans. Vous êtes le terrain d'expérimentation des principes du programme développé dans ce livre. Votre enthousiasme, votre dévouement et votre fidélité à ces principes – ainsi que votre réussite – ont tout simplement été ma source d'inspiration.

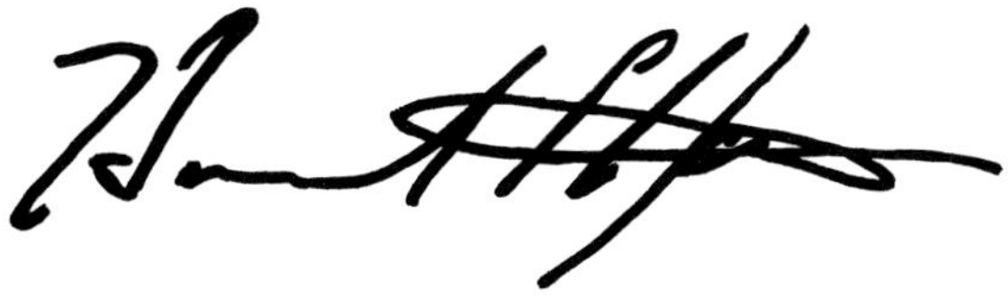

Dr Howard M. Shapiro

Imprimé en Chine par RR Donneley
Dépôt légal 39724, mars 2004
ISBN : 250 104 1704